1．馬王堆出土の医学帛書（紀元前2～3世紀。第19葉の『五十二病方』の部分。左下の空白部分に次頁の文字が鏡文字として写っている。本文30頁参照。中国湖南省博物館所蔵）

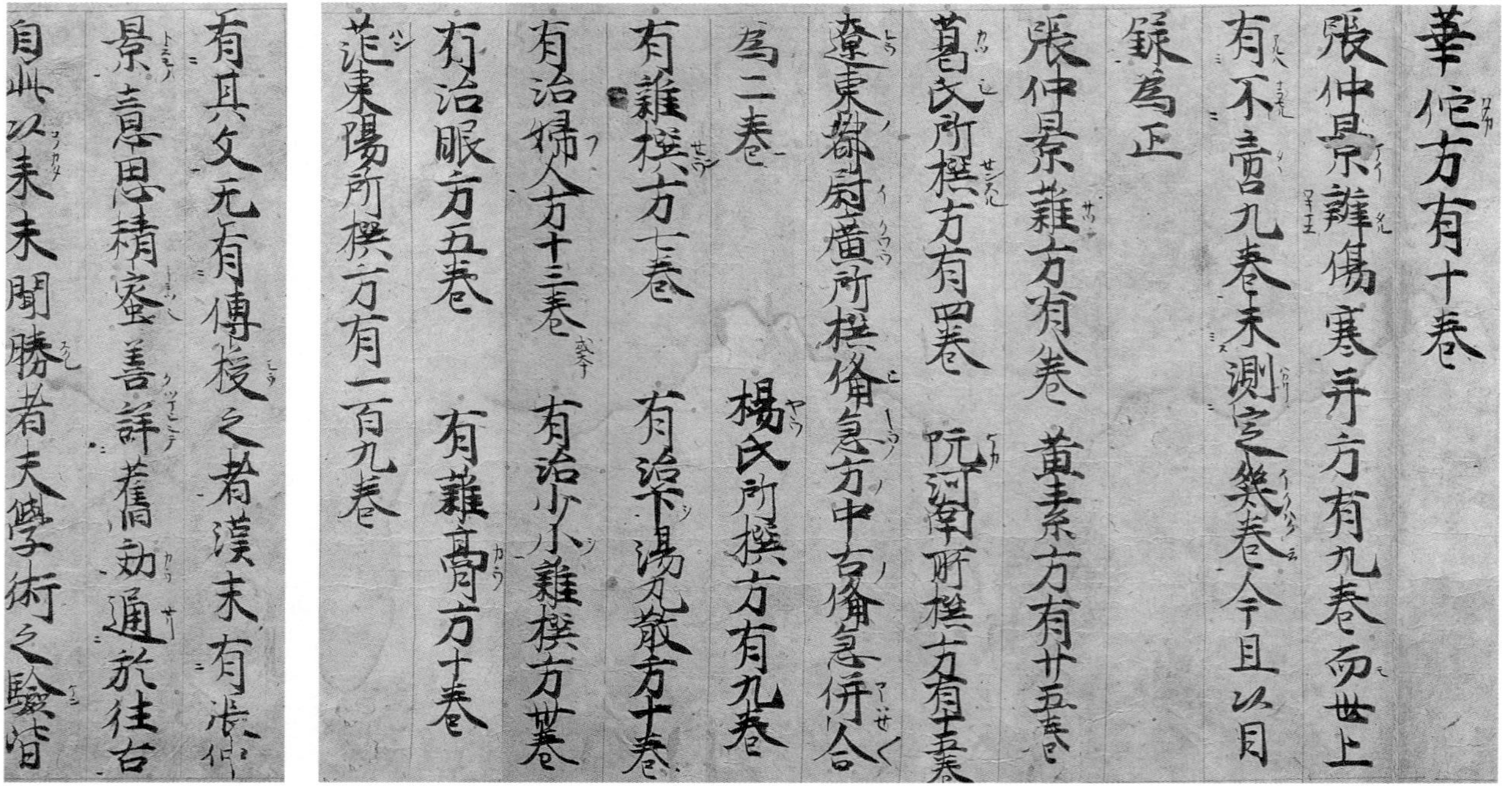

2．発見された幻の『小品方』(右は『秘閣四部書目録』を引用する部分。左は張仲景に言及した部分。本文 82、96 頁参照。前田育徳会尊経閣文庫所蔵)

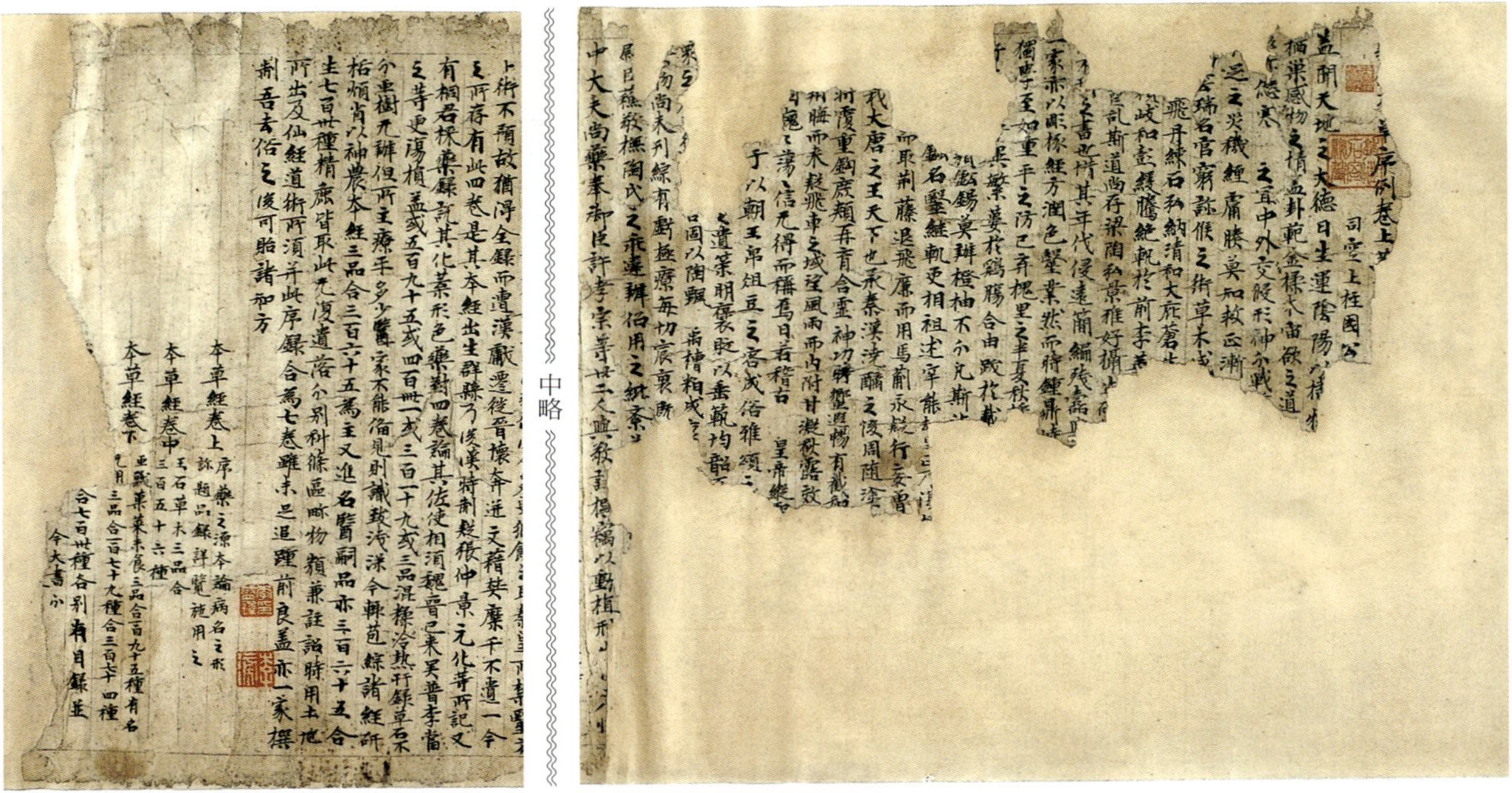

3．敦煌本『新修本草』序例（部分。本文 51 頁参照。武田科学振興財団杏雨書屋所蔵）

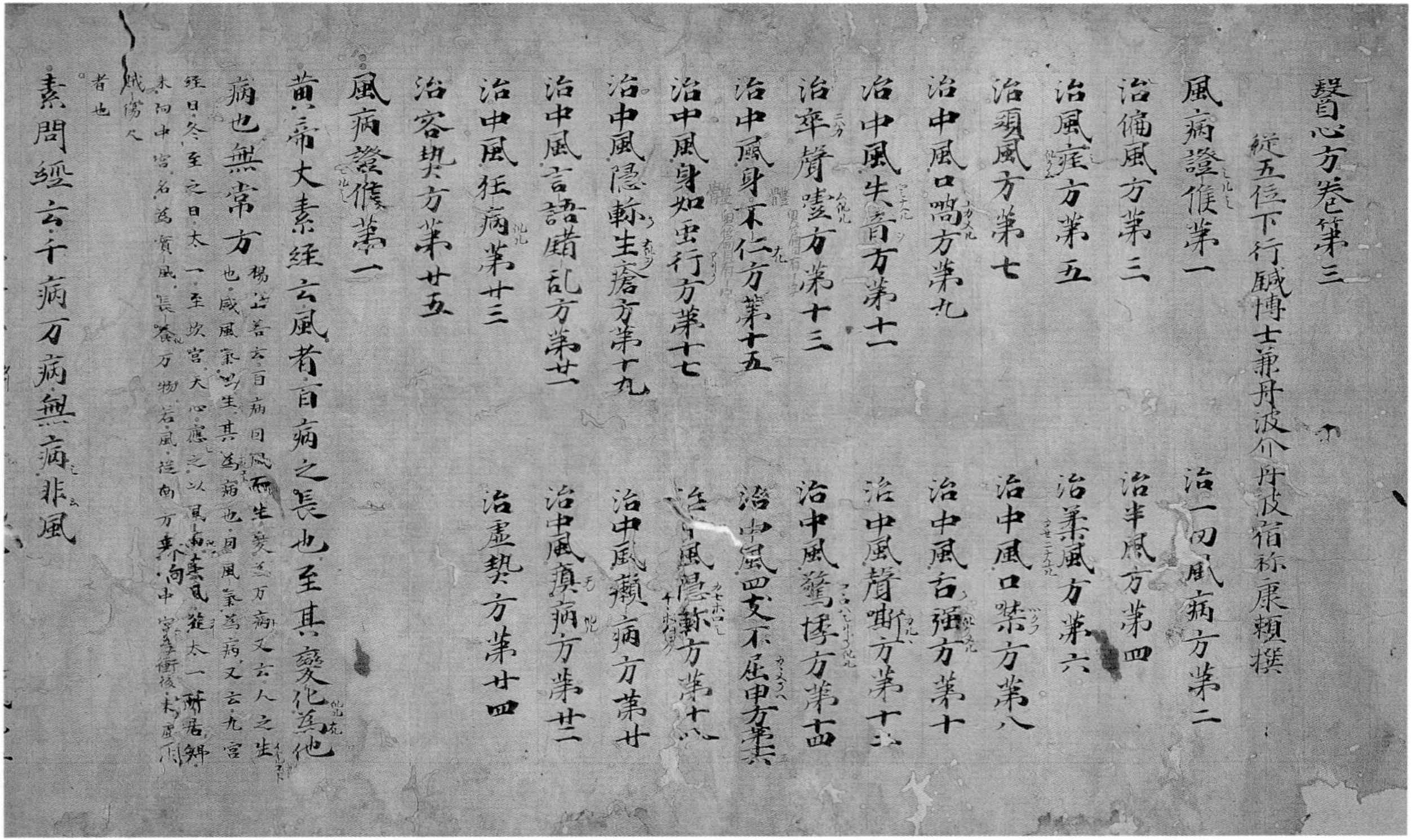
醫心方巻第三
従五位下行鍼博士兼丹波介丹波宿祢康頼撰
風病證候第一　治一切風病方第二
治偏風方第三　治半風方第四
治風痙方第五　治柔風方第六
治頭風方第七　治中風口噤方第八
治中風口喎方第九　治中風舌強方第十
治中風失音方第十一　治中風聲嘶方第十二
治卒聲噎方第十三　治中風驚悸方第十四
治中風身不仁方第十五　治中風四支不屈申方第十六
治中風身如虫行方第十七　治中風隠軫方第十八
治中風隠軫生瘡方第十九　治中風癩病方第廿
治中風言語錯乱方第廿一　治中風顛病方第廿二
治中風狂病第廿三　治虚熱方第廿四
治客熱方第廿五
風病證候第一
黄帝太素経云風者百病之長也至其變化為他病也無常方
素問經云千病万病無病非風

4．日本現存最古の医書『医心方』(平安時代写本。半井本。本文 122 頁参照。東京国立博物館所蔵。国宝)

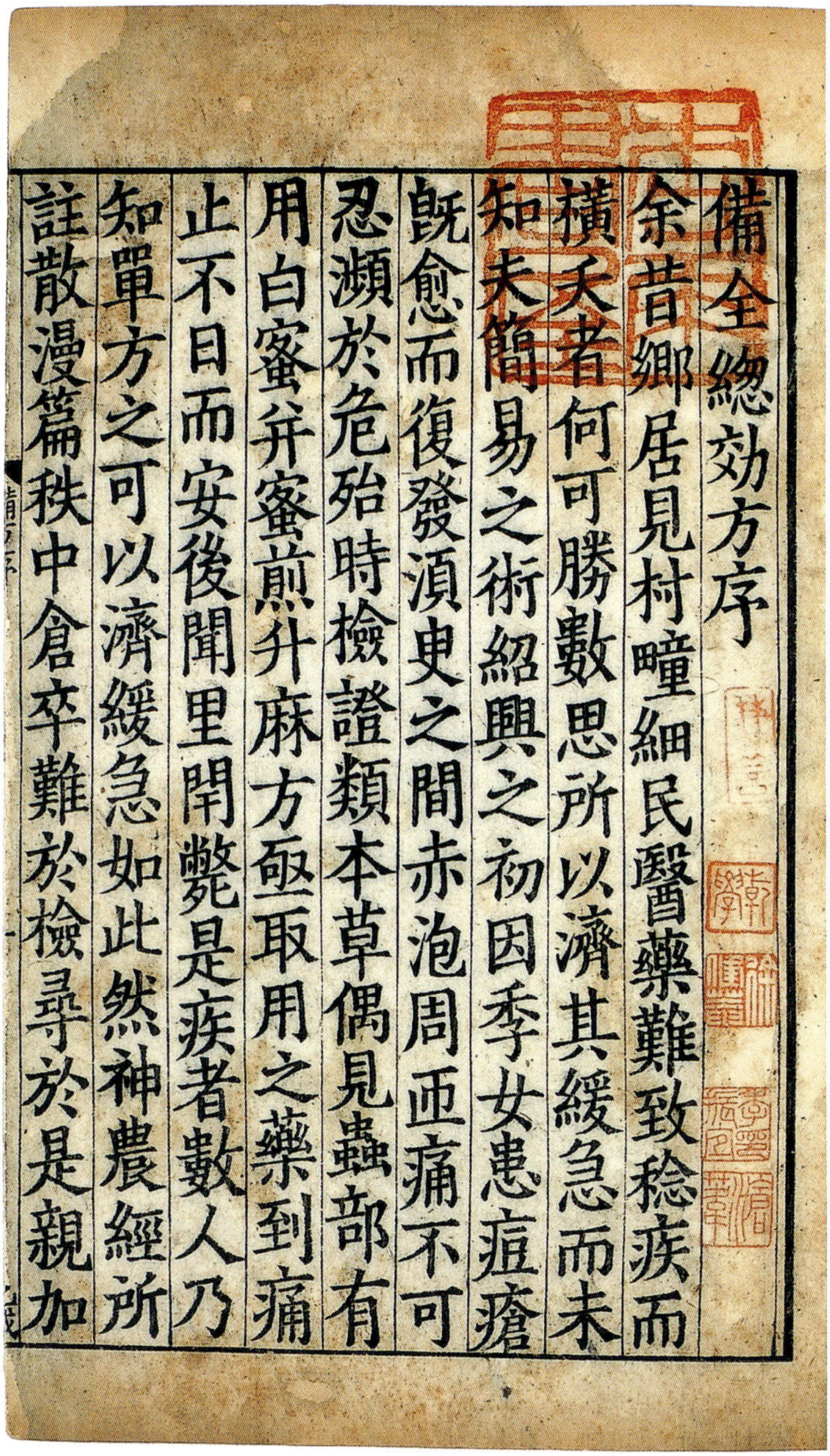

備全總効方序
余昔鄉居見村疃細民醫藥難致稔疾而
橫夭者何可勝數思所以濟其緩急而未
知夫簡易之術紹興之初因季女患疽瘡
既愈而復發須臾之間赤泡周匝痛不可
忍瀕於危殆時檢證類本草偶見蟲部有
用白蜜幷蜜煎升麻方亟取用之藥到痛
止不日而安後聞里閈斃是疾者數人乃
知單方之可以濟緩急如此然神農經所
註散漫篇秩中倉卒難於檢尋於是親加

5．宋版『備急総効方』(1154年刊。自序部分前半。書題の「急」の文字は近代「全」の字に改竄してある。本文132頁参照。武田科学振興財団杏雨書屋所蔵)

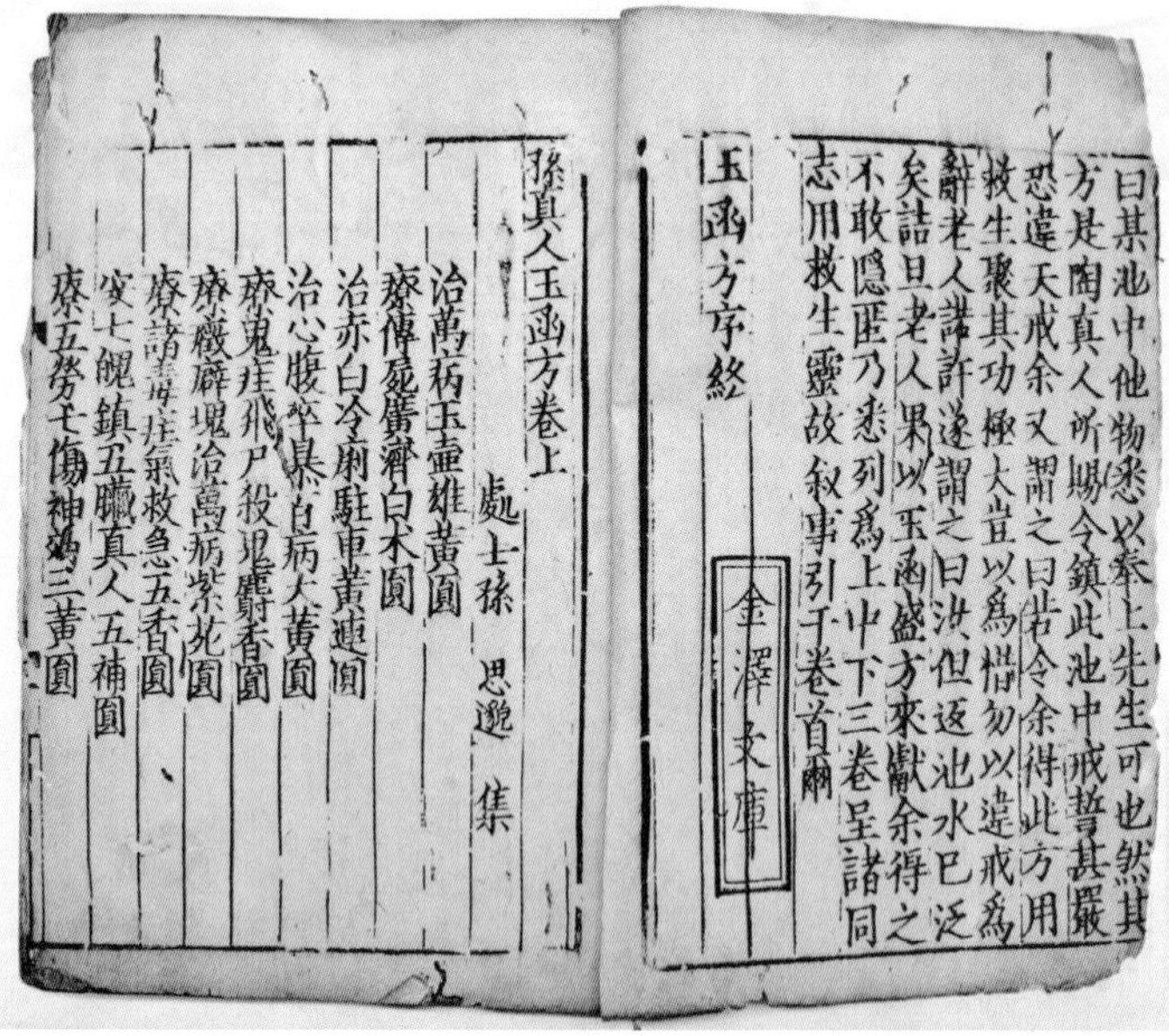
曰其池中他物悉以奉上先生可也然其
方是陶真人所賜令鎮此池中戒誓甚嚴
恐違天戒余又謂之曰若令余得此方用
救生聚其功極大豈以爲惜勿以違戒爲
辭老人諾許遂謂之曰汝但返池水已泛
矣詰旦老人果以玉函盛方來獻余得之
不敢隱匿乃悉列爲上中下三卷呈諸同
志用救生靈故叙事引于卷首爾
玉函方序終

金澤文庫

孫真人玉函方卷上
處士孫　思邈　集
治萬病玉壺雄黃圓
療傳屍廣濟白朮圓
治心腹卒暴百病大黃圓
治赤白冷痢駐車黃連圓
療鬼疰飛尸殺鬼麝香圓
療癥癖痃癖治萬病紫苑圓
療諸毒疰氣救急五香圓
安七魄鎮五臟真人五補圓
療五勞七傷神効三黃圓

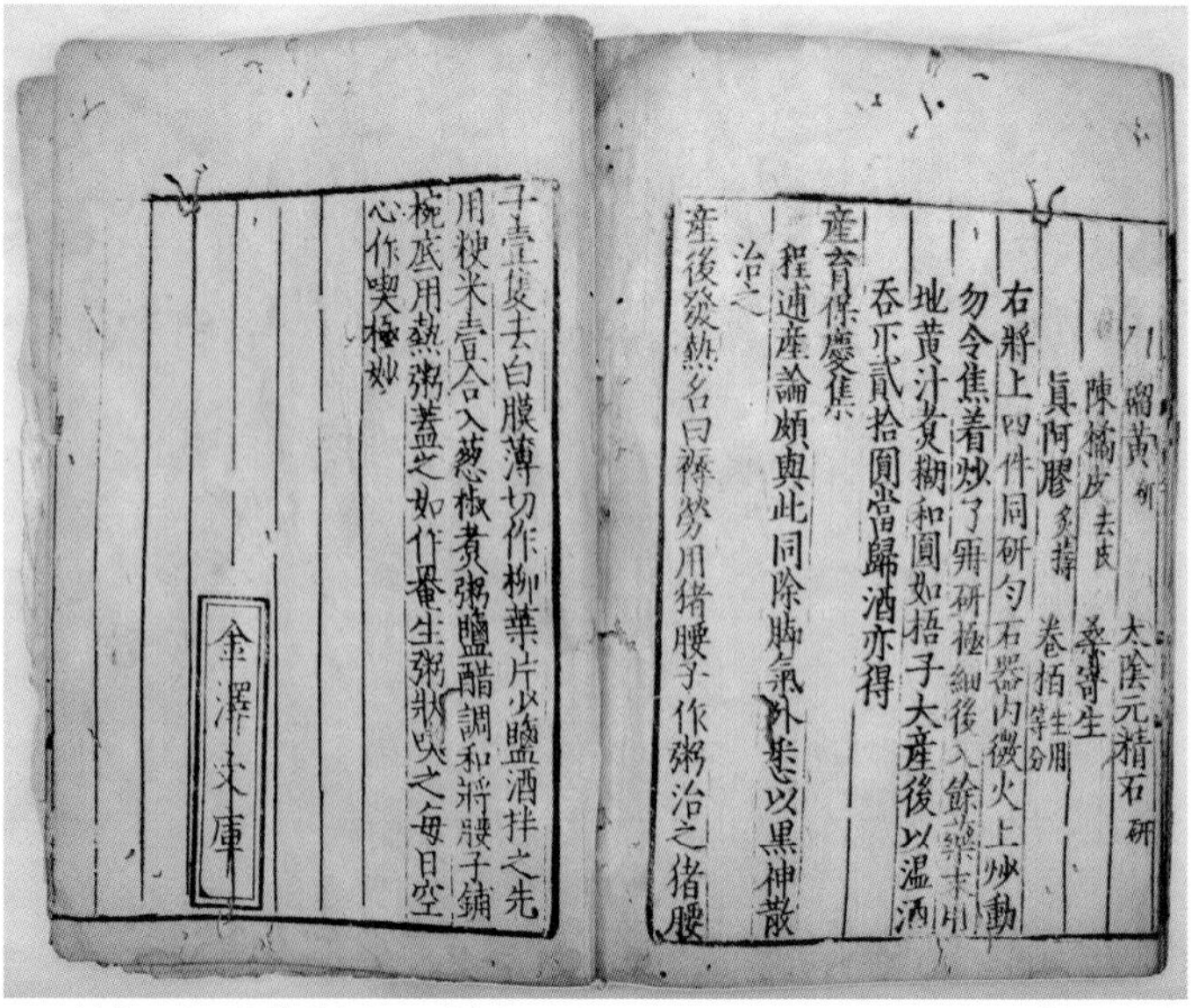
硇黃 研　太陰元精石 研
陳橘皮 去白　桑寄生
真阿膠 炙擣　卷栢 生用 等分
右將上四件同研勻石器內微火上炒動
勿令焦着炒了再研極細後入餘藥末用
地黃汁煮糊和圓如梧子大産後以溫酒
呑下貳拾圓當歸酒亦得
産育保慶集
程適産論頗與此同除腳氣外悉以黑神散
治之
産後發熱名曰褥勞用猪腰子作粥治之猪腰
子壹隻去白膜薄切作柳葉片以鹽酒拌之先
用粳米壹合入葱椒煮粥鹽醋調和將腰子鋪
椀底用熱粥蓋之如作盦生粥狀吃之每日空
心作喫極妙

金澤文庫

6．新出の宋元版『孫真人玉函方』（自序後半〜目録首。本文 139 頁参照）と『産育宝慶集』（末尾）（金沢文庫旧蔵。館山市立博物館所蔵）

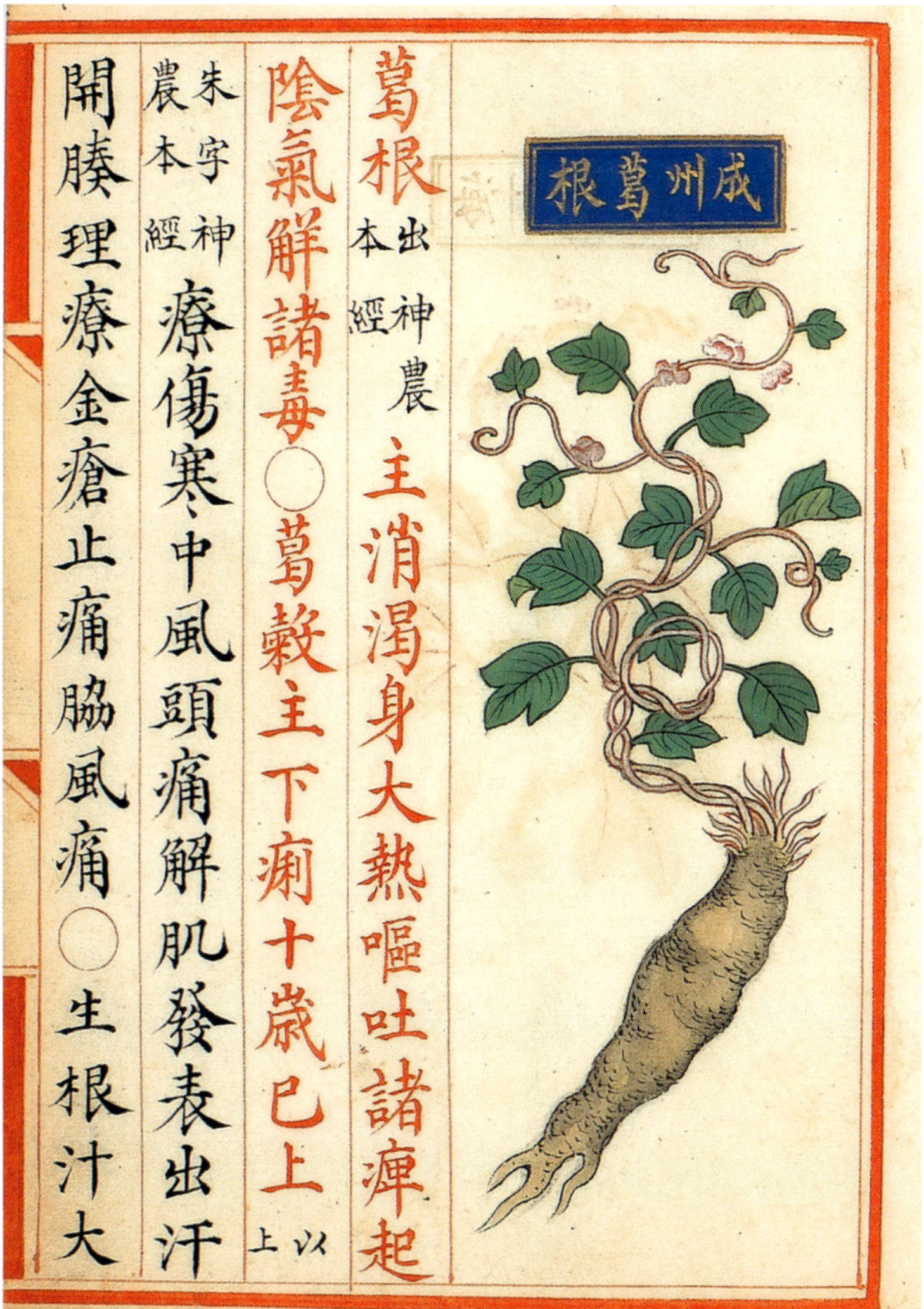
成州葛根

葛根 出神農本經 主消渴身大熱嘔吐諸痺起陰氣解諸毒○葛穀主下痢十歲已上 以上朱字神農本經 療傷寒中風頭痛解肌發表出汗開腠理療金瘡止痛脇風痛○生根汁大

7．明弘治 18 年(1505)原本『本草品彙精要』(葛根の部分。本文 149 頁参照。武田科学振興財団杏雨書屋所蔵)

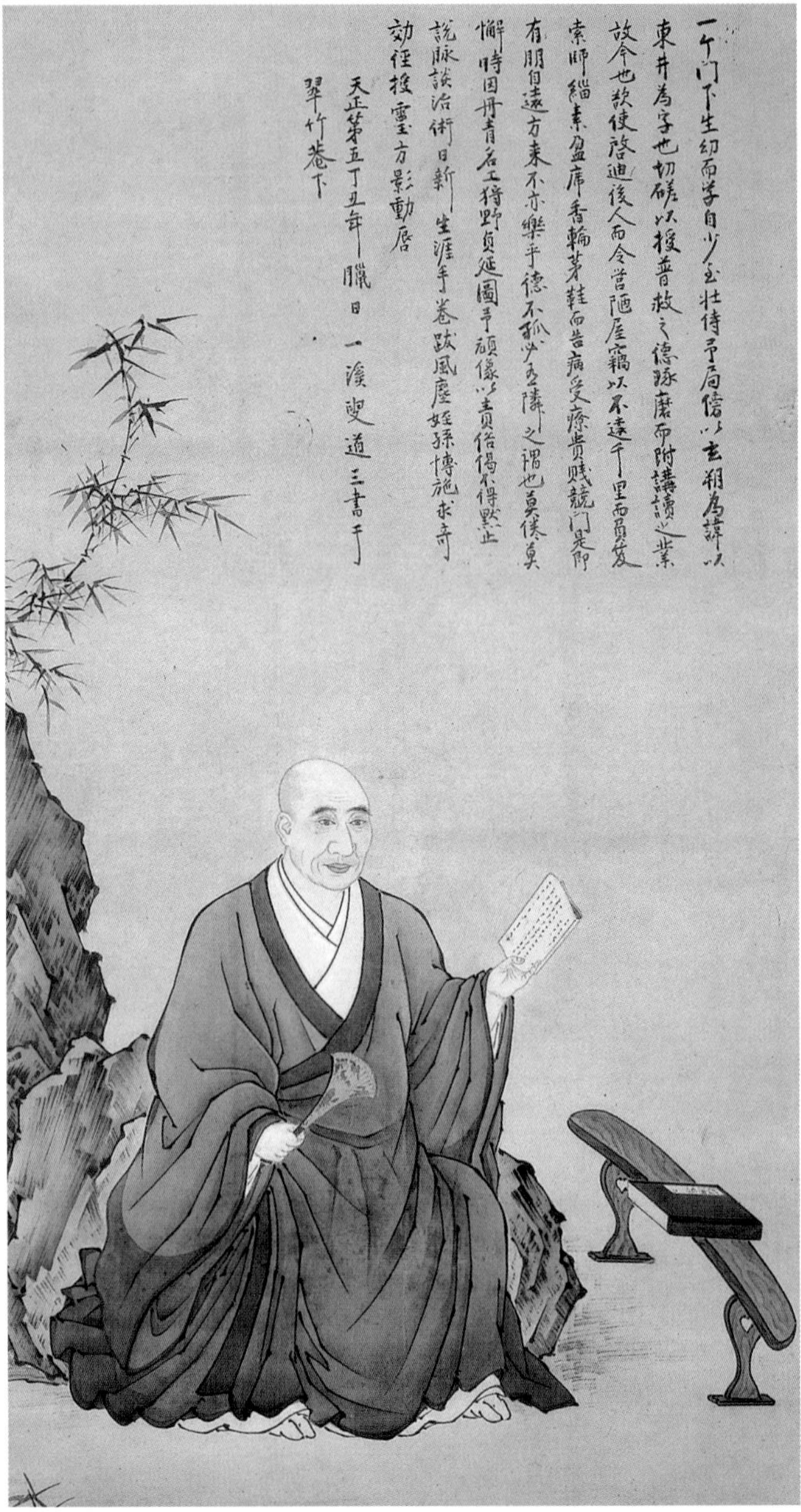

8．曲直瀬道三肖像（狩野永徳画・道三自賛。本文 160 頁参照。武田科学振興財団杏雨書屋所蔵）

[あじあブックス]
076

新版　漢方の歴史

——中国・日本の伝統医学

小曽戸　洋

大修館書店

目次

はじめに――東洋医学と漢方　1

第一章　中国医学の形成　7
甲骨文字の発見と漢方薬　8
扁鵲伝説　11
医師の分類　16
医書の分類　18

第二章　よみがえる古代医学の遺物　21
二千余年前の貴婦人と漢方薬　22
出現した古代の医学書　26
馬王堆医帛の復元研究　30
新出の医学史料　35

第三章　神農伝説と『神農本草経』　39
神農伝説　40
『神農本草経』と本草　43

本草学の継承と展開　50
第四章　『黄帝内経』と陰陽五行説　53
黄帝と『黄帝内経』――『素問』『霊枢』『太素』『明堂』　54
陰陽五行説と医学　58
『難経』　66
第五章　張仲景の医学　69
張仲景伝説　70
張仲景方　74
『傷寒論』　75
『金匱要略』　82
漢方が効く秘密　84
華佗伝説　89
第六章　六朝隋唐医学と日本　91
魏晋南北朝の医学書　92

千年ぶりに発見された『小品方』　95
日本への医学の伝播　97
隋唐の医学書　100
遣唐使の開始　104
「大宝律令」医疾令　106
平城京での動向　111
平安京での医学　115
『医心方』の成立　120

第七章　宋の医学と日本　125
宋の医書出版　126
朝鮮の医書出版　133
宋版医書の渡来　136
『孫真人玉函方』の出現　139
鎌倉南北朝の医学　141

第八章　金元明清の医学と日本　145
金元医学の新展開　146
明清代の医薬書　148
入明医師の活躍　152
日本最初の医書出版と禅僧　155
曲直瀬道三の登場　160
第九章　江戸時代の医学　165
曲直瀬玄朔の手腕　167
徳川家康と医療　171
古活字版医書の盛行　173
日本に帰化した中国人医師　175
日本漢方の独自化　177
後世方派の様相　181
古方派の出現　183
折衷派の人々　190
幕末明治の巨頭・浅田宗伯　193

考証医学の開花　198

第十章　日本から中国へ　207

日本に目を向けた中国人　208

医籍の還流　211

現存する漢方古書の数　214

衰退から復興へ　216

あとがき　221

漢方関連年表　226

和漢薬の来歴　243

主要書名・人名索引　247

はじめに——東洋医学と漢方

東洋医学という言葉が用いられだしたのは明治の半ば頃からで、当時は日中（和漢）伝統医学のことを称したが、いまでは西洋医学の枠に属さない伝統的医学のことを世間一般では広く東洋医学といっている。

そもそも東洋という言葉自体が曖昧である。西洋とはユーラシア大陸のうちギリシア・ローマの伝統を継ぎ、ルネッサンスの試練を経て文化的に統合された比較的狭小な地域を指す。これに対し東洋とはそれ以外の広大な地域を意味する。そこに住む民族も文化も雑多である。東洋に共通の点といえば「非西洋的」ということしかないとすら極論される。

この観点からすると東洋には三つの大きな医学文化が存在する。一つはもともとギリシア医学を母体として発展したユナニ医学（グレコ・アラブ医学―イスラム医学）、一つはインドのアーユルベーダ医学、いま一つが中国医学（東アジア医学）である。

これら三つの東洋医学文化の起源は西暦紀元を遡る。その成立に関して、類似点を指摘し、相互間の影響を説くむきも一部にはある。古代の壮大な文化交流といえばロマンがあって話としては面白いかもしれないが、あくまで推測の域を出ない。一斑の相似点を指摘してもそれは直接の影響の証明にはつながらない。同類の思考が各古代文化圏に独立して生起したとみるのも、考えようによっては魅力的である（大塚恭男『東洋医学入門』日本評論社、一九八三）。私としては、少なくとも古代中国医学の形成過程において、他の医学文化の直接の影響を認めるには実証性を欠くと考えている。

古代中国に発した伝統医学は朝鮮半島から日本など東アジア諸国に広がり、それぞれ固有の展開を見た。この中国系医学を従来日本では「漢方」と称してきた。中国では現在これを「中医学《ちゅうい》」（朝鮮では「漢医学」もしくは「東医学」）と称している。しかし今日では若干違ったニュアンスで解されているようである。以下少し整理しておこう。

「漢方」という語は和製用語で、「漢方」の「漢」はいうまでもなく「中国」という意味であろう。漢（前漢・後漢）は本来は固有の王朝名ないしは時代を指すが、特に日本人は古来、「漢」を中国の代名詞として用いてきた（唐も同様）。すなわち日本人は自国の事物を表すに「和（倭）」や「国」の字を冠し、彼国を表すに「漢」や「唐」の字を冠したのである。「漢字」⇔「国字」、「漢文」⇔「国文・和文」、「漢語」⇔「国語・和語」、「漢学」⇔「国学」、「漢籍」⇔「国書」などみなしかりである。「漢方」も例外ではなく、「蘭方」や「和方」に対する語にほかならない。

「方」とは何か。この場合、「方」は手段・方法・技術の意であり、「方技」「方術」「医方」を指すものと考えられる。

特殊な技能を要する職は多いが、わけても医はもっとも高度な技術を要するものとされた。人命を扱う最重要の技だからである。よって「方技」「方術」は漢の時代から特に医術を指す語として用いられるようになった。『漢書』芸文志に医家の書を包括して「方技」（医経・経方・房中・神仙）

と称し、『漢書』平定紀に「史篇・方術・本草」の語が見え、『後漢書』に医家を含む方術伝があるがごとくである。方技書の医経の筆頭は『黄帝内経《こうていだいけい》』であるから、「方技」「方術」に針灸術が含まれることはもちろんである。

「医方」の語は『史記』以来、典籍にしばしば見られる。これに針灸の含まれることは多くの例を挙げるまでもない。『史記』では特に秘伝の医方を「禁方」と称している（孝武紀・扁倉伝）。

以上のことから「漢方」とは「漢方技」「漢方術」「漢医方」のことであり、「中国の医術」と同義であることが理解されよう。より正確には「日本人が中国から伝来した医術を指していった言葉」というべきか。筆者の知る限りでは、「漢方」の用語は幕末・明治初の浅田宗伯の書が初出かと思われるが、浅田宗伯は古方すなわち張仲景方の意で用いていたようである。「漢方」が薬物療法に限定されると感じる向きがあるのは、「方」といえば「方剤」「方薬」を想起させるのが原因と思われるが、「方」は本来「医」の意であることを強調したい。

一方、中国で「中医学」というのは、中国（伝統）医学の略称である。中国では自国の医学をあえて「漢方」という必要はなかった。西洋医学が入ってからは自国の医学だから「国医」と称し、中華人民共和国成立後は「中国医学」を略して「中医学」と称したのである。であれば、これに対し日本化された中国伝統医学を「漢方」と称してもあながち問題ではなかろう。今日では「漢方」といえば日本化され、現代日本で行われている伝統医学、また「中医学」といえば現代中国で再整理され行われている伝統医学といった意味合いで、本来とは違った感覚で用いられるようになってしまった。このような意味で用いるときには、正確には「日本漢方」（日本で作られた漢文を和製漢文とか日本漢文というように。ただし江戸時代の日本化漢方と現代日本漢方の間にもかなりのずれがある）、「現代中医学」と称すべきであろう。この認識が浅いため、いま専門家の間でも混乱を生じる原因となっている。

中国には約三千年、日本には半分の千五百年にわたる伝統医学の歴史がある。十六世紀にはポルトガルから南蛮医学が伝わり、次いで十七世紀初にはオランダから蘭方（和蘭医学）が伝わったが、それでも十九世紀半ばの明治維新まで、日本の医学文化は、基本を中国に負う伝統医学が中心であった。なお、日本漢方は昭和期に入ってから形成されたといい、『傷寒論』を主軸とした方証相対主義（古方流）に限る向きもあるが、それは日本伝統漢方の全体像ではなく、そのような考えでは日本漢方の多様性は論じられまい。日本漢方は平安時代の『医心方』に遡り、鎌倉・南北朝・室町時代を経て、江戸時代を通じて培われたものにほかならない。江戸時代、日本の漢方は独自の発展を遂げ、清朝のそれを凌ぐ展開をみせた。その点からすると、「漢方は中国を越えた中国系医学」という言い方も可能かも知れない。

本書では全体を一〇章に分け、中国と日本の伝統医学について、中国古代から日本近代まで、できる限り満遍なく記述するよう心がけた。執筆にあたってはとくに中国と日本の交流関係について重きを置いた面もあるが、一般向けの小著であるから、あまりに専門的なことや注を付することは控えざるを得なかった。とはいえ、従来の書にはない新出の資料を取り込み、私の新知見を多く述べ、図版も少なからず掲載した。ときにはエピソードも挿入し、多少なりとも楽しめるよう配慮したつもりである。

小著が読者の漢方医学——中国と日本の伝統医学に対する理解をより深めることに役立てば幸いである。

第一章

中国医学の形成

甲骨文字の発見と漢方薬

中国は東アジア伝統医学の発祥地である。それを育んだ中国文明はエジプト・メソポタミア・インドと並び四大文明の一つに数えられるが、その最大の特徴は、しばしば異民族王朝の支配を蒙りながらも、文明の伝統を一時として絶やすことなく受け継いできたことにある。

漢字はもっともよい例である。甲骨文字に始まる漢字が、変化はあるにせよ、基本的には一貫した文字体系として三千五百年もの間用いられ今日に至っていることは、他の文明には類をみない。古代中国に発生した伝統医学が東アジアにおいて発展を遂げ、漢方・中医学として現代医療の中に活用されている事実も、中国文明の悠久なる継続性を物語るものといえるであろう。

中国最古の歴史書、司馬遷の『史記』には、大昔、夏《か》とか殷《いん》といった王朝があったと記されているが、二十世紀の初めまでは、学者の間では伝説上のこととして、信じられていなかった。ところが甲骨文字《こうこつもじ》が発見され、古代王朝の遺跡が発掘されるに至って、殷王朝が史実として存在したことが認められるようになった。そのきっかけとなったのは、実は漢方薬の竜骨《りゅうこつ》だったのである。

一八九九年のことであった。当時学者として最高の地位にあった王懿栄《おういえい》という人が、マラリアを患い悩んでいた。友人から竜骨が良く効くと聞かされた王懿栄は、下僕を薬屋に走らせ、買ってこさせた。竜骨は古代脊椎動物の化石で、今日でも柴胡加竜骨牡蛎湯《さいこかりゅうこつぼれいとう》や桂枝加《けいしか》竜骨牡蛎湯といった処方に用いられる向精神的漢方薬である。たまたま王懿栄の下で研究していた劉鉄雲《りゅうてつうん》という学者が、ふとそれを手に取ってみたところ、骨に何やら文字のようなものが刻まれている。王懿栄も劉鉄雲も青銅器や石に記された古い文字の学問（金石学《きんせきがく》）に詳しかったので、たいへん興味を抱き、北京中の薬屋に人をやって文字のある竜骨を買いあさり、研究を開始した。

当時は考古学が進んでいなかったから、竜骨は文字どおり空想上の動物の竜の骨だと信じられていた。竜の骨に人為的な文字の加工があっては都合がよくない。そこでそれまで、掘り出す農民や薬屋はわざわざ文字を削り取って売っていたのだが、逆に文字のある竜骨が高い値で売れるとなると、でたらめに刻んだ贋物までつくられるほどになった。

この文字の掘られた竜骨は実際はカメの甲。（実は腹側の外殻）とウシの肩甲骨。で、それで甲骨文字とよばれるようになった。殷王朝の占い師が、占いの主旨を刻み、裏を火であぶり、表にできた亀裂で吉凶を占ったのである。

翌一九〇〇年、王懿栄は北清事変の八ヵ国連合軍北京入城に悲憤して自殺。蒐集した甲骨文字片を引き継いだ劉鉄雲はその拓本を作り、一九〇三年『鉄雲蔵亀《てつうんぞうき》』という本を出版した。学界にはじめて甲骨文字を紹介した歴史的な名著である。たちまち甲骨文字研究ブームがまき起こり、いくつもの研究書が著された。有名な学者に、のち日本に留学した羅振玉《らしんぎょく》や王国維《おうこくい》という人がいる。

文字を刻んだ竜骨はどこから発掘されるのか。そこが古代殷王朝の所在地に違いない。骨董屋たちは発掘地が世間に知られ発掘者が殺到するのを恐れて秘密にしたのだが、そのうち、河南省安陽《あんよう》

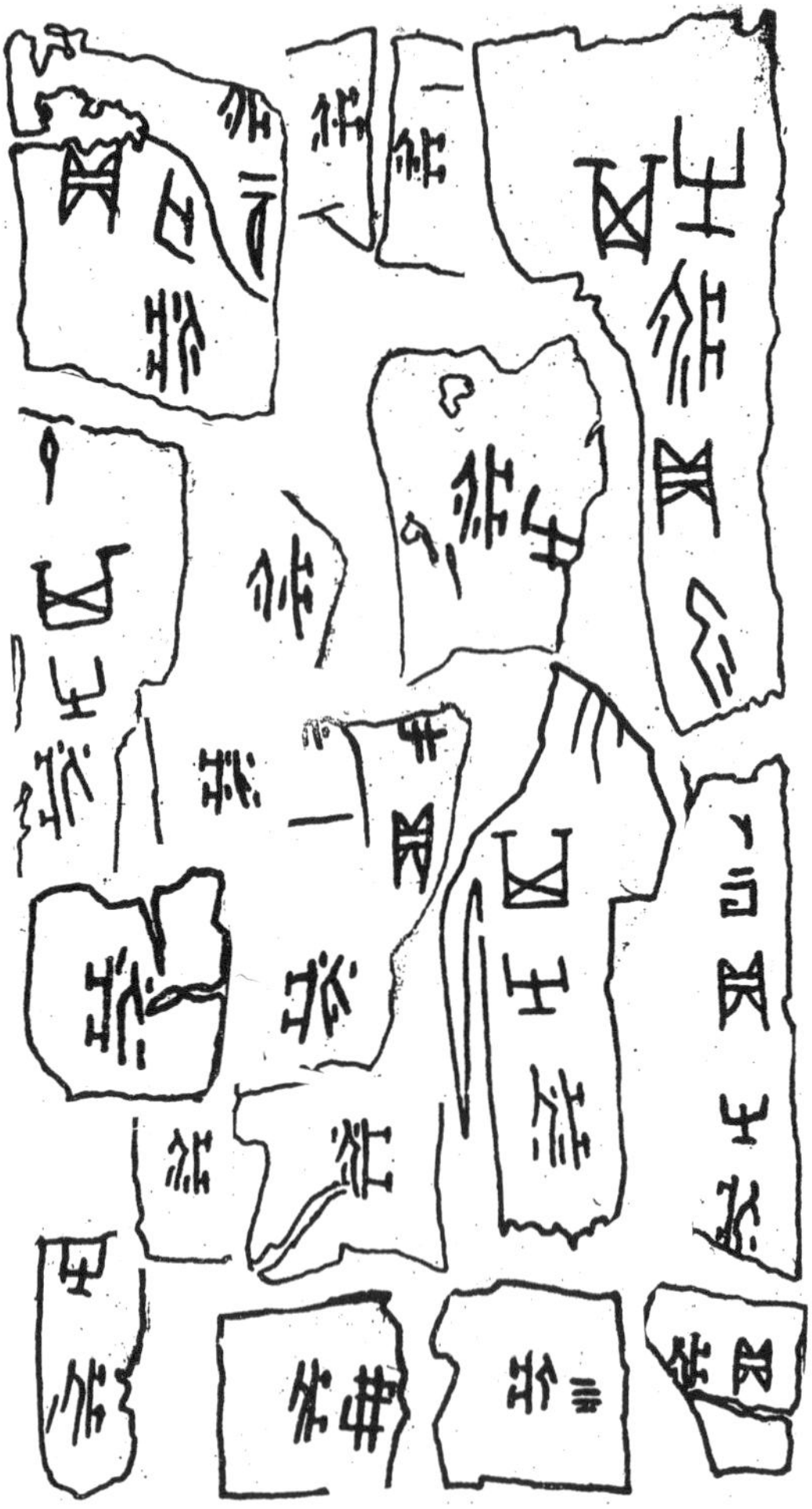

図１　甲骨文の「疾」をあらわす文字（ ・ ）。 （ ）
は寝台《ベッド》、 は人。 は汗もしくは血と解されている。

県にある小屯《しょうとん》という村であることが究明され、やがて組織的な発掘によって、巨大な殷王朝の遺跡が三千年の歳月を越えて姿を現すことになったのである。

これらの甲骨文字は董作賓《とうさくひん》という学者によって紀元前一三八四〜一一一二年のものと審定された。すなわち文字によってわれわれの知りうる最古の情報である。そこには疾病に関する数々の記載もあるが、いずれも占いの目的で刻まれたものばかりである。しかし、だからといって当時の医療が呪術に頼るのみであったとすることはできない。

甲骨文字にみられる宗教的医療は、特殊な支配階級の人々に関わるものであり、自然界の動植鉱物を用いた薬物療法、あるいはさまざまの道具を利用した物理療法がなかったことを示すものではない。文字というものはもともと宗教的需要の産物、つまり支配者たる王の権威を象徴する必要性から生まれたものである。宗教的医療よりもむしろ経験的医療のほうが先行していたとする見解が、現在では有力な考え方となっている。

医療行為を手当てというのはもっともなことで、それは人類の発生とともに起こったと言っても過言ではないであろう。

扁鵲伝説

古代中国きっての名医に扁鵲《へんじゃく》という医師がいる。その伝説は、かの司馬遷《しばせん》の書いた中国初の歴史書『史記』の扁鵲倉公伝《へんじゃくそうこうでん》という篇に書かれている（図53）。以来、中国において扁鵲は名医の代名詞にもなり、後世とびきりの名医が出ると、扁鵲の再来などと称して賞賛するようになった。以下、この扁鵲伝説について紹介しよう。

扁鵲は春秋戦国時代（前八～前三世紀）の人とされる。『史記』によると、勃海《ぼっかい》郡鄭《てい》（現在地不詳）の出身。姓は秦《しん》、名は越人《えつじん》といった。

若いとき長桑君《ちょうそうくん》という隠者と知り合い、十年余り接した後、その医術の秘伝を受けた。長桑君は扁鵲に秘薬と秘法書を授けるとふっと姿を消したが、扁鵲が秘薬を飲んで三十日たつと、塀の向こう側の人が透視できるようになり、病人を診ると一目で内臓の病変が見えるようになったという。まさに超能力者だが、とくに世間では脈診《みゃくしん》の達人として名を馳せ、諸国を遍歴して医療を施す名医へと転身したのであった。

斉《せい》、趙《ちょう》、晋《しん》の国を経て、虢《かく》という国に立ち寄ったときのことである。たまたま虢の皇太子が突然死し、人民が葬式の準備をしているところに遭遇した。扁鵲は侍従に死亡したときの状況を聞いて、これは尸蹶《しけつ》という症状で、まだ仮死状態にあると判断した。しかし周囲の人は容易に信じない。そこで「もう一度よく死体を診ればきっとかすかな息があり、股ぐらも温いはずだ」といって確認させたところ、果たしてそのとおり。虢の王ははなはだ感激して扁鵲に治療を依頼し、皇太子は扁鵲の薬と針の治療を受けて、みるみるうちに全快したのだった。人々は驚嘆し、扁鵲は死人を蘇生させる術を持っていると信じたが、扁鵲は「自分は当然生きるべき者の手助けをしたにすぎない」といった。

また斉の国に行ったときのことである。扁鵲は王の桓侯《かんこう》のもてなしを受けたが、顔色を一見して王に病気のあることを知り、

「いま病気は肌にとどまっていますが、早く治療なさいませんとどんどん進行します」

と進言した。しかし王は扁鵲が診療費欲しさに嘘を言っていると思い、信じない。

扁鵲は五日に一度会うたびに、病気が肌から血脈に進行し、血脈から胃腸へと進行したことを指

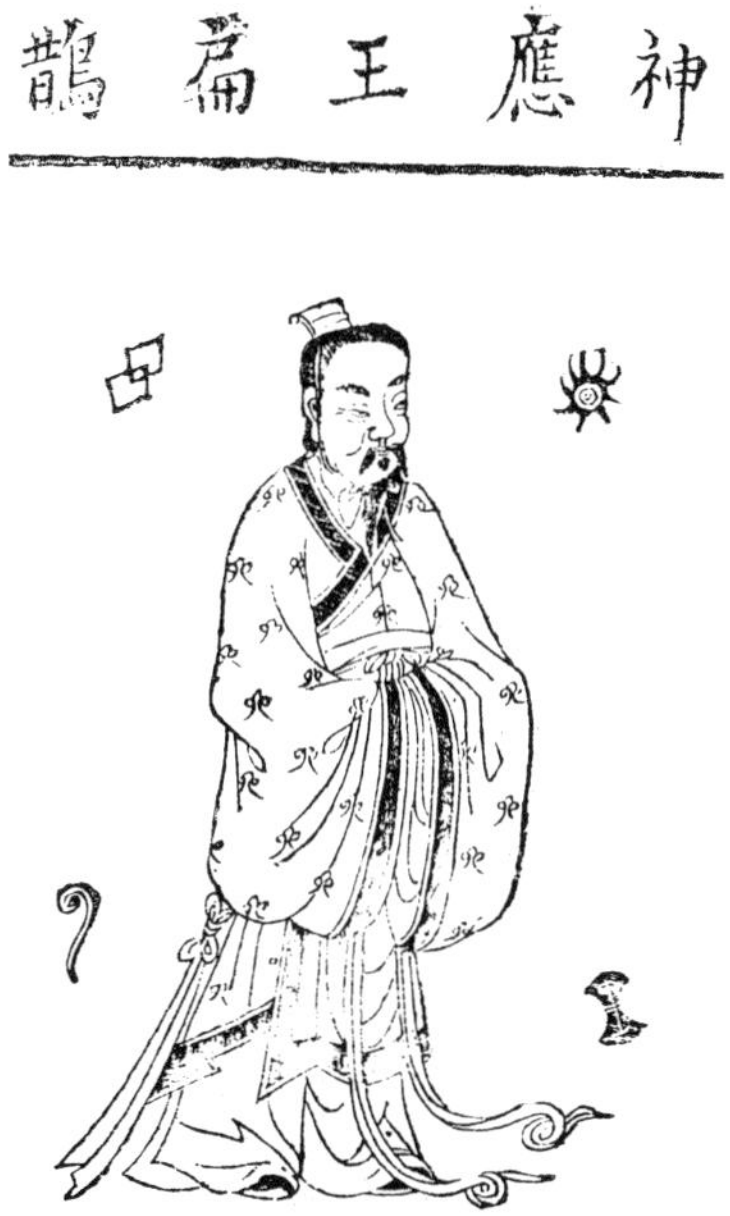

図2　扁鵲（明『歴代名医図姓氏』）

摘するが、王は立腹するばかり。一五日後には、扁鵲は王の顔を遠くから見ただけで、すばやく退出した。王は気になって、人をやってそのわけを尋ねさせたところ、扁鵲のいわく、

「病気が体表にあるときは湯液《とうえき》や膏《こう》薬《やく》が効きます。血脈に進行したときは針が効きます。腸胃に進行したときは薬酒が効きます。しかし骨髄にまで進

んでしまうと、もう神様でもどうしようもありません。王の病気は骨髄に入ってしまったのです」。五日後、王は身体が痛みだした。あわてて扁鵲を捜したが、あとの祭りとはこのこと。扁鵲は逃げ去り、王は間もなくあの世へ。

扁鵲はこうした患者を見て、次のような患者の病気は治せないと断言した。

①驕り高ぶって道理をわきまえない人
②身体を粗末にして財産を重んじる人
③衣食の節度の保てない人
④陰陽ともに病み、内臓の気が乱れきった人
⑤痩せ衰えて薬が服用できない人
⑥巫《ふ》（おがみやさん）を信じて、医を信じない人

これは扁鵲の六不治の病といわれ、とりわけ最後のことばは、宗教と医学の分離を説いたものとして、後世しばしば引用されるところとなった。患者に対する警告を含むものともいえるであろう。

『史記』に載せられた扁鵲と虢皇太子、および桓侯との逸話は、のちに漢方のバイブル『傷寒《しょうかん》論《ろん》』を著した張仲景《ちょうちゅうけい》にも、大きなインパクトを与えた。すなわち張仲景は『傷寒論』の序文の開口一番に次のようにいっている。

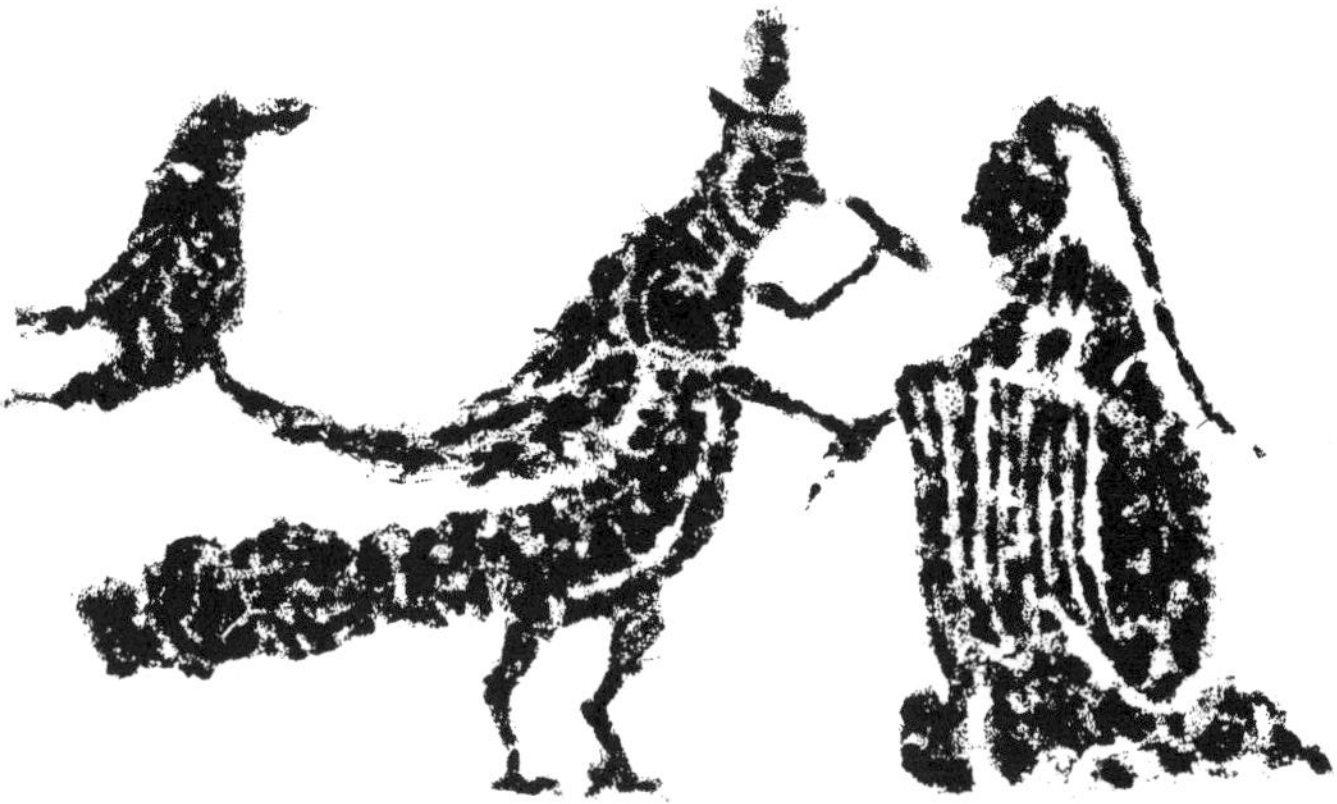

図3　扁鵲（鳥人）が針術を行っているさまを描いたとみられる漢代石刻レリーフの拓本の一部（山東省曲阜出土）

「私は、扁鵲が虢の皇太子に対して行った名診断や、桓侯に対する見事な望診《ぼうしん》術の記事を読むたびに、いつも深い感動をもってせずにはいられない」(図25)。

『史記』は扁鵲の伝の最後を次のような語で結んでいる。

「今日この世で脈を論ずる者、そのもとをただせば、ことごとく扁鵲をルーツとする」と。

扁鵲は『史記』の説話によると、紀元前五世紀の前後、数百年を生き続けた人になる。しかし、その実体は、何代にもわたり中国の大地を遍歴し、医療活動を行って廻った医師団を指すのではないかと考えられている。扁鵲はそれらの人々の業績を、一人の理想的医師像として結晶させたものといえるだろう。

『史記』の扁鵲伝のあとには、さらにもう一人の名医についての伝記・倉公《そうこう》伝がある。ここには、前漢の倉公（淳于意《じゅんうい》）が孝文《こうぶん》帝の十三年（前一六七）に手記したとされる医案《カルテ》二五種が、かなりの長文にわたって録されており、具体的医療の一端を示す最古の医案としてつとに注目されている。

医師の分類

中国の古代において、医師にどのような区別があったか、また医書にどのような種別があったか。それを知ることは、当時の医学観や実情をうかがう上で参考になる。以下、中国古代における医師の分類と医書の分類について述べよう。

殷王朝が倒れた後、中国では周《しゅう》(前十一〜前八世紀)という王朝が興った。この周王朝の制度を記したとされる古典に『周礼《しゅらい》』という書がある(礼とは制度という意)。そこにはすでに医師という官職が認められ、「医師は医の政令を掌《つかさど》り、毒薬を聚《あつ》めて以て医事に供す」と規定。さらに専門領域を分けて、次の四種の専門医を制定している。

①食医(食事療法医)、②疾医(内科医)、③瘍《よう》医(外科医)、④獣医(軍馬・牛などを治療)。

上の順ほど格が高く、さすが医食同源(ただしこの言葉は一九七〇年代に日本で造られたもの)、あるいは予防医学を重視する中国らしい格付けだが、紀元前四〜一世紀のアレキサンドリア、ヘレニズム世界においても、Diaitetike(食医)、Pharmakeutike(疾医)、Cheirourgia(瘍医)の三種の医師が存在したという記録があるのは興味深い(大塚恭男『東洋医学入門』)。

医者の分類といっても、専門領域による分類ではなく、技量の程度による分類もある。上医・中医・下医、ないしは上工・中工・下工という区別である。中国医学古典には、

望診・脈診・撮診の三つともに熟練した医者を上工といい、十人中九人を治せる。二つに通じたのを中工といい、十人中七人は治せる。一つに通じたのを下工といい、十人中六人は治せる。(『霊枢《れいすう》』)

とある。下工とはいえ、治癒率60％のりっぱな医者なのである。

また「上工は未病《みびょう》を治し、已《い》病を治さず(『霊枢』)」ともいわれる。上級の医者は病状が発現しないうちに見抜いて治療を施すもので、病状が悪化してからはじめて治療を施すのはランクの低い医者だ、という意である。

「未病《みびょう》を治す」という考えは、中国医学古典の根底を貫くひとつの哲学思想で、

聖人は、すでに病んでしまったものを治すのではなく、未病を治すものである。また、国がすでに乱れてしまってから治めるのではなく、まだ乱れないうちによい政治を行うものだ、と古くからいわれる。病気になりきってしまってから薬を服んだり、国が乱れてから政治を行うというのは、たとえていうなら咽が渇いてから井戸を掘ったり、戦いが始まってから兵器を製造するようなもので、遅きにすぎる。(『素問《そもん》』)

とも説かれる。まさにその通りであろう。

あるいは「上医は国を医（治療）し、中医は人を医し、下医は病を治す」（『小品方《しょうひんほう》』）とか、「上医は聞診《ぶんしん》を行い、中医は望診《ぼうしん》を行い、下医は脈診《みゃくしん》を行うものだ」（『千金方《せんきんほう》』）などともいわれる。歴代の医者の中には前者の言葉を受けて、医者をやめ、政治家をめざした人も多くいる。

下手な医者の治療に対する警句として、次のようなことわざもある。

病ありて治せざれば、常に中医を得《う》。（『漢書《かんじょ》』芸文志《げいもんし》）

つまり、病気になって医者にかからないのは、中程度の医者にかかったのと同じことだ、という意。かなり痛烈な皮肉である。いま「中医」といえば、一般に中国伝統医学を指すが、本来の伝統医学用語では、中程度の医者の意であるから、これも皮肉である。

医書の分類

医学書についてはどのような分類がなされていたであろうか。それを示す資料に『漢書』芸文志がある。

『漢書』といえば、班固《はんこ》が西暦八〇年頃に編纂した『史記』に次ぐ、中国第二の正史。芸文志とは、当時の国家図書館の総目録である。すなわち中国現存最古の図書目録で、今から二千年前、中国にどのような書物が存在し、どのように分類されていたかがわかる。

当時は医学のことを方技《ほうぎ》といい、医書を方技書といった。『漢書』芸文志では、方技書を、「医《い》経《けい》」「経方《けいほう》」「房中《ぼうちゅう》」「神仙《しんせん》」の四種類に大別し、合計三六書、八六八巻（計算によっては八八一巻とも八六二巻とも）が存在したと記している（図4）。

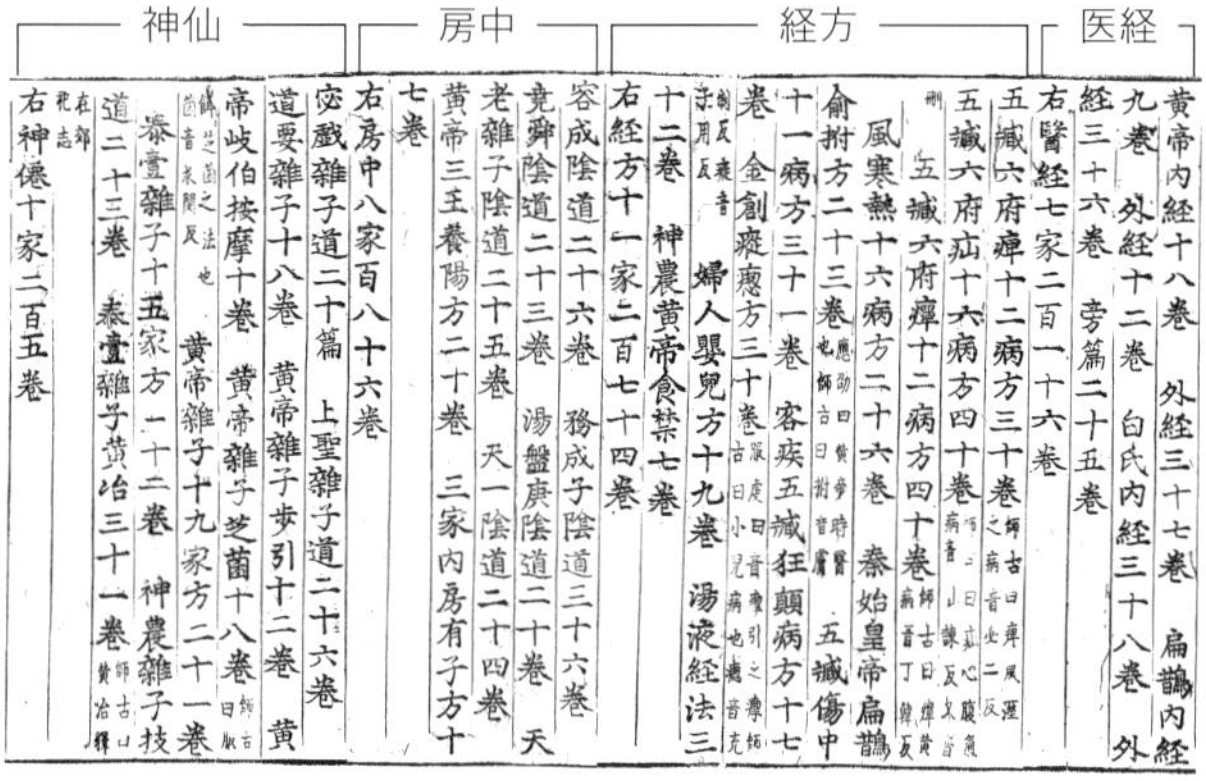

図4　『漢書』芸文志所載の方技書（朝鮮銅活字本より）

「医経」とは、医学総合理論書の類である。『黄帝内《こうていだい》経《けい》』一八巻をはじめ、計七書、二一六巻が記録されている。さきに触れた『扁鵲内経』などもここに分類されているが、現存するのは『黄帝内経』のみで、『素問《そもん》』と『霊枢《れいすう》』がこれに相当するといわれている。しかし『漢書』芸文志に見える『黄帝内経』と、今に伝わる『素問』や『霊枢』は別物だとする説もある。ともかく、生理・病理・衛生・診断学や、物理療法を説いた基本典籍だったようである。

「経方」とは、薬物を中心とした具体的治療書・処方集である。『五蔵六腑痺十二病方《ごぞうろっぷひじゅうにびょうほう》』三〇巻ほか計一一書、二七四巻を収録。『婦人嬰児方《ふじんえいじほう》』一九巻といった婦人科・小児科の専門書や、『神農黄帝食禁《しんのうこうていしょくきん》』七巻のような食物禁忌を述べたと思われる食養書も含まれている。

今日、漢方医学の聖典とされる『傷寒論《しょうかんろん》』も経方書とされているが、これはここに記録される『湯液経法《とうえきけいほう》』三二巻などの延長線上にあると考えられているからである。湯液（煎じ薬）は伊尹《いいん》という人が創始したとされる。

「房中」とは、ひとことでいえば男性の権力者のために書かれたセックス養生《ようじょう》書（性医学書）である。この術は陰道《いんどう》ともいわれた。『容成陰道《ようせいいんどう》』二六巻他計八種、一八六巻が収録されている。これらもすべて失われてしまったが、日本の『医心方《いしんほう》』や馬王堆漢墓《まおうたいかんぼ》出土の帛書《はくしょ》中にその片鱗が残っている。いかに精力を消耗せずに楽しみ、逆に相手から精力を吸収するか、そしていかに優秀な子孫を残す（自己の血統を伝える）かといった術が綿々と記されていたようである。

「神仙」とは、文字どおり不老長生（不死）の神仙術を記した書物の類である。『上聖雑子道《じょうせいざっしどう》』二六巻ほか計一〇種、二〇五巻が収録。その流れを汲むものに『道蔵《どうぞう》』といわれる膨大な叢書に含まれる数多くの神仙雑書がある。錬金《れんきん》術などもこの分野に属するものである。「房中」「神仙」は特異な性質の秘術で、医療というよりもむしろ積極的な養生書というべきであろう。中国人の不老長生に対する貪欲なまでの追求の産物にほかならない。ちなみに中国四大発明の一つ、黒色火薬（硝石＋硫黄＋炭）はその過程から生まれたもの。火薬も文字どおり広義の漢方薬にほかならない。神仙目的から発した錬金術の知識は、のちシルクロードを経て欧州に伝えられ、ルネッサンスの洗礼を受けて、現代の化学《ケミストリー》につながったのである。

第二章

よみがえる古代医学の遺物

二千余年前の貴婦人と漢方薬

二十世紀の後半、中国では大きな考古学的発見があった。漢方薬を手に握った貴婦人が、二千余年という悠久の眠りから覚めて、突然われわれの目の前に姿を現したのである。まさに世界中の学者の目を釘づけにした衝撃的ニュースであった。以下、この貴婦人と彼女が服用した漢方薬について紹介しよう。

一九七一年の暮のことであった。中国湖南省の省都・長沙《ちょうさ》の東郊にある馬王堆《まおうたい》という墳丘の横で土地の人が穴を掘っていたところ、偶然墓坑にぶつかり、中から気体が吹き出した。これはメタンを主成分としたガスで、いわゆる沼気《しょうき》というもの。中が完全密封されていたことを意味する。さっそく当局へ報告され、湖南省博物館によって発掘調査されることになったが、相当の質量の埋蔵物が予想され、北京からも学者団が応援にかけつけた。

翌一九七二年から七四年初にかけて発掘整理された成果は、予想をはるかに上回るものだった。この墳丘は実は前漢初期の三つの墓の集合であることがわかり、馬王堆一号・二号・三号漢墓と名づけられた。とくに一号墓から出現した死後直後かと見まごうばかりの生々しい婦人の遺体は、まったく前代未聞の発見で、当時ビッグニュースとして世界をかけめぐったから、記憶している方も多いであろう。おびただしい数の副葬品、さらに三号墓からは見たこともない紀元前の医学書が大量に出土し、われわれ中国医学古典研究者の度胆を抜いた。この馬王堆漢墓の発見は、殷墟《いんきょ》の発見と並び、中国考古学界の二十世紀最大の成果といわれる。両方とも漢方薬と深いゆかりをもつのは面白い。

さて、この貴婦人の遺体は地下二〇メートルの墓室に四重の棺に入れられて埋葬されていた。棺は見事な帛画《はくが》（絹に描かれた絵）で覆われ、数々の漆器、衣裳、織物、生前の生活用品、死後の食料品、漢方薬、そしてそれら副葬品のリストを書いた竹簡《ちくかん》ほか大量の古代の遺品が発見された。遺品に刻まれた文字から、この婦人は前漢時代、紀元前一九三年に長沙の王侯となった利蒼《りそう》という人の妻であることが分かり、紀元前一六八年から数年内に死亡したことが明らかになった。すなわち今を遡る二二〇〇年近く前の遺体ということになる。

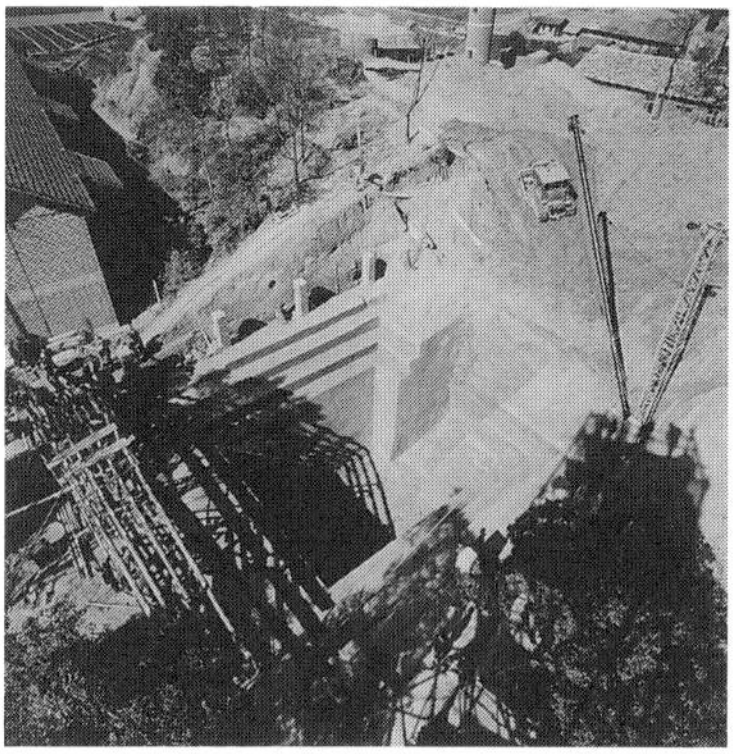

図5　発掘中の馬王堆漢墓

遺体の保存状態はまさに奇跡的としかいいようがなかった。有名な楼蘭《ろうらん》の美女（？）ミイラは西域の砂漠でカラカラに乾いた乾屍《かんし》というものであるが、馬王堆の婦人は無菌状態の水に浸っていたため、いわばホルマリン漬けのようなもの（湿屍《しつし》という）。皮膚はみずみずしく、押して離せばもとに戻る弾性があり、関節は自由に動かすことができた。

身長一五四センチ。体重三四・三キログラム（生前の推

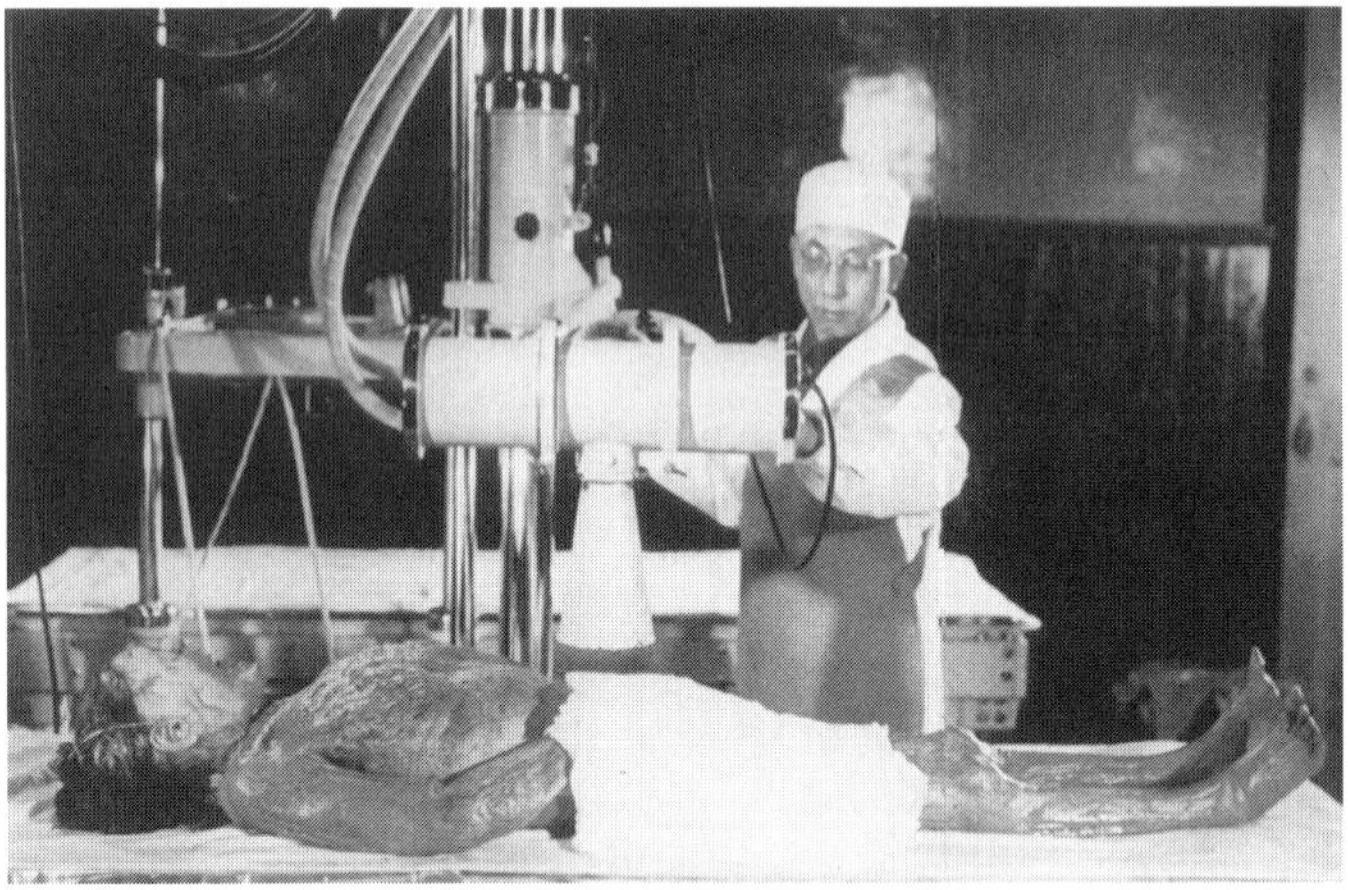

図6　解剖に付される馬王堆貴婦人の遺体

定体重は七〇キログラムで、贅沢な食生活のため肥満していたらしい）。年齢は五〇歳前後。遺体はただちに湖南医学院に運ばれ、病理解剖に付された。その結果、次のような病理所見が明らかになった。

①全身の動脈硬化、②心筋梗塞《こうそく》、③多発性胆石症、④胆嚢の先天的横隔畸型《きけい》、⑤結核感染の病痕、⑥住血吸虫感染、⑦蟯虫、鞭虫の感染、⑧椎間板ヘルニア、⑨右腕骨折の変型癒合《ゆごう》。

死因は胆石症に誘発された心筋梗塞の発作によるものか、また副葬してあった漢方薬からしてリウマチに起因する心臓疾患の関連性も推定されている。胃腸中には一三八粒のマクワウリの種があった。マクワウリの生《な》る季節、食後二～三時間後に死亡したことがわかる。

貴婦人は手に漢方薬を握っていた。また別の箱からも漢方薬が見つかった。これらは生前の治療薬とみら

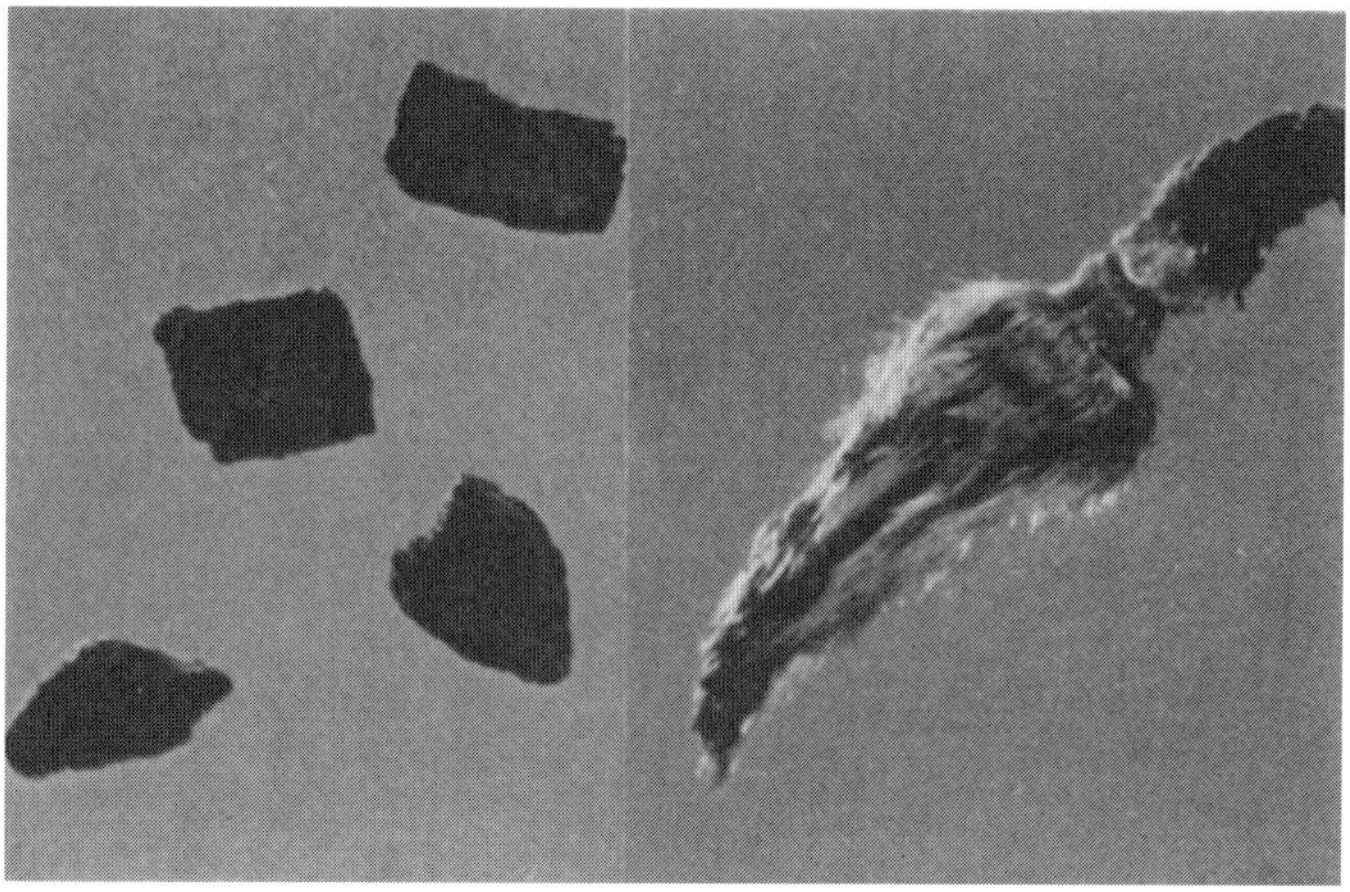

図7　出土した漢方薬・桂皮（左）と辛夷（右）

れる。死後なお服用するべく副葬されたのであろう。千年以上も前の漢方薬の標本といえば従来わが国の正倉院に伝来した薬物以外にはなかった。それが二千年以上も前の生薬《しょうやく》の実物が出現したのである。生薬学者・医史学者・科学史学者たちは色めきたった。

薬物鑑定の結果は次のようであった。手に握られていた絹の包みには、桂皮《けいひ》・高良薑《こうりょうきょう》・薑《きょう》・藁本《こうほん》・杜衡《とこう》・茅香《ぼうこう》・花椒《かしょう》・辛夷《しんい》・佩蘭《はいらん》が出てきた。計九種であった。

ただし、これは現在の生薬名に当てたもので、当時どのように呼ばれていたかはわからない。このうちには熏香《くんこう》薬として用いられたものもある。患者の死体標本とその治療薬の実物標本が、両方揃って二千年の歳月を越え、そのままのかたちで現れたのである。こんなことはそれまでの常識では考えも及ばないことであった。

馬王堆の発掘された長沙の地は、奇遇にもその四百年後、『傷寒論』を著した張仲景が太守《たいしゅ》をつとめた地でもある。それにしても、二千年以上も死後そのままの状態で保存されてきた死体が、いったん発掘されれば、現代の科学技術をもってしても二百年ももたないというから、何と皮肉な話であろうか。新たな保存液に漬けられ湖南省博物館に展示される婦人の遺体は、もはや出土時のみずみずしさを失っている。

出現した古代の医学書

馬王堆漢墓の一号墓からは前述のように、貴婦人の屍体と漢方薬が出た。二号墓は過去に何度か盗掘されていて、出土品の数は多くなかったが、印章が発見され、貴婦人の夫で利蒼《りそう》という名の王侯の墓であることがわかった。

三号墓は、夫妻の子で三十歳代の男性のものであった。ここからは一号墓と同じく多量の副葬品が発掘されたが、何といってもわれわれ中国医学に携わる者を驚かせたのは、大量の古代医書の出現であった。これらは実に今から二千二百年もまえの医療の様子を伝える現物として、古代中国医学史の空白を埋める超一級の資料となったのである。

発掘された書籍のうち、医薬関係書はおよそ一四種類あった。さきに、古代中国では医書を「医経」「経方」「房中」「神仙」の四つに分類していたこと（『漢書』芸文志）を紹介したが、馬王堆出

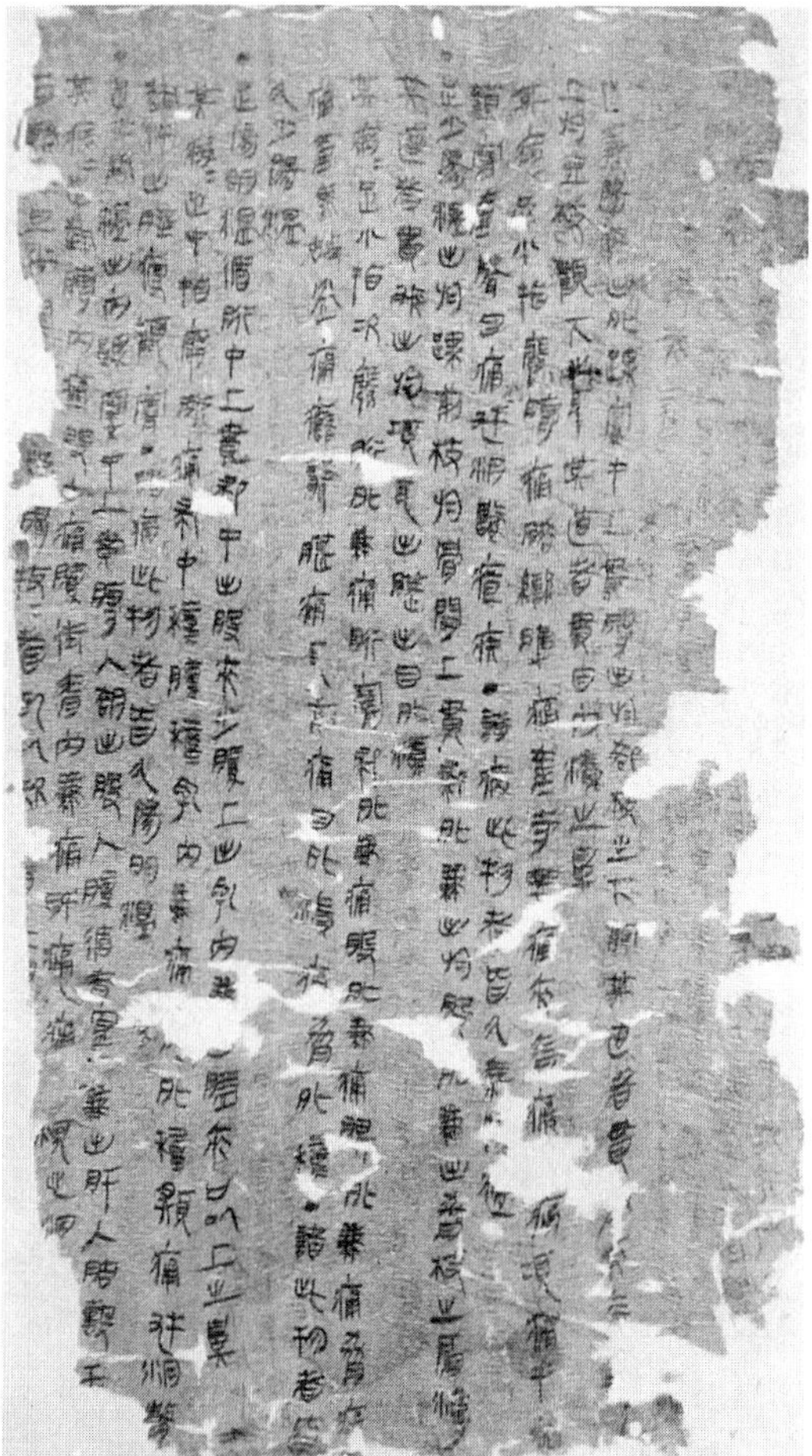

図8　出土した馬王堆医書（『足臂十一脈灸経』の始めの部分。「灸」の字は原文では「久」の字が用いられている）

土の医書にはこれらの分野がすべて揃っていた。
「医経」に属するものとしては、まず『十一脈《みゃく》灸経《きゅうけい》』という書が挙げられる（馬王堆の医書類は原書名が欠けていて、これらは発掘整理にあたった中国の学者によって便宜上命名されたもの）。これには『足臂《そくひ》十一脈灸経』（図8）と『陰陽《いんよう》十一脈灸経』という二種のテキストがあった。ここで少し参考のために、中国医学における経脈理論について解説しておこう。

中国医学では、身体にエネルギーや営養をめぐらせる「気」と「血」の運行経路に、十二経脈というものが設定してある。

①手の太陰《たいいん》肺経　⑤手の少陰心経　⑨手の厥陰《けっちん》心包経
②手の陽明大腸経　⑥手の太陽小腸経　⑩手の少陽三焦経
③足の陽明胃経　⑦足の太陽膀胱経　⑪足の少陽胆経
④足の太陰脾《ひ》経　⑧足の少陰腎経　⑫足の厥陰肝経

というのがそれで、気血はこれを順にめぐり、身体にエネルギーや営養を補給しているというのである。これは陰と陽とをそれぞれ三つに分けて三陰三陽とし（三陽とは太陽・陽明・少陽、三陰とは太陰・少陰・厥陰）、かつ臓腑理論と結び付けることから生まれたものである。

三陰三陽を手足に配当すると6×2＝12となる。一方、五行理論でいうと臓腑は五臓五腑で、十の数字である。十二と十ではうまく対応しない。そこで五臓（肝・心・脾・肺・腎）五腑（胆・小腸・胃・大腸・膀胱）に新たに心包という臓と三焦という腑を加え、六臓六腑（＝十二）とし、これを手足の三陰三陽（＝十二）に対応させたのである。

ところが馬王堆の『十一脈灸経』を見るとどうであろう。文字どおり、十二経脈あるはずの経脈が一本足りず、十一経脈しかない。⑨の心包経がないのである。これは五臓五腑に、まず三焦の腑を加えて五臓六腑（＝十一）とした時点での理論であり、心包を加えて六臓六腑＝十二経脈とする以前の発展段階であることがわかったのである。いまでも人体の内臓を「五臓六腑」というのはその名残りといえる。

このほか奇経という経脈もあり、とくにそのうちの督脈《とく》（背部正中線を通る）と任脈《にん》（腹部正中線を通る）の二脈を十二の正経脈と合わせて十四《じゅうし》経《けい》と称し、この経脈上に存在する約三六〇の経穴《けいけつ》（つぼ）を刺激するのが針灸《しんきゅう》治療というわけである。はじめ経験的に経穴が発見され、それを線でつなぐことから経脈というものが想定されたというのが従来の定説であったが、この資料の出現によって、経脈がはじめに想定され、その線上に経穴を見つけていったのだという新説も提出された。

『五十二病方』と名づけられる処方集もあった。これは一万字近くからなる書で、五二種の病気に対し、二七〇あまりの処方が載っている。薬物療法が中心で二四三種の薬物が用いられ、同時に灸法や呪法も併用されている。

脈診の書、養生を主とした医方書、補益《ほえき》・小児・毒虫などに関する雑方書、産科の書、呼吸保健法の書、そして房中術（性技による養生術）を説いた書もあった。ことに古代の房中書は中国には現存せず、日本の『医心方《いしんほう》』の房中篇が従来唯一のものであったが、紀元前二〇〇年の長沙出土書と紀元九八四年の日本の『医心方』の間にきわめて共通する記載が見出され、時空のスケールの大きさに驚かされたものである。

さらに、図9に示すような『導引図《どういんず》』と称される絹に彩色で描かれた帛画も出てきた。導引とは体操によって気をめぐらせ、病を除く医療運動法である。有名な漢の名医・華佗《かだ》が五禽《きん》の戯《ぎ》という体操療法を行ったと伝えられているが（『後漢書』華佗伝）、この『導引図』の出現によって導引が古代中国から広く行われた医療の一つであったことが確認された。

紙は紀元一〇五年に、中国の蔡倫《さいりん》が発明したとされている（実はその少し前からあったようだが）。したがってこれら馬王堆の時代の書物は絹に書かれたり（帛書）、竹や木に書かれたり（竹簡・木簡）している。馬王堆出土の医薬書は、中国古代の医書の実態、そして、中国医学成立過程の様子を如実に示すかけがえのない史料である。

馬王堆医帛の復元研究

馬王堆漢墓発掘当時の中国は文化大革命のさなかで、ことに何重にも折り畳まれた帛書の剝離作

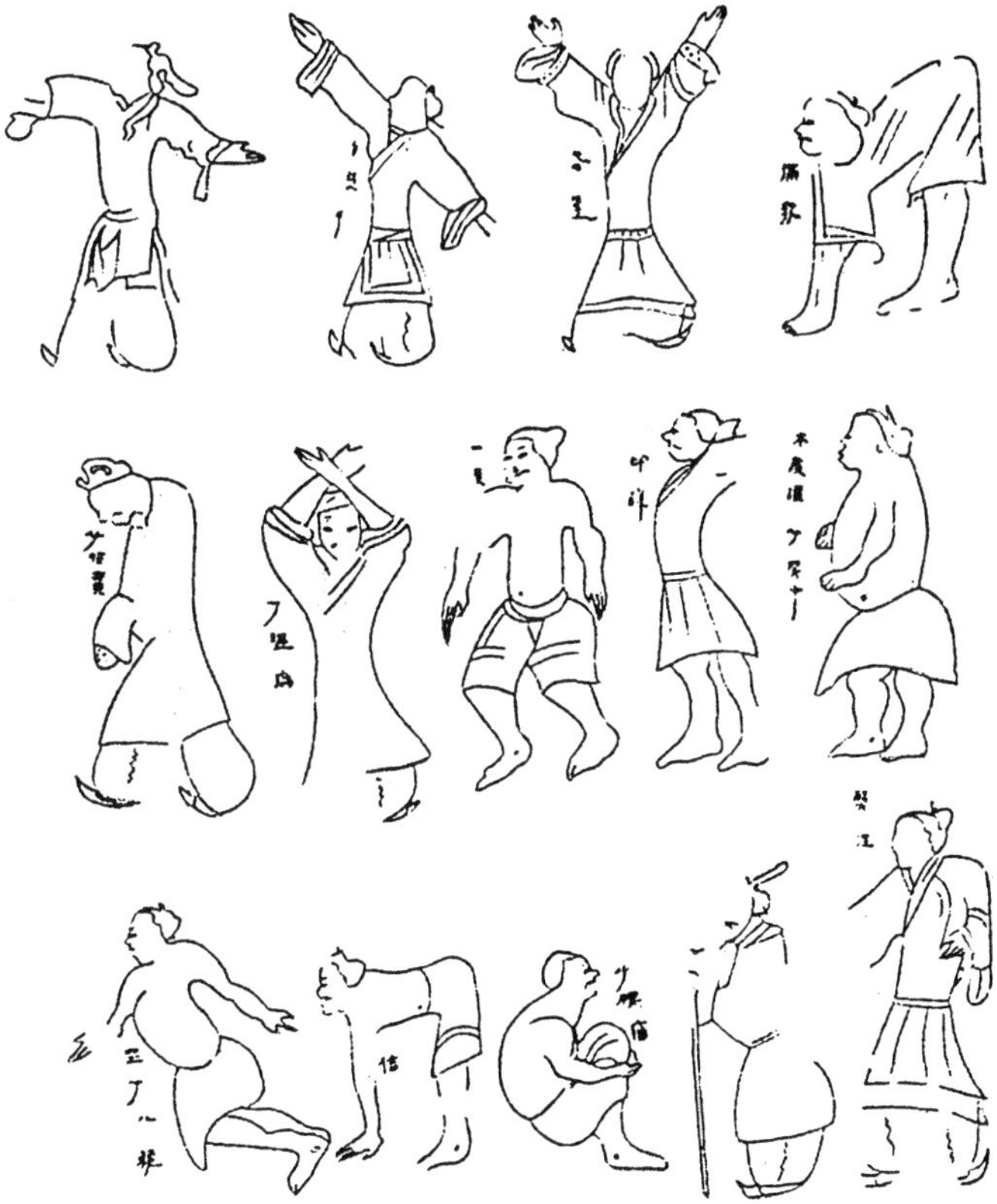

図9　紀元前に描かれた体操療法（導引）の図（彩色原画にもとづく線描、部分）

業は慎重さを欠いたようである。中国から発表された馬王堆帛書（文物出版社）を詳細に検討すると、明らかに剝離修復作業を誤ったと思われる箇所が多くある。

『足臂十一脈灸経』『陰陽十一脈灸経』『脈法』『陰陽脈死候』の釈文は『文物』一九七五年第六期、『五十二病方』の釈文は『文物』一九七五年第九期に発表された。いうまでもなく、簡体字の横書きである。これらは若干の補訂を加えて、一九七九年一一月に文物出版社から『五十二病方』と題して出版された。この書は一年後に日本に輸入された。

日本でこれらの医書に注目した京都大学人文科学研究所の科学史研究班は、『新発現中国科学史資料の研究・訳注篇』という書にその釈文・注解を収載して出版した（奥付には一九八五年三月三〇日発行としてあるが、実際の刊行はもっと後である）。この書には京都大学人文研独自の見解もあるが、いかにせん、原文は中国発表の簡体字版に拠っているので、不完全なものであり、基本的に簡体字版を越える資料とはなりえなかった。

同じ一九八五年三月、ついに医学帛書に収載した決定版『馬王堆漢墓帛書〔肆〕』が中国から刊行された。日本の書店に入荷したのは約一年後であった。この書は写真版と繁体字の縦書きの釈文を収録したもので、写真版が不鮮明であるのは残念であるが、釈文に繁体字が用いられているのは幸いであった。写真版・繁体字釈文の公表を待たずして行われた京都大学人文研の研究書出版は、いささか拙速の感をまぬがれない。

私は池田知久氏の要請によって一九九七年より『五十二病方』の本格的な解読に取りかかったが、中国の発表した写真版には不審な箇処がいくつもあることに気付いた。この帛書は折り畳まれていたというが、具体的にどのように折り畳まれていたのか。折り畳まれていたのなら、周囲から腐蝕していくはずであるが、それにしては中国発表の写真版の形状は不自然である。中国の写真の配列には誤りがあるのではないか。この本はいったいどんな構造の書物であったのかをまず復元することが必須で、それをなくしてこの書の釈文を行うことには無理があると私は考えた。どうすればよいか。よく見ると多くの帛片には、重なりあっていた相手の帛の字の墨が鏡文字として写っている。これを徹底的に調査し、解析すればこの書の形態がわかるのではないか。こうして検討すること五年。二〇〇二年一月二十二日の夜に至りようやくこの書の構造の謎を解き明かすことができた。

これら五種の医書はもと二枚の帛書に書かれていたものである。帛の大きさは第一帛、第二帛とも、それぞれ縦約四八センチメートル、横約一一〇センチメートル。それぞれ横半分に二つ折り、縦を八つ折りにし、各一六頁、計三二頁である。帛には片面に文字が書かれている。埋蔵時は二枚の帛の文字が書かれていない側を背中合わせにし、これが第一帛は内折り、第二帛は外折りの状態で、埋蔵時ちょっとしたきっかけで、やや変則的に畳んであった。したがって二千年余りの間に文字のある側どうしは鏡文字として写りあった。この写り具合の検討からこそ、はじめて正しい復元

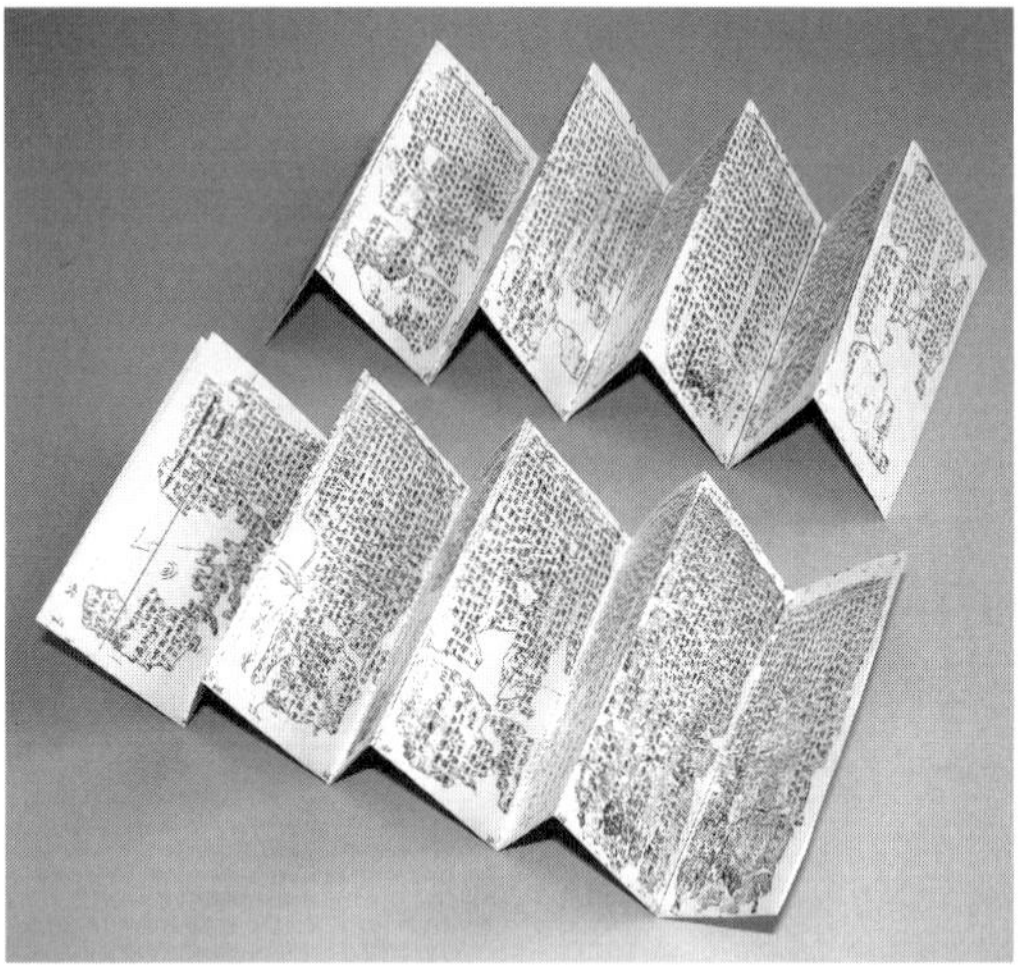

図10　馬王堆医学帛書復元のレプリカ（著者作製）

が可能となったのである。実際の本の読書時には折本（帖帳）のかたちで使用されていたものと推定される（図10）。復元の経緯は複雑であるので、ここに説明することは容易ではない。興味のあるかたは、『馬王堆文献訳注叢書・五十二病方』（二〇〇七・東方書店）を参照いただければ幸いである。

これまでの書誌学の定説では、絹の帛書は、木竹簡と同様、巻物であったとされる。紙も同じく何百年間は巻物形式で、のちに折本（帖装・法帖）となり、さらに旋風装→粘葉装→線装と発展していった。すなわち冊子本は後代に発明されたといわれる。しかし、今回、馬王堆帛書の新知見によって、冊子本ははるか昔の戦国時代に存在したことが明らかとなり、従来の定説は覆った。このことは書誌学上、画期的な発見といえるであろう。

内容さえ読むことができれば、書物の体裁など、あまり問題にしないむきもある。しかしもとの体裁がわからなければ、復元・解読などとてもおぼつかない。この馬王堆帛書は改めてそれを強く教えてくれたのである。

新出の医学史料

一九八三年末から翌年初にかけて発掘された湖北省江陵《こうりょう》県の張家山《ちょうかざん》漢墓からは、『脈書』と『引書』と命名される医書（竹簡）が発見された。『脈書』は馬王堆帛書の『陰陽十一脈灸経』（『脈法』『陰陽脈死候』を含む）に相当するもの。また『引書』は馬王堆帛書の『導引図』の説明書ともいうべきもので、馬王堆医書を補完すべき資料となった。馬王堆医書と同類の書が、当時より広い地域で行われていたことが、これによって明らかになった。

一九七二年には、後漢前期の医方書の現物も発見された。甘粛省の武威《ぶい》県旱灘坡《かんだんは》の漢墓から出土した木簡・木牘《もくとく》（牘は簡よりも幅広の札で、通常複数行の文字がある）類で、種々の病症に対する治方が記される。処方数はおよそ三〇方。用いられる薬物は約一〇〇種。薬物療法が主であるが、針灸療法に関する記述もある。本資料は『武威医簡』と称され、従来知られていた敦煌《とんこう》漢簡や居延《きょえん》漢簡中の医簡とともに、後漢前期頃の医療の実態を示す資料となった。武威・敦煌・居延などは、前漢の武帝や宣帝の時代から置かれた西域支配の軍事基地であるから、これらの医方は中央よりもたらされたものに違いない。

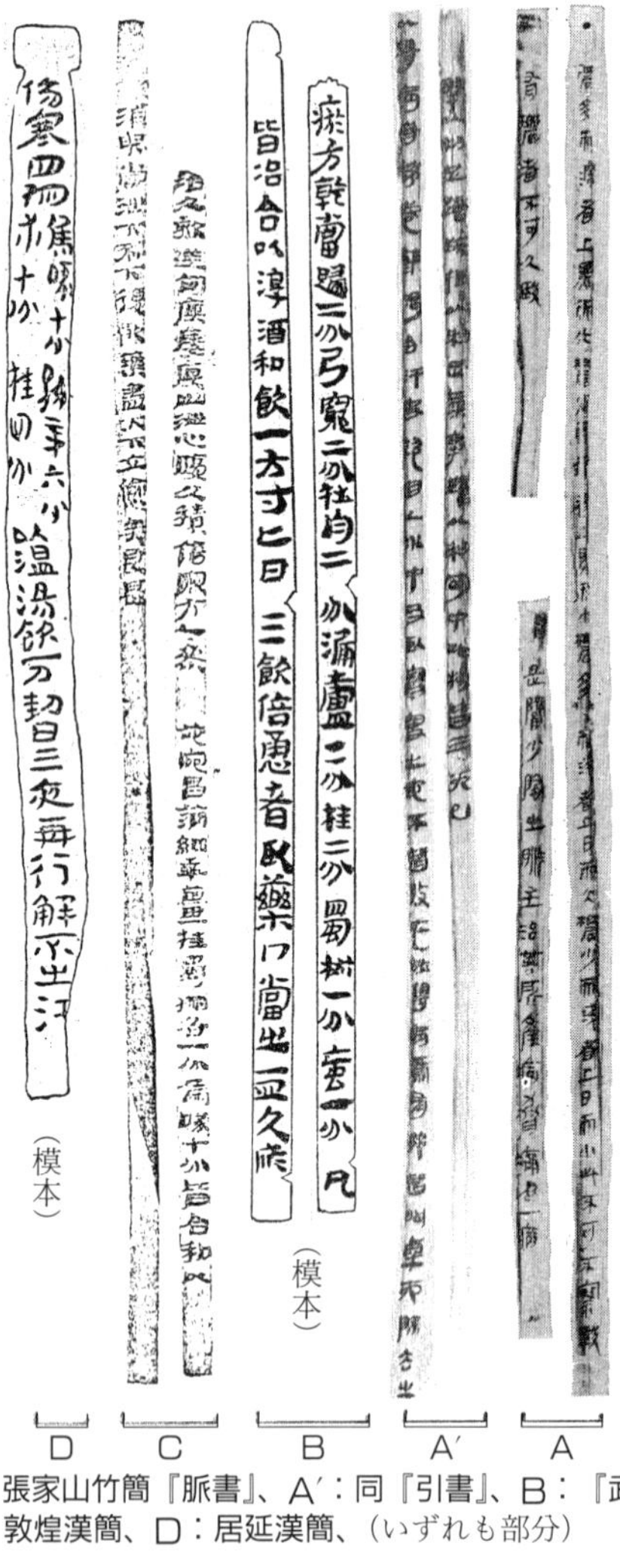

図11　A：張家山竹簡『脈書』、A′：同『引書』、B：『武威医簡』、
C：敦煌漢簡、D：居延漢簡、（いずれも部分）

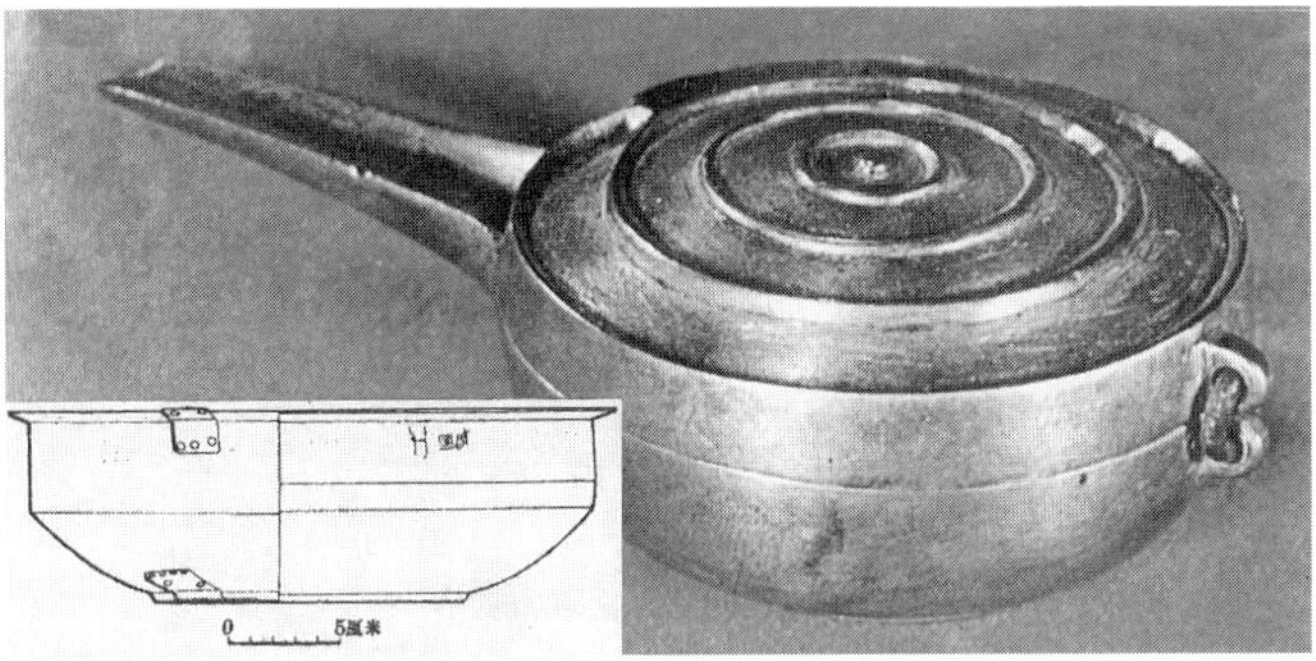

図12　満城中山王墓から出土した医療器具——灌薬器と、線画は銅盆（「医工」と刻されている）

古代の医療の実際を示す文物も出現した。一九六八年、河北省満城《まんじょう》県の中山《ちゅうざん》王・劉勝《りゅうしょう》（景帝の子で、前一五四年に中山王に封ぜられ、四二年後に没）の墓から出土した医療器具類である。豪奢をきわめた金鏤玉衣《きんるぎょくい》ほかの副葬品の出土で、馬王堆とならび世界中の注目を集めたが、医療器具としては、金針三本・銀針一本・銅盆（「医工」の文字が刻まれる）・銅薬匙《やくし》・銅濾《ろ》薬器・銅灌《かん》薬器・銅鑊《かく》などが出土した（図12）。銅盆のほかは実際に長期使用された形跡があり、当時の王侯の医療事情を具体的に示す興味深い資料である。後述の『素問』『霊枢』に記される針術では、このような針が用いられていたのであろうか。

一九九二年には、四川省の綿陽《めんよう》の前漢墓（前一七九～前一四一年間）から黒漆塗りの木製人形が出土し、これには左右対称に各九本と背部正中線に一本の朱漆線が引かれていた。さらに二〇一三年には成都の老官山前漢墓から、扁鵲流の医簡と、綿陽のそれより進化した経路経穴人形が出土したという最新情報がある。今後さまざまな角度からの検討が期待される。（補注：老官山出土の医簡類は『天回医簡』という書題で二〇二二年十一月に文物出版社から最終報告書が刊行された。）

かつてわが国の漢方界では、針灸術（『黄帝内経』）・神仙術（『神農本草経』）・純薬物療法（『傷寒雑病論』）がそれぞれ黄河文化圏・揚子江文化圏・江南文化圏で独自に発生・成立したとする三大文化圏説が提唱され一般化されてきた。しかしこの説が是認しがたいことは、上述してきた近年の数々の医療関係出土物から考えても明らかであろう。たしかに『素問』異法方宜論《ほうぎ》にみえるように、発生期において多分に地域差はあったにせよ、各医療手法は互いに関連しつつ発達したと考えざるを得なくなったのである。

第三章

神農伝説と『神農本草経』

中国では殷・周・春秋・戦国時代を通じ、膨大な経験と知識の集積のもとに中国特有の医学が形成されていった。こうした知識をもとに、漢代になって中国の医学は体系化され基盤が確立した。それを示す現伝の医学典範に漢方の三大古典といわれるものがある。

一つは『神農本草経《しんのうほんぞうきょう》』と称する薬物学書。一つは医学理論と物理療法（針灸術）について記した『黄帝内経』（現伝のテキストは『素問』『霊枢』『太素』『明堂《めいどう》』）。いま一つは、三世紀初に張仲景《ちょうちゅうけい》が著したとされている医方書『張仲景方』（後世『傷寒雑病論』と称された。現伝のテキストは『傷寒論』『金匱玉函経《きんきぎょくかんけい》』『金匱要略《ようりゃく》』）である。

これらの三大古典は、中国伝統医学の三大源流ともいうべきもので、以後、現在に至るまで、中国でも日本でも伝統医学の根幹をなす基本典籍として最大級の評価が与えられている。極論すれば、以降二千年近くに及ぶ漢方医学の歴史は、これらの聖典をいかに解釈し、位置づけ、応用するかの延長線上でとらえることすら可能である。

神農伝説

中国古代の伝説上の帝王に、三皇と称される三人の帝王がいる。諸説はあるが、医学の分野では伏羲《ふっき》・神農《しんのう》・黄帝《こうてい》をいうのが従来の定説である。伏羲は易の創始者とされ、残る神農と黄帝の二人はいずれも医薬に深い関係を持つ帝王である。

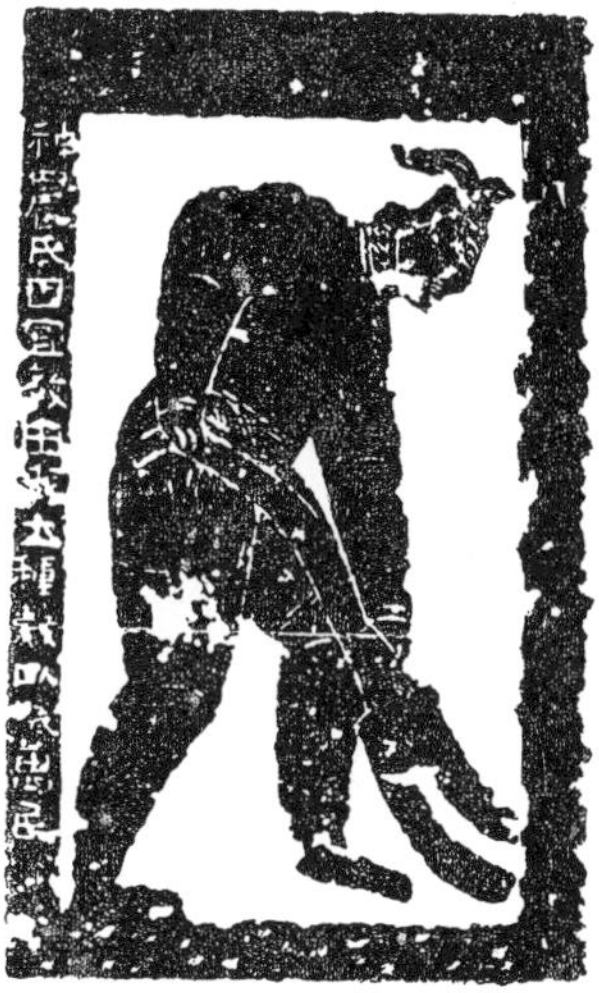

図13　神農農耕図（漢代石刻の拓本。「神農氏因宜教田辟土種穀以振万民」とある）

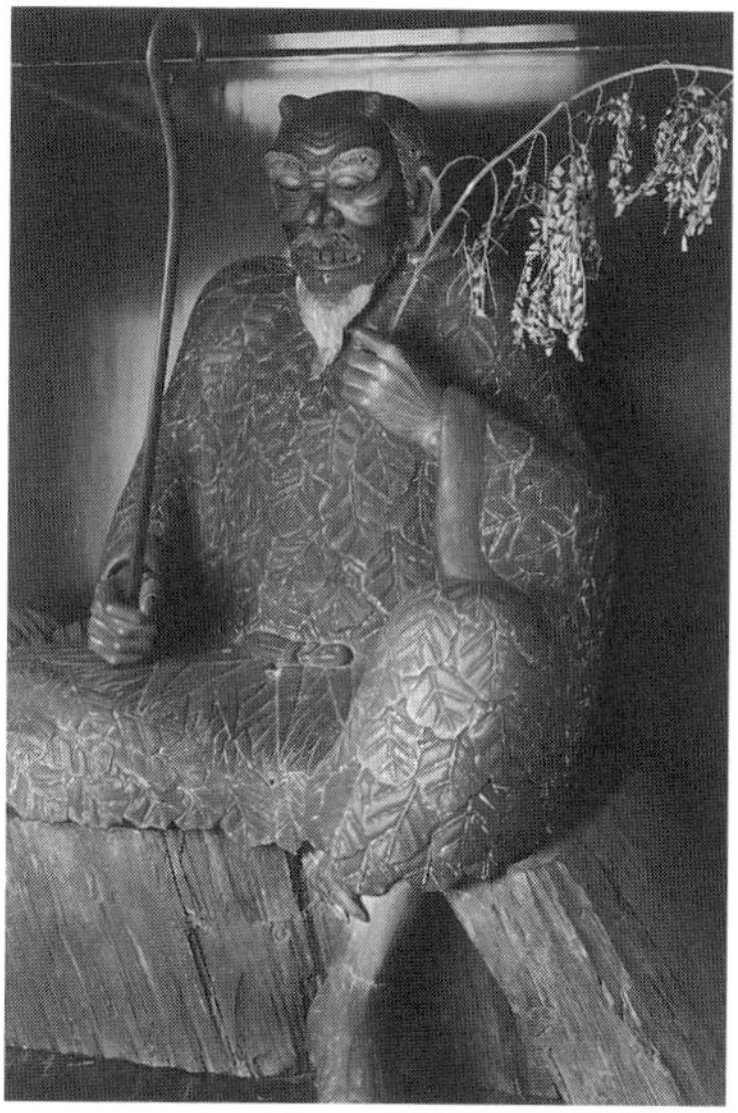

図14　湯島聖堂神農廟の神農木像（寛永年間製）

神農の姓は姜《きょう》、炎帝《えんてい》とも称され、はじめ陳に都を置き、のち魯に移し、一四〇年間在位したと伝えられる。牛の頭をしていて角があり、木の葉で作った衣装をまとい、人民にはじめて農耕というものを教えた。また赤い鞭で草木を打って採取し、その効用や毒性を一つひとつ検査して確定していった。このために神農は一日に七〇回も中毒を起こしたという。むろんこれは史実ではなく、太古からの数限りない中国人の経験の集積を、一人物の業績になぞらえて神話化したものにほかならない。

　神農は従来、農耕・医薬・商業の神としてまつられてきた。現在の日本でも大阪道修町少彦名神社の神農祭は有名で、多くの庶民でにぎわう。東京でも神農祭は行われている。東京御茶ノ水駅の聖橋下にある湯島聖堂（文京区湯島一丁目）は元々、寛永九年（一六三二）に林羅山が上野忍ヶ岡に建てた孔子廟を基礎とし、元禄三年（一六九〇）に現在地に移転。寛政九年（一七九七）昌平坂学問所が開設され、幕府の学問拠点となった名跡である。現在当地には神農廟があり、この神農廟内には古色蒼然とした厳めしい、ほぼ等身大に近い神農の木像が安置されている。年に一度大阪の神農祭と同じ勤労感謝の日に医薬関係者がつどって神農廟を開き、神農祭が行われる。湯島聖堂の神農像は、寛永十四年（一六三七）に徳川家光の命を受け、寛永十七年に山下宗琢が製作させて江戸豊島増司谷（雑司ヶ谷）の北御薬園《おやくえん》の守護神とした由緒正しい絶品である。元禄三年（一六九〇）にいったん現在の聖堂地に移ったが、寛政九年（一七九七）には多紀氏の主宰する医学校、神田佐久間町の躋寿館に移され、文化六年（一八〇九）には下谷新シ橋の医学館に転じ、祀られた。維新に至り、本像は明治政府の所有物となって上野の帝室博物館に入ったが、明治十六年（一八八三）に漢方存続運動の団体である温知社に貸し出され、同二十年、温知社解散にともない、明治天皇から侍医浅田宗伯に下賜され、牛込横寺町の宗伯私邸に移った。さらに大正十二年（一九二三）には宗伯門人の漢方医木村博昭の所有物となり、本郷の木村邸に移転。昭和十八年（一九四三）に至り、博昭の嗣子・長久の出征に際し、本像は木村家から政府に返納され、再び湯島聖堂の地に戻ることとなった。また東京日本橋でも薬業関係者による神農祭が行われている。

本草經序錄
上藥一百二十種爲君主養命以應天無毒多服久服不傷人欲輕身益氣不老延年者本上經
中藥一百二十種爲臣主養性以應人無毒有毒斟酌其宐欲遏病補虛羸者本中經
下藥一百二十五種爲佐使主治病以應地多毒不可久服欲除寒熱邪氣破積聚愈疾者本下經
藥有君臣佐使以相宣攝合和宐用一君二臣五佐又可一君三臣九佐
藥有陰陽配合子母兄弟根莖華實草石骨肉有單行

神農本草經　序錄　一

者有相須者有相使者有相畏者有相惡者有相反者有相殺者凡此七情合和視之當用相須相使者良勿用相惡相反者若有毒宐制可用相畏相殺者不爾勿合用也
藥有酸鹹甘苦辛五味又有寒熱溫凉四氣及有毒無毒陰乾暴乾採治時月生熟土地所出眞僞陳新並各有法
藥有宐丸者宐散者宐水煮者宐酒漬者宐膏煎者亦有一物兼宐者亦有不可入湯酒者並隨藥性不得違越

図15　『神農本草経』の序録前半部（森立之復元本）

余談だが、神農は商業の神から近代、香具師《やし》の神となり、仁侠道の神にもなった。その道のことを神農道ともいうらしい。

『神農本草経』と本草

神農に名を託した書に『神農本草経』という古典がある。これは個々の生薬（漢方薬）について解説したもので、後漢代（一〜二世紀）に成ったと推定される中国最古の薬物学書である。漢方では、薬物学のことを本草学と称している。「本草」とは草に本《もと》づくの意で、薬に植物性のものが多いからといわれる。

『神農本草経』には、一年の日数に数を合わせた三六五種の漢方薬（動・植・鉱物薬）が収載されている。そしてそれらは上品・中品・下品（上薬・中薬・下薬ともいう）の三ランクに分類されている。この分類は、生薬の基原的・形態的なものではなく、薬効による分類であることが特徴であろう。これを本草の三品分類といっている。三品の区別に関しては、次のような規定がなされている。

「上薬は一二〇種ある。君主の役目をする。養命薬、つまり生命を養う目的の薬で、毒性がない。だから長期服用してもよいし、そうすべきでもある。身体を軽くし、元気を益し、不老長寿の作用がある」。

「中薬には一二〇種がある。臣下の役目をする。養性《ようせい》薬、つまり体力を養う目的の薬で、使い方次第で無毒にも有毒にもなる。だから服用にあたっては注意が必要。病気を予防し、虚弱な身体を強壮にする作用がある」。

「下薬には一二五種ある。佐使すなわち召使の役目をする。治病薬、つまり文字どおり病気の治療薬である。これは有毒であるから、長期間服用してはいけない。寒熱の邪気を除き、胸腹部にできたしこりを破壊し、病気を治す」。

これからわかるように、保健・予防的、体力増進的な薬が上ランクに、病気の治療薬が下ランクに置かれている。いまの西洋医学の概念では、薬とは治療薬であり、『神農本草経』の下品に相当するものである。これに対し、『神農本草経』でいう望ましい薬はより積極的な健康増進作用をもつ物質を指す。本草の薬は西洋の薬よりも概念が広い。つねづね上品ないしは中品の薬を服して健康を保つように心がけ、下品の薬に頼るのは最後の手段で、本来好ましいことではない、というのがここでの思想である。「治病薬は有毒であり、長期服用できない」という言葉は示唆的で、真理を衝《つ》いているように思える。

保健薬（不老長寿薬）を上ランクに置くのは、むろん中国医学の根本である養生思想に基づくもので、先述の食事管理医を病気の治療医より上ランクに置く『周礼』の医事制度や、「上医は未病を治し、下医は已《い》病を治す」という『黄帝内経』の言葉も同じ考えに由来するものである。

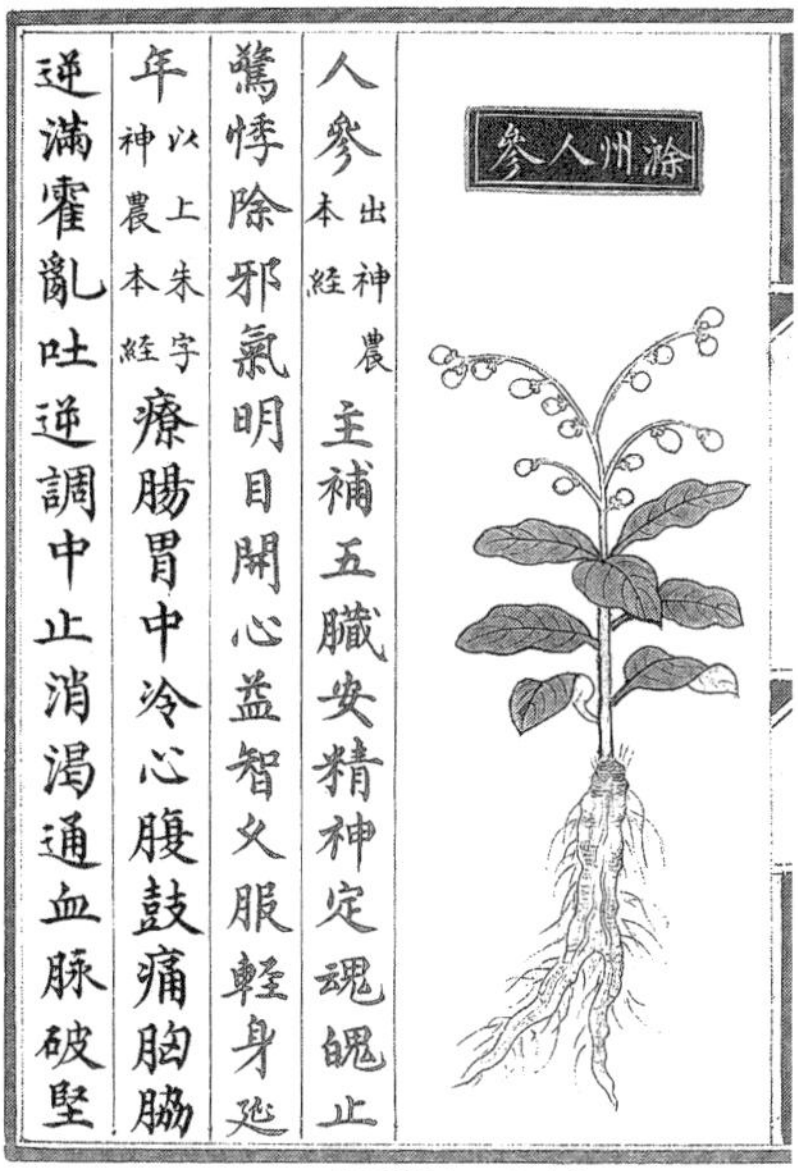

図16　人参（明『本草品彙精要《ほんぞうひんいせいよう》』弘治原本より。杏雨書屋所蔵）

『神農本草経』収載薬物の具体的な例を挙げると、上薬には霊芝《れいし》・茯《ぶく》苓《りょう》・朮《じゅつ》・地黄《じおう》・人参《にんじん》などが、中薬には当帰《とうき》・黄芩《おうごん》・黄連《おうれん》・芍薬《しゃくやく》・薑《きょう》・葛《かっ》根《こん》・麻黄《まおう》などが、下薬には大黄《だいおう》・巴《は》豆《ず》・附子《ぶし》・半夏《はんげ》・杏仁《きょうにん》・桃仁《とうにん》などが含まれている。

ここに記された薬効は、今日なお生薬学の成分・薬理研究上で参考にされている。たとえば、人参の薬効は「五臓を補い、精神を安んじ、魂魄《こんぱく》を定め、驚悸《きょうき》を止む」と記されている。この人参はウコギ科のいわゆるチョウセンニンジンで、古来、滋養強壮の万能薬とされ、今日でも栄養ドリンク剤の配合薬として人気がある。有効成分とされるニンジンサポニンには精神安定作用のあることが認められている。

麻黄の薬効は「表〈体表〉を発して汗を出し、邪熱の気を去り、咳逆《がいぎゃく》上気を止む」と記されている。マオウは葛根湯などに配合される発汗剤で、一八八五年、わが国の長井《ながい》長義《ながよし》はこれからアルカロイドを抽出、エフェドリンと命名した。交感神経興奮・気管支拡張・昇圧・局所血管収縮作用を有するこのエフェドリンは、かけがえのない喘息治療薬で、今日一般に用いられる総合感冒薬にも咳止めとして必ずといってよいほど配合されており、覚醒剤の製造原料でもある劇薬。

大黄の薬効は「瘀血《おけつ》〈ふるち〉を下し、留飲・宿食〈飲食物の停滞〉を去り、腸胃を蕩滌《とうでき》〈洗浄〉し、水穀《すいこく》〈飲食物〉を通利《つうり》す」と記されている。ダイオウは代表的下剤で、瀉下《しゃげ》成分はアントラキノン誘導体。腹痛を伴わない理想的な下剤として、高級な「生薬配合の便秘薬」に配合されている。

以上はほんの一端であり、本草書の記載は多くの示唆をふくんでいる。

ほぼ同時代、ヨーロッパでも『ディオスコリデス本草〈ギリシア本草〉』という薬物書が作られているが、そこでは植物などが自然形態学的な観点から分類され、掲載されている。それに対し、中国本草の三品分類は、上述のように人間本位の薬効別分類である。この好対照は、自然を主体に置いた西洋の分析的科学的思考法と、人間中心主義的に万物を分類・認識しようとした東洋思想を如実に反映したものといえる。

いま一つ、『神農本草経』には薬物の配合に関する興味深い説明がなされている。それは君臣佐使《くんしんさし》、そして七情《しちじょう》という考え方である。

君臣佐使は処方中の薬物配合の割合についての配慮である。君・臣・佐使の薬の配合率が一・二・五か、一・三・九であるのがほどよいというのである。

七情は二味の薬物を組み合わせるといかなる複合作用が発現するかを分類規定した配合原則である。単行《たんこう》・相須《そうしゅ》・相使《そうし》・相反《そうはん》・相悪《そうお》・相殺《そうさつ》・相畏《そうい》の七つのパターンが設定され、増強・相乗作用、反発作用、毒性相殺作用、一方が他方に不可逆的に働く作用など、種々の薬効変化が示されている。そして相須《そうしゅ》（互いに協力）・相使《そうし》（一方的に協力）・相殺《そうさつ》（互いに毒性を消す）・相畏《そうい》（一方的に毒性を消す）の組み合わせがよく、相反《そうはん》（互いに有効性を消す）・相悪《そうお》（一方的に有効性を消す）の組み合わせは禁忌だというのである。

面白いエピソードを紹介しよう。漢方大家で医史学者でもあった大塚恭男《やすお》博士（一九三〇～二〇〇九）は、東西の本草書に通暁しており、かつて次のような発見をなした。『ディオスコリデス本草』やそれに先行するテオフラストスの『植物誌』（前三世紀）には、トリカブト根の毒とサソリの毒は拮抗する（合わせて使用すると毒性が相殺される）と書いてある。その知識を背景に、大塚博士は中国の古典『呂氏春秋《りょししゅんじゅう》』（前三世紀）中の「萬菫不殺《まんきんふさつ》」という語を見たとき、萬はサソリ、菫はトリカブトのことで、両者の毒性は互いに打ち消し合うという意だと気づいたのである。漢学の学者が長い間、誰一人解き得なかった正解であった。紀元前、東西で同じ経験がなされ、記録されていたのである。この組み合わせは、毒を目的の薬効とみなせば相反、毒を副作用とみなせば相殺ということになるだろう。

私にも気付いたことがある。元末明初の陶宗儀《とうそうぎ》の『輟耕録《てっこうろく》』（一三六六）に「河豚《ふぐ》は烏頭附子《うずぶし》（トリカブト根）を悪《にく》む」とある記録である。一九八六年、沖縄でトリカブト毒による妻の保険金殺人疑惑事件が起きた。通常ならばトリカブト毒（アコニチン）は即効、ほぼ即死に近いか、致死量に至らなければやがて回復するのだが、なぜかこの例では致死まで時間がかかった。このときフグ毒（テトロドトキシン）が併用されたという報道に接し、私はこの『輟耕録』の記載をすぐさま想起し、植物界最強毒のトリカブトと、動物界最強毒のフグやサソリ毒とが拮抗するという古書の記載は、おそらくは真実ではあるまいか、と学会で発表した（一九九二年）。案の定、その後、薬理学者らによってその作用機序が解明され、二〇〇二年、被告の無期懲役が確定したのである。古典の記載はあながち荒唐無稽ではない。

君臣佐使・七情もまた三品分類と同様、漢方医学特有の考え方である。西洋の薬物学ではこのような薬物の複合作用という点にはほとんど関心が払われず、単味の薬を規準として薬効薬理や治療法が検討された。これに対し、中国伝統医学では単味の薬物は一素材にすぎず、治療はあくまで複合薬剤の処方単位の考えで行われた。たとえば『傷寒論』医学にみられるように、処方には固有の名称が与えられて性格づけられ、後代に、そして現代まで引き継がれることとなった。

すなわち、西洋の薬学は、生薬単味からさらに単一の有効成分の抽出へと努力が積み重ねられ、それがわかれば次には天然物成分の化学的合成、そしてドラッグデザイン（新薬の開発合成）への方向に突き進んだ。一方、漢方医学は、生薬をいかに巧みに組み合わせ、優秀処方を作製するかという、全く逆の方法論を選択したのである。いかにも対照的ではないか。西洋の化学的手法（生化学や薬理学）をもって、漢方処方の薬理を解明することがどんなに困難を伴うか、問題はここに根差している。私は発想の転換をしない限り、おそらくその手法による完全解明は不可能だと思う。

さらに、漢方には独特の薬の調剤法がある。修治（あるいは炮炙）と剤型である。単一の薬物でも様々の加工を施すことによって薬効が変わってくる。目的に合わせた薬効にする。これが修治である。漢方薬というと、葛根湯のような煎《せん》じ薬《ぐすり》（湯液・スープ）のイメージが強いが、そればかりではない。丸・散・膏・酒漬といった剤型もある。剤型が違えば、たとえ同じ薬物構成であっても抽出され摂取する成分は異なり、薬効は別のものになる。漢方薬は古代からこうした工夫も積み重ねられてきたのである。

本草学の継承と展開

中国人は、四本足と飛ぶものなら、椅子と飛行機以外は何でも食べるというが、薬も同様、自然界のあらゆるものが薬とみなされたといっても過言ではない。極論すれば、人にいささかでも影響をおよぼすもの、それは内服・外用に限らず、宇宙間に存在するありとあらゆるものが薬たりうるのである。本草学がやがて博物学へと変化したのはむしろ当然のなりゆきといえるであろう。

『神農本草経』に続いて、後漢末には、別に三六五種の薬物を収載した『名医別録』という本草書が作られたという。以後、経験と知識が積み重ねられて、本草学の研究は進んだ。『神農本草経』は紀元五〇〇年頃、梁の陶弘景によって再整理された。陶弘景は当時存在した『神農本草経』四巻本に基づき、『桐君採薬録』『雷公薬対』『呉普本草』『李当之本草』を参酌し、神農本草経品三六五種、名医別録品に三六五種、計七三〇種を選定して新たに『神農本草経集注』三巻を校訂。『神農本草経』の文は朱書し、『名医別録』の文は墨書して区別した（朱墨雑書）という。さらに『本草経集注』（『神農本草経集注』）七巻はこれに自注を双行細字で加えたもので、完本は伝存しないが、巻一は序録、巻二は玉石三品、巻三は草木上品、巻四は草木中品、巻五は草木下品、巻六は虫獣三品、巻七は果菜米食三品および有名未用品を収載していたと推定される。本書は私撰本草書ではあるが、中国正統本草における基幹本として歴代校訂本草書に引き継がれた。日本幕末の考証学者らによって復元本が作られている。また敦煌出現の巻一序録が龍谷大学図書館に伝存。別にトルファン出土の零片も知られている（図28）。

唐の顕慶四年（六五九）には蘇敬ら儒官医官によって『新修本草』二〇巻が編纂された。同書は『本草経集注』を基本文献とし、新しい薬物と注を加えた書で、全八五〇種の薬品を収録。中国王朝初の勅撰本草で、『唐本草』とも称され、以後の勅撰本草の範となった。巻一・二は序例、巻三〜五は玉石等部、巻六〜十一は草部、巻十二〜十四は木部、巻十五・十六は獣禽虫魚部、巻十七〜十九は果菜米等部、巻二十は有名無用に充てられる。同時に『薬図』二五巻・『図経』七巻が作成されたが、失伝した。京都仁和寺に残巻が現存（巻四・五・十二・十七・十九）（図17）。杏雨書屋には巻十五の僚巻（重要文化財）があり、「天平三年（七三一）歳次辛未七月十七日書生田辺史」の元奥書がある。敦煌出現の零巻（口絵3）もある。また『証類本草』などを資料に作られた復元本がある。

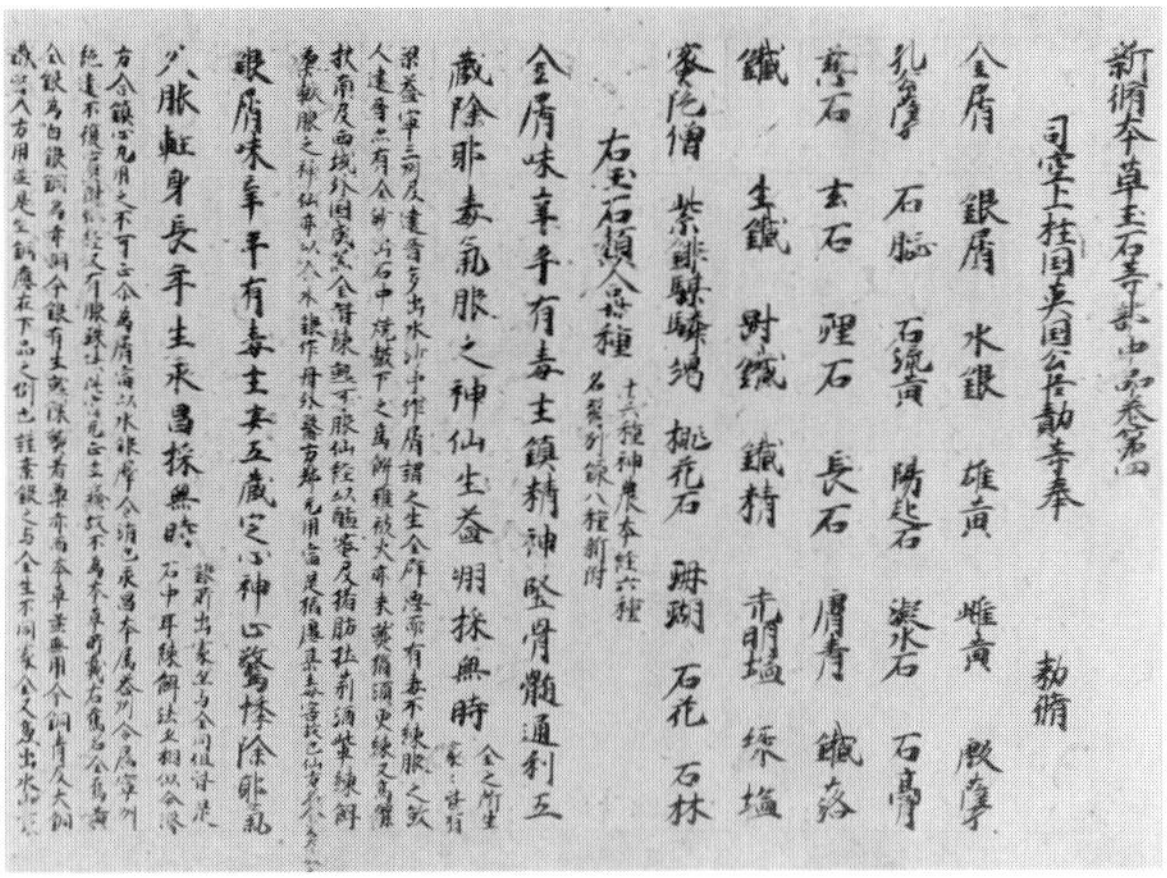
新修本草玉石等部上品巻第四
司空上柱国英国公臣勣等奉　勅脩
金屑　銀屑　水銀　雄黄　雌黄　殷孽
孔公孽　石脳　石硫黄　陽起石　凝水石　石膏
磁石　玄石　理石　長石　膚青　鉄落
鉄　生鉄　鋼鉄　鉄精　赤銅塩　緑塩
密陀僧　紫鉚騏驎竭　桃花石　珊瑚　石花　石林
金屑　味辛平有毒主鎮精神堅骨髄通利五
蔵除邪毒気服之神仙生益明採無時
銀屑　味辛平有毒主安五蔵定心神止驚悸除邪気
少服軽身長年生永昌採無時

図17　『新修本草』鎌倉古鈔巻子本（仁和寺所蔵。国宝）

宋代に入るとさらに増訂された勅撰本草が編纂さ

れ、劉翰らの『開宝本草』(九七四年、九九四種収録)、掌禹錫らの『嘉祐本草』(一〇六一年、一〇八四種収録)、唐慎微の『証類本草』(一〇八二〜八三年頃、一七四四種収録)へと拡充した。『証類本草』三一巻の正式名は『経史証類備急本草』。従来の本草書・医書が豊富に引用され、本草研究上、不可欠の文献である。原本は伝わらず、通行テキストに『(経史証類)大観本草』(一一〇八年刊)や『政和(新修経史証類備用)本草』(一一一六年刊)がある(ただし現伝本はその翻刻)。

これら一連の本草書の編纂過程では、それ以前の本草書の文章には原則として手を加えることなく、新注はその後に追加するという方針がとられた。旧注に誤りがあればそれを削ることはせず、新注でそれを指摘し訂正するという形式になっている。したがって後代の本草書には、前代の本草書の記載がほぼそのまま温存されることとなった。実は上述の歴代本草書中、完全な形で現存するのは最後の『証類本草』だけである。新編の本草書が出れば、旧編の書はそれに取り込まれているので、利用価値が認められなくなり、佚亡《いつぼう》の運命をたどるのである。こういうわけであるから、『神農本草経』自体は現存しないが、その内容は後代の増注本草により知り得る。今日存在する種々の『神農本草経』復元本はそうした経緯を遡って作成されたものである。

明代では金元医学を取り入れた李時珍の私撰にかかる『本草綱目』(一五七八年、一八九二種収録)が最も著名であるが、それに先だつ七十余年前に勅撰本草である『本草品彙精要』(一五〇五年、彩色図入り)(口絵7)が完成していた。明代の本草書については後述する。

第四章

『黄帝内経』と陰陽五行説

黄帝と『黄帝内経』――『素問』『霊枢』『太素』『明堂』

黄帝は神農と並び三皇の一人とも、あるいは五帝の一人ともされる。姓は公孫《こうそん》、名は軒轅《けんえん》、号は有熊《ゆうゆう》。民衆に五穀（五種の重要な穀物）の栽培法を教え、徳望厚く、諸侯に推され、神農の一族にかわって天子の座についた。五行のうち土徳があるので黄帝という。五行説で土の色は黄。神農はさきに述べたとおり炎帝と称し、火徳があってその色は赤。五行理論では、ものごとは火→土（赤→黄）と進むのが順である。だから神農の天下から黄帝の天下となったという理屈である。漢民族の祖とされ、文字・音律・度量衡・医薬・衣服・貨幣（物品の価値をデジタル化すること）などをはじめて定めたとされる。

さて、その黄帝に名を託す『黄帝内経《こうていだいけい》』であるが、この書名は第一章で記したように、『漢書』芸文志の医経の筆頭に見えている。今日伝わる『黄帝内経』が『漢書』芸文志所載のものと同じかどうかは確かではないが、現伝本は『素問』と『霊枢』という二つの書からなり、春秋戦国時代以来の医学論文を綴り合わせ、前漢末から後漢初、すなわち今からおよそ二〇〇〇年前に整理編纂されたと考えられる医学総合理論書、および物理療法（針灸術）書である。記述形式は、黄帝が岐《き》伯《はく》・伯高《はくこう》などの六名の臣下と問答するかたちが基本となっている。

『素問』はもともと全九巻、各巻九篇の全八一篇からなっていたといわれるが、今は若干欠けた部分があり、全二四巻もしくは一二巻に再編されている。この書では生理・衛生・病理などの医学

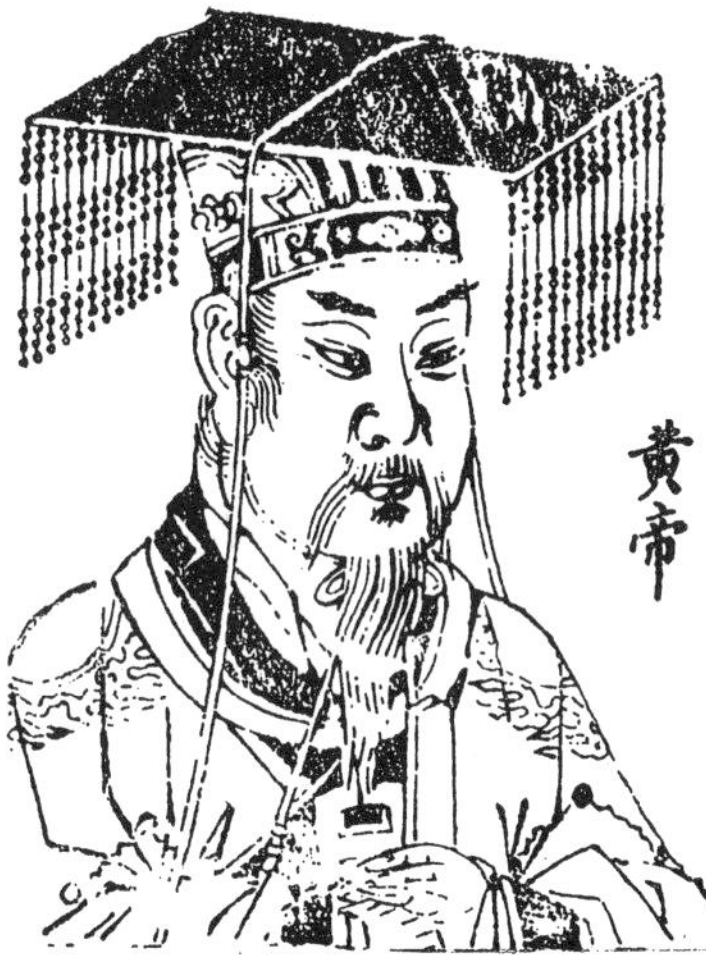

図 18　漢民族の祖で医薬の学祖とされる黄帝（『三才図会』）

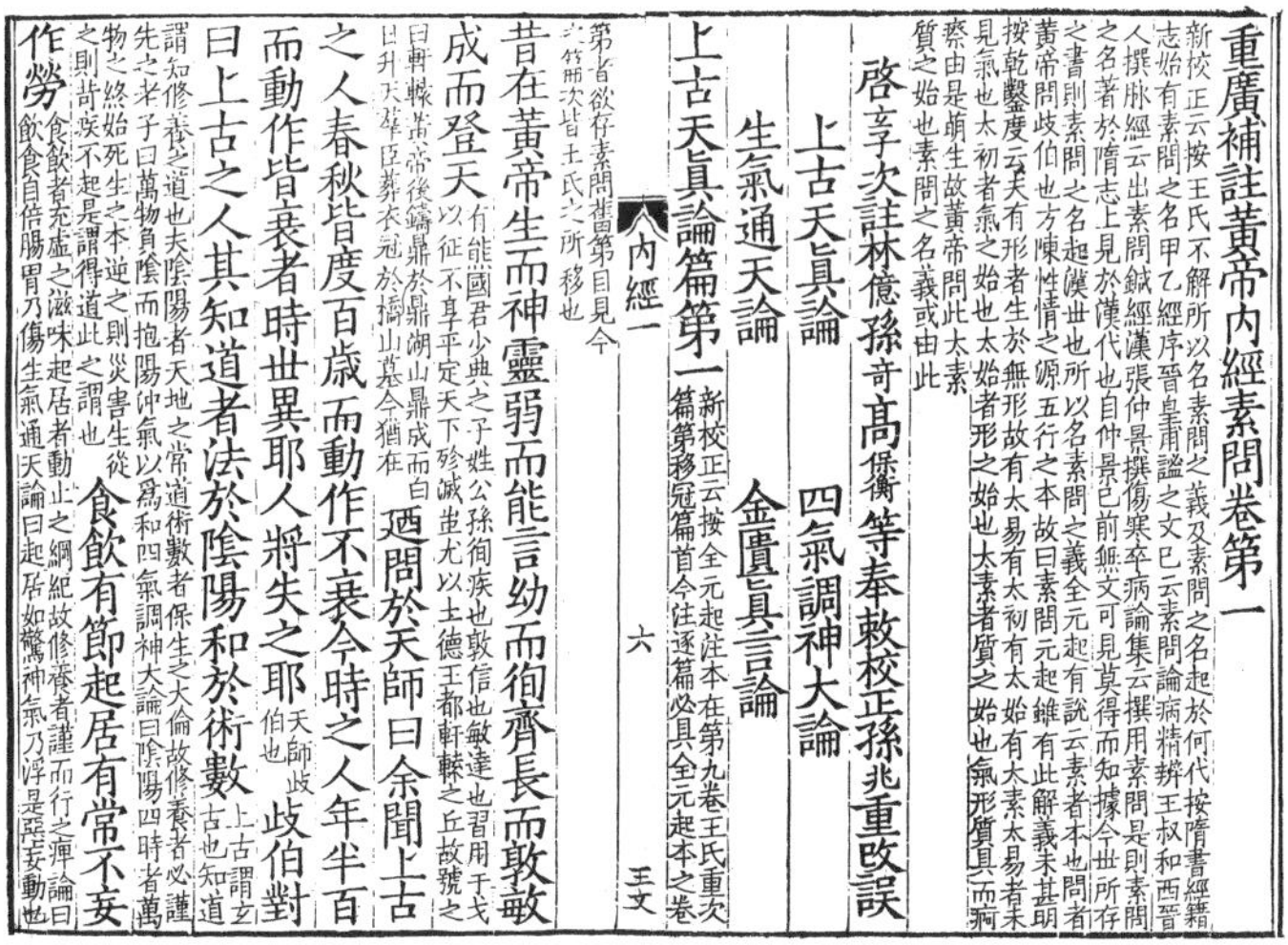

重廣補註黃帝內經素問卷第一

新校正云按王氏不解所以名素問之義及素問之名起於何代按隋書經籍志始有素問之名甲乙經序晉皇甫謐之文已云素問論病精辨王叔和西晉人撰脉經云出素問鍼經漢張仲景撰傷寒卒病論集云撰用素問是則素問之名著於隋志上見於漢代也自仲景已前無文可見莫得而知據今世所存之書則素問之名起漢世也所以名素問之義全元起有說云素者本也問者黃帝問岐伯也方陳性情之源五行之本故曰素問元起雖有此解義未甚明按乾鑿度云夫有形者生於無形故有太易有太初有太始有太素太易者未見氣也太初者氣之始也太始者形之始也太素者質之始也氣形質具而痾瘵由是萌生故黃帝問此太素質之始也素問之名義或由此

啓玄子次註林億孫奇高保衡等奉敕校正孫兆重改誤

上古天眞論　四氣調神大論

生氣通天論　金匱眞言論

上古天眞論篇第一 新校正云按全元起注本在第九卷王氏重次篇第移冠篇首今注逐篇必具全元起本之卷第者欲存素問舊第目見今之篇次皆王氏之所移也

內經一　六　王文

昔在黃帝生而神靈弱而能言幼而徇齊長而敦敏成而登天 有熊國君少典之子姓公孫徇疾也敦信也敏達也習用干戈以征不享平定天下殄滅蚩尤以土德王都軒轅之丘故號之曰軒轅黃帝後鑄鼎於鼎湖山鼎成而白日升天群臣葬衣冠於橋山墓今猶在 迺問於天師曰余聞上古之人春秋皆度百歲而動作不衰今時之人年半百而動作皆衰者時世異耶人將失之耶 天師岐伯也 岐伯對曰上古之人其知道者法於陰陽和於術數 上古謂玄古也知道謂知修養之道也夫陰陽者天地之常道術數者保生之大倫故修養者必謹先之老子曰萬物負陰而抱陽沖氣以爲和四氣調神大論曰陰陽四時者萬物之終始死生之本逆之則災害生從之則苛疾不起是謂得道此之謂也 食飲有節起居有常不妄作勞 食飲者充虛之滋味起居者動止之綱紀故修養者謹而行之痺論曰飲食自倍腸胃乃傷生氣通天論曰起居如驚神氣乃浮是恶妄動也

図 19　『黄帝内経素問』（現伝本中最善の明嘉靖刊本）

理論に重きが置かれる。成立後、五世紀末に全元起《ぜんげんき》という人によって注解され、さらにこれを基に七六二年、王冰《おうひょう》によって改訂注解された。中国で医学古典が印刷出版されるようになるのは十一世紀以降のことである。『素問』は一〇六九年、林億《りんおく》という文献学者たちによって校訂され、はじめて出版された。この林億本が現伝本の原本で、林億本を通じて王冰の注解や、全元起本の一部をうかがうことができる（図19）。

一方、『霊枢』は全八一篇揃って伝えられており、医学理論も説かれるが、どちらかというと診断・治療・針灸術などの臨床医学に重点が置かれている。そのため、古来、針灸術の経典《けいてん》とされ、『針経《しんぎょう》』と称された。またもと全九巻であったため、『九巻』とか『九霊』などとも呼ばれた（『九墟』ともいうが、これは「霊」→「虚」の誤字による訛）。この書は林億の時代には中国では失われていたため出版されなかった。のち一〇九三年に高麗から戻ってきた写本に基づいて刊行された。それを何度も印刷を繰り返したものが現在の『霊枢』である（図20）。

別に『黄帝内経太素』と称する異本がある。これは七世紀中頃に楊上善《ようじょうぜん》という人が『素問』『霊枢（九巻）』の本文を内容別に再編集し、注を加えたものである。同書は八世紀に遣唐使によって日本に伝えられ、今日に残った（図36）。したがって構成は『素問』『霊枢』ほど古くはないが、十一世紀以降の印刷出版による改訂を経ていないため、文字や文体は古態をよく残している。『太素』の構成が『素問』『霊枢』のそれより古いと説える人（山田慶兒）がいるが、首肯できない。

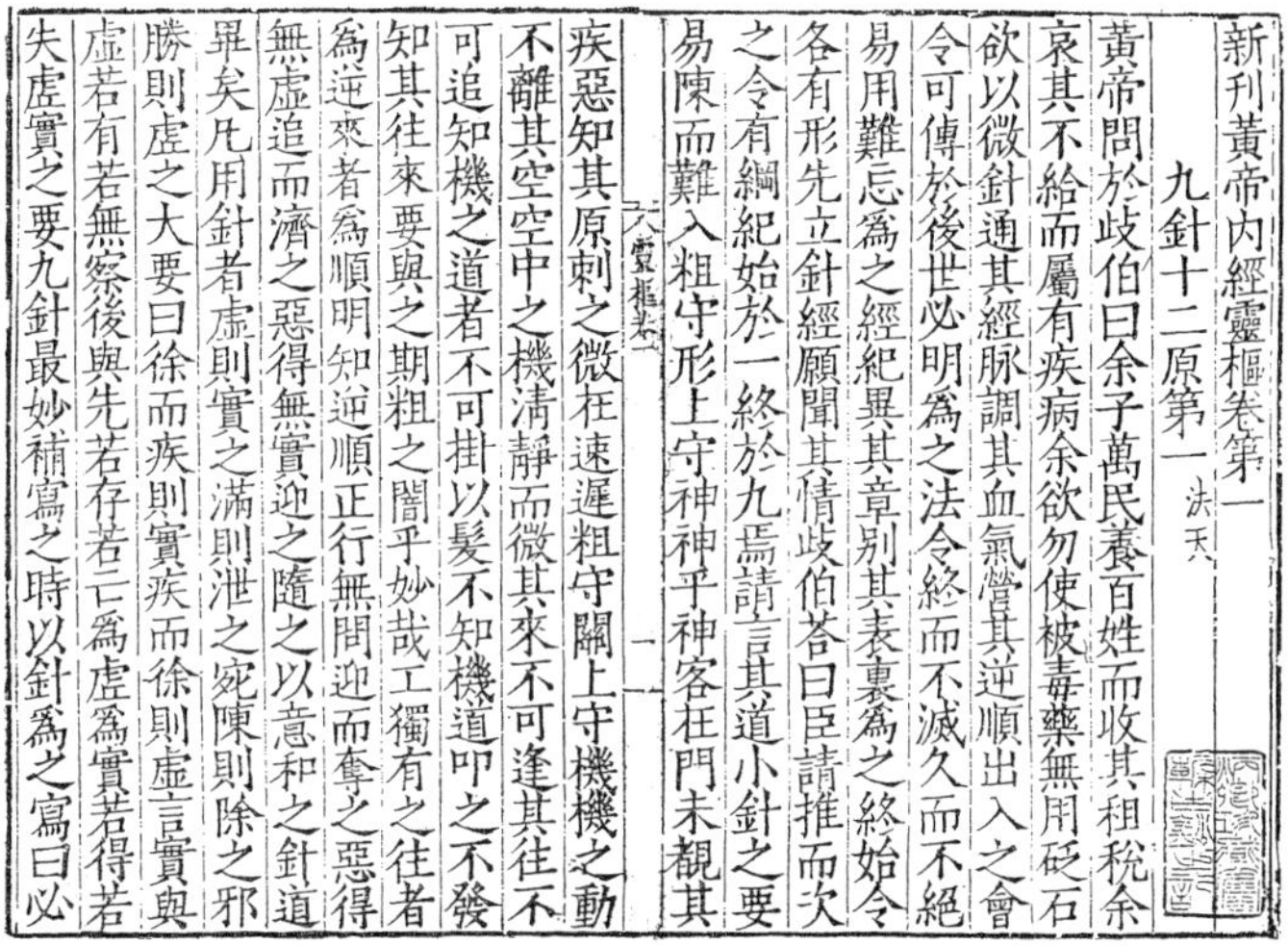

新刊黃帝内經靈樞卷第一
九針十二原第一 法天
黄帝問於岐伯曰余子萬民養百姓而收其租稅余哀其不給而屬有疾病余欲勿使被毒藥無用砭石欲以微針通其經脉調其血氣營其逆順出入之會令可傳於後世必明爲之法令終而不滅久而不絶易用難忘爲之經紀異其章别其表裏爲之終始令各有形先立針經願聞其情岐伯荅曰臣請推而次之令有綱紀始於一終於九焉請言其道小針之要易陳而難入粗守形上守神神乎神客在門未覩其疾惡知其原刺之微在速遲粗守關上守機機之動不離其空空中之機淸靜而微其來不可逢其往不可追知機之道者不可掛以髮不知機道叩之不發知其往來要與之期粗之闇乎妙哉工獨有之往者爲逆來者爲順明知逆順正行無問迎而奪之惡得無虛追而濟之惡得無實迎之隨之以意和之針道畢矣凡用針者虛則實之滿則泄之宛陳則除之邪勝則虛之大要曰徐而疾則實疾而徐則虛言實與虛若有若無察後與先若存若亡爲虛爲實若得若失虛實之要九針最妙補寫之時以針爲之寫曰必

図 20 『黄帝内経霊枢』（現伝本中最善の明嘉靖刊本）

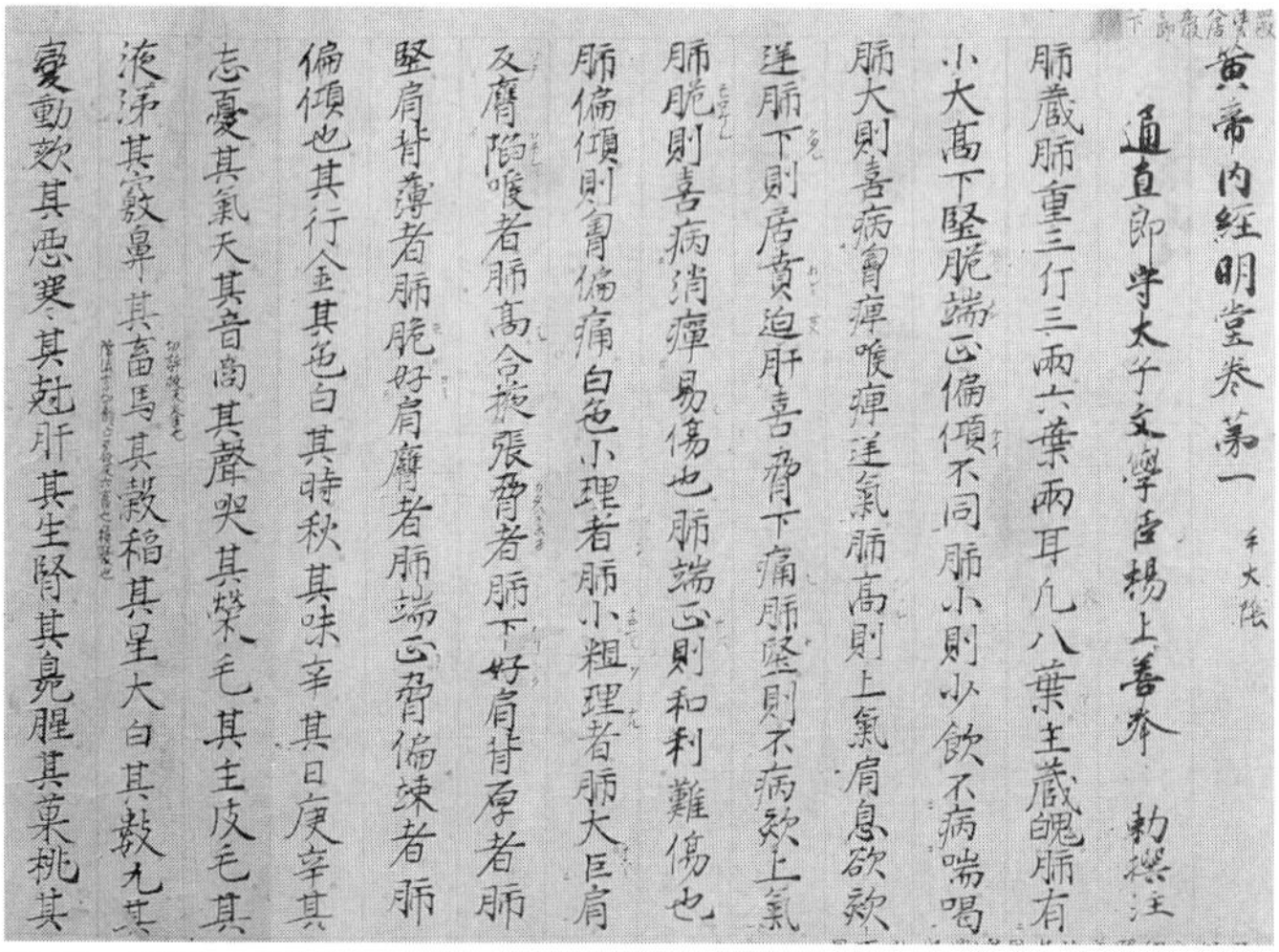

黄帝内經明堂卷第一 手太陰
通直郎守太子文學臣楊上善奉 勅撰注
肺藏肺重三斤三兩六葉兩耳凡八葉主藏魄肺有小大高下堅脆端正偏傾不同肺小則少飲不病喘喝肺大則喜病胸痺喉痺逆氣肺高則上氣肩息欬欬逆肺下則居賁迫肝喜脅下痛肺堅則不病欬上氣肺脆則喜病消癉易傷也肺端正則和利難傷也肺偏傾則胸偏痛白色小理者肺小粗理者肺大巨肩反膺陷喉者肺高合腋張脅者肺下好肩背厚者肺堅肩背薄者肺脆好肩膺者肺端正脅偏竦者肺偏傾也其行金其色白其時秋其味辛其日庚辛其志憂其氣天其音商其聲哭其榮毛其主皮毛其液涕其竅鼻其畜馬其穀稻其星大白其數九其憂動欬其惡寒其走肝其生腎其臭腥其菓桃其

図 21 『黄帝内経明堂』鎌倉古鈔巻子本（遣唐使将来品に由来する文永 2 年〔1265〕古鈔本。前田育徳会尊経閣文庫所蔵。重要文化財）

さらに『素問』『霊枢』『太素』とは内容の全く異なる『黄帝内経明堂』という書もある（図21）。これは針灸術に必要な経脈（気血の流通路）や経穴（つぼ）に関する専門書で、源流はやはり漢代に編集されたものと考えられる。

陰陽五行説と医学

生命は宇宙の多様化の一結果である。「宇宙」という語は『荘子』ほか紀元前の古典に見え、「宇」とは「天地四方」（空間）、「宙」とは「往古来今」（時間）をいう。すなわち宇宙とは時空のことである。人間は宇宙（自然）の一部であり、あらゆるものはすべて繋がり合っている。「万物皆我に備わる」という至言がある。

『黄帝内経』の全篇を通じて一貫して流れる理論基盤は、陰陽五行説という中国独特の哲学思想である。これは陰陽説と五行説という別々の理論を組み合わせたものである。

陰陽説とは、宇宙、森羅万象、世の中すべての物質および現象を、陰（－）と陽（＋）との相対する二性質に分けて把握認識しようとするもので、東洋・西洋を問わず、いやあらゆる生物に備わった認識法である。たとえば自然界に一例をとれば次のようなものがある。

日⇕月、天⇕地、昼⇕夜、動⇕静、雄⇕雌、明⇕暗、熱⇕寒、大⇕小、白⇕黒、高⇕低、速⇕遅

また人体生理においては、

男↕女、実↕虚、熱↕寒、表↕裏、上↕下、急↕慢、腑↕臓、気↕血、衛↕栄

などが例に挙げられる。前者が陽で、後者が陰である。ただし、陰陽は一定したものではない。対立し統一し、また消長し転化を繰り返すことによって物事は運行する。陰陽は名称であって形に示すことのできないものである。これを分析すれば、千変万化となる。陰の中にも陽があり、陽の中にも陰がある。また陰が極まれば陽となり、陽が極まれば陰となる、などと『黄帝内経』に説かれている。

陰陽説はいわばデジタル理論の祖である。デジタルとは情報を数値化すること。数値化の始まりは二分化、つまり二進法、すなわち陰陽分類である。たとえば画像を細分し、白か黒かの二つの信号で埋め分ける。きめを細かくすればするほど解像度が高まるのはいうまでもない。しかし陰陽説の世界はあくまでもモノクロである。いくら細分して解像度は高くなったとしても色をつけることはできない。そこでカラー化するために考え出されたのが五行説である、という解釈もできよう。

五行説とは、森羅万象すなわちすべての事物・現象を、木・火・土・金・水の五大要素に分類して認識しようとする考え方である。

五行は本来は土を中心とした四方の方位に由来する（次頁 図①）。西洋思考的には客観的に四方を四分類するだろうが、中国では主観者たる中央を重視してこれに加え、五分類した。五行の要素

はのちに対等化され、五角形の相対関係にも移行した（図②）。四方の関係では、たとえば四神があり、中央の土を囲んで、北から時計回りに、玄武《げんぶ》（亀）・青竜《せいりゅう》・朱雀《すざく》・白虎《びゃっこ》の四獣が想定された。これはわが国の古墳の四方壁にも描かれているし、京《みやこ》の門の名にも充てられたから周知のことだろう。『傷寒論』でも、玄武湯（＝真武湯《しんぶとう》。附子《ぶし》の黒色とその薬効に由来）・青竜湯（麻黄の青色・薬効に由来）・朱雀湯（＝十棗湯《そうとう》。大棗《たいそう》の赤色・薬効に由来）・白虎湯（石膏の白色・薬効に由来）の処方名に応用されている。身近なところでは、相撲の土俵場がよい例である。中央の土俵は黄色であり、東西南北にそれぞれ青房・白房・赤房・黒房が下がっている。

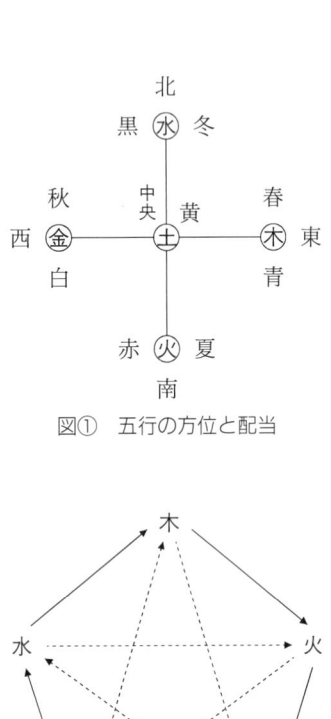

図①　五行の方位と配当

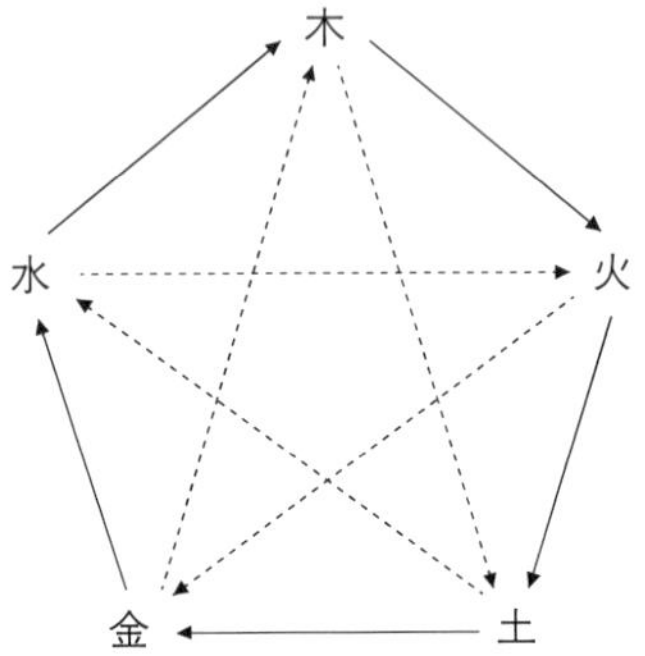

図②　五行の関係
→は相生関係、⇢は相剋関係。

五角の相対関係となると、五行のそれぞれの要素は、木↓火↓土↓金↓水↓木↓火……という相《そう》生《せい》関係、すなわち、↓の順に生み出していく母子関係となる。かつ、木↓土↓水↓火↓金↓木↓土……という相剋《そうこく》関係、すなわち↓の順に制御する強弱の間柄でもある。これを五行の相生相剋関係という。

たとえば自然界を例にとれば、事物・現象は左表のように配当される。

	木	火	土	金	水
方角	東	南	中央	西	北
季節	春	夏	土用	秋	冬
色彩	青	赤	黄	白	黒
音階	角	徴	宮	商	羽
惑星	木星	火星	土星	金星	水星
動物	鶏	羊	牛	馬	猪

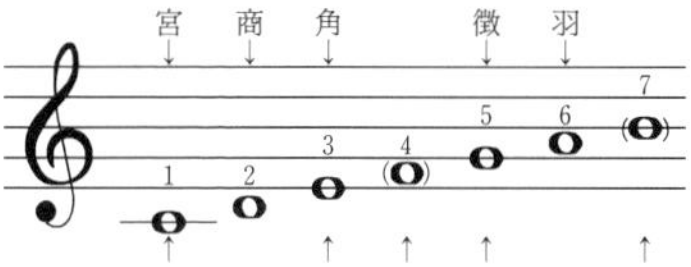

（沖縄民謡の音階）

方角・季節・色彩の配当は四方そのままである。音階は、表の順にいえば西洋音階のミ・ソ・ド・レ・ラ（相対音階）に相当し（低い方からいえばド・レ・ミ・ソ・ラ）、西洋七音階のファとシがない。つまり五音階である。日本の民謡・演歌などもこれに由来し、ファとシ、つまり四度と七度がないから、歌謡曲の世界ではこれを「四七《よな》抜《ぬ》き」と呼んでいる。中国・日本・朝鮮の音楽は基本的には四七抜きだが、沖縄民謡の音階は五音階といっても基本的にはド・ミ・ファ・ソ・シで、二つも音階が違う。「二六抜き」というべきか。

脱線ついでにいえば、中国・日本・沖縄の民謡は基本的には二拍子（あるいは四拍子）だが、朝鮮民謡は基本的に三拍子（ワルツ）だから、民族性の違いは多様な面がある。ともあれ、毎日われわれの生活を拘束している七曜の名称にしても、陰陽（日月）五行（火水木金土）そのものであるから、その意味では現代を律しているともいえよう。

さて、五行は、人体では上表のような器官・部位・機能に配当される。

	木	火	土	金	水
臓	肝	心	脾	肺	腎
腑	胆	小腸	胃	大腸	膀胱
感情	怒	喜	思	憂	恐
味覚	酸	苦	甘	辛	鹹
感覚器	眼	舌	唇	鼻	耳
組織	筋	血脈	肌肉	皮毛	骨

臓（蔵）とは物をしまい込んでおく実質器官、腑（府）とは物が出入りする中空器官で、臓は陰、腑は陽に属し、それぞれ表裏の関係にある。そして、感情・味覚・感覚器・組織なども逐一、五行に配当され、さきに述べた自然界の事物とともに、それぞれの臓腑と特異的な親和性、関連性があるとみなす。これが『内経』医学、ひいては中国伝統医学の根幹となる臓腑生理学である。

人体生理がうまく機能している、つまり健康とは、これらの人体における陰陽五行のバランスがとれた状態をいう。とすれば、病気とはいうまでもなく、何らかの原因（内因・外因・不内外因の三因。81頁参照）で陰陽五行の平衡が崩れた状態にほかならない。

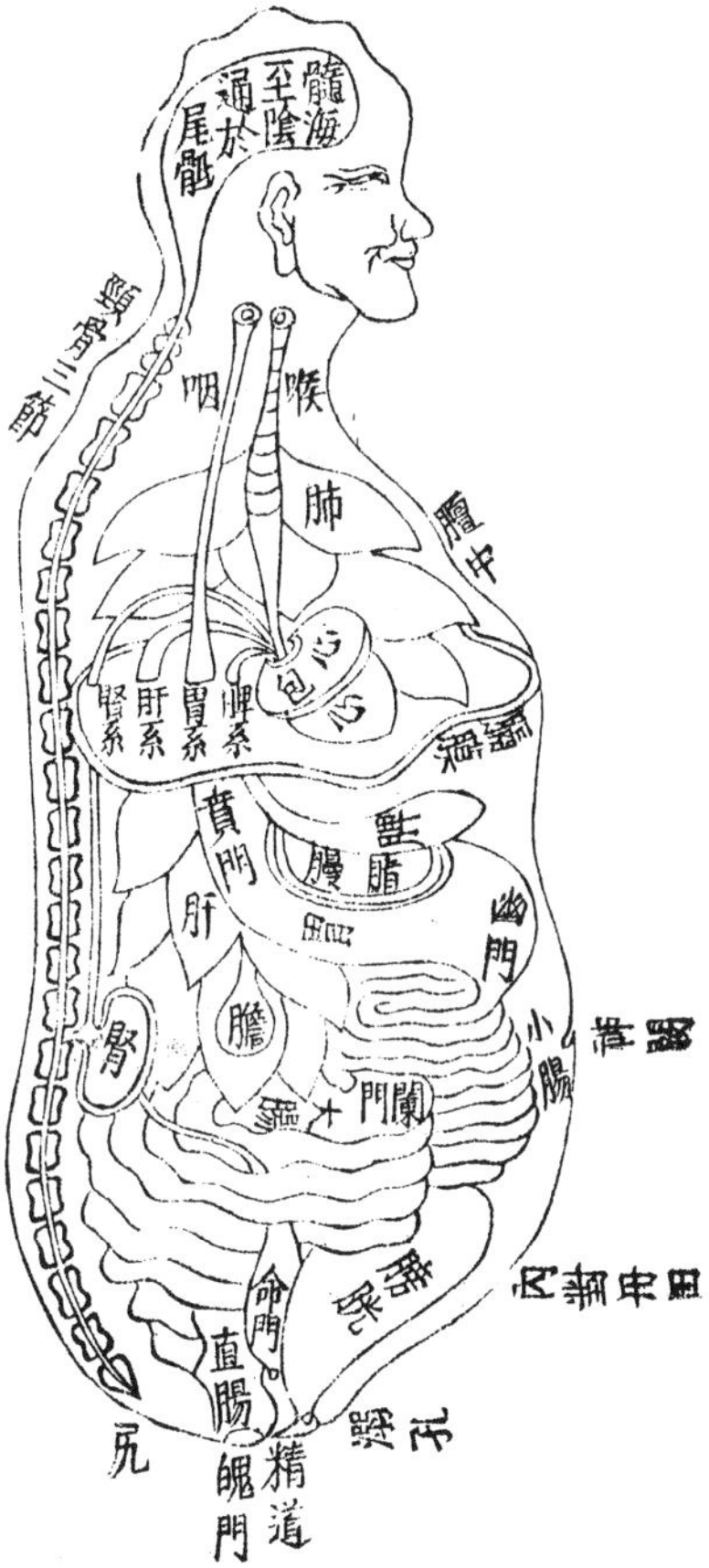

図 22　人体臓腑図（明『類経』より）

では診断とは何か。どこがどうアンバランスであるかを察知する行為がそれである。その察知法には、望《ぼう》・聞《ぶん》・問《もん》・切《せつ》という四診がある。今風にいえば視診・聴診（嗅診も含む）・問診・触診（脈診・腹診など）である。

治療とは何か。当然、崩れたバランスを本来あるべき正常の状態に回復させる行為がそれである。これには二法がある。衰弱した機能（これを虚《きょ》という）を増強する法――補法、逆に邪気によって異常亢進した機能（これを実《じつ》という）を制御削減する法――瀉法《しゃほう》、この二大治法原則があるにすぎない。古典にいう「実《じつ》せば瀉《しゃ》し、虚《きょ》せば補《ほ》せ」がこれである。その手段として、薬物投与や、針灸施術が用いられるのである。だから薬物・処方には補薬（補剤）・瀉薬（瀉剤）があり、針灸施術には補法・瀉法の別がある。むろん補瀉は、目的の臓腑や経脈に対して行われる。補とは元気（正気・真気）を補うこと。瀉（泻）とは文字どおり、本来、液体をあるところから他のところに注ぎ移（写）す意であり、治法では邪気を体外に排出することである。これには発汗・吐・下（瀉下）の法などがある。

ちなみに味覚（五味）に関することだが、食品・薬物にはみな、酸《すっぱい》・苦《にがい》・甘《あまい》・辛《からい》・鹹《しょっぱい》（塩）の五味の性がある。中華料理の味はこのバランスできまる。漢方薬の薬性はこの五味できまる。五味は臓腑と特異的親和性をもつ。

また、薬性をきめるためにもう一つの規準がある。寒熱温涼（温・微温・平・微寒・寒）である。

これはその薬物が人体に対して暖める作用があるか（薬物自体の性質が温・熱か）、冷やす作用があるか（薬物自体の性質が寒・涼か）を示すもので、陰陽理論である。これを薬物の四気といい、味と合わせて薬物の気味という。これが中国医学の薬理学の基本である。食品（食性）も同じである。だから『神農本草経』以下、歴代の本草書ではすべての食品・薬物の筆頭に気味（五味と四気）配当が記されている。そして『黄帝内経』にはその理屈が書いてある。

以上が陰陽五行に基づく医学理論の大略である。東洋医学の長所が部分ではなく全体を視ることにあり、さらに治療においては病源そのものを攻撃するのではなく、自然治癒力の回復を主眼とするところにあるといわれるのは、こういう考え方に由来しているのである。

この陰陽五行説は、とくに現代中医学や日本の針灸医学界において多くの人々の支持を得、あたかも絶対的真理であるかのごとく論じられ、実際の臨床でも行われている学説である。しかしことに五行説に至っては、細部において牽強付会な点も多い。うがった見方をすれば、どのような詭弁も弄せるという面も否定できないであろう。これはあくまで生理・病理・薬理を理解するための臨床における便宜上の考え方であって、絶対的真理ではないことはいうまでもない。逆に現代西洋医学についても同様のことがいえると思う。要はいかに実地に有用性を持たせるかに尽きる。ちなみに世の中では十進法で数値化されるのが常であるが、これとて人間の指が十本あることに由来する便宜上の計算法にすぎない。自然界の法則に添うならば、暦学、音律など、十二進法（2×3×2）

のほうがより合理的であろう。

『黄帝内経』の医学では、とくに気という概念が強調されている。分類すると様々の概念が包含されるので、詳説は避けるが、一言でいえば人体にかかわるあらゆる目に見えないエネルギーといったところであろうか。この気、および血を身体にめぐらせる経路に、『内経』医学では十二経脈というものが設定してある。これについてはすでに馬王堆医書のところで述べたので略すが、十二経脈—三陰三陽の理論は『傷寒論』医学において新たに展開され、活用されることになった。

針灸治療では、上記の十二経脈と督脈（背部正中線を通る）と任脈（腹部正中線を通る）を合わせた十四経《じゅうしけい》上に存在する約三六〇の経穴《けいけつ》を刺激する方法がとられる。また一部の針灸治療では、六部定位（寸口脈診）と称して、左右の橈骨《とうこつ》動脈拍動部をそれぞれ三分した六箇所の部位を六臓六腑に配当し、各臓腑の虚実を脈診でうかがう方法もとられているが、はたして現実上、特定の部位に特定の臓器のみが常に相関性をもつことなどあり得るのか、この点私は個人的見解から疑問を抱くものである。

『難経』

『黄帝内経』の理論をふまえて漢代に成立し、後世大きな影響を及ぼした医学典籍に『難経《なんぎょう》』という書がある。以後本書でもしばしば登場するから、若干言及しておこう。

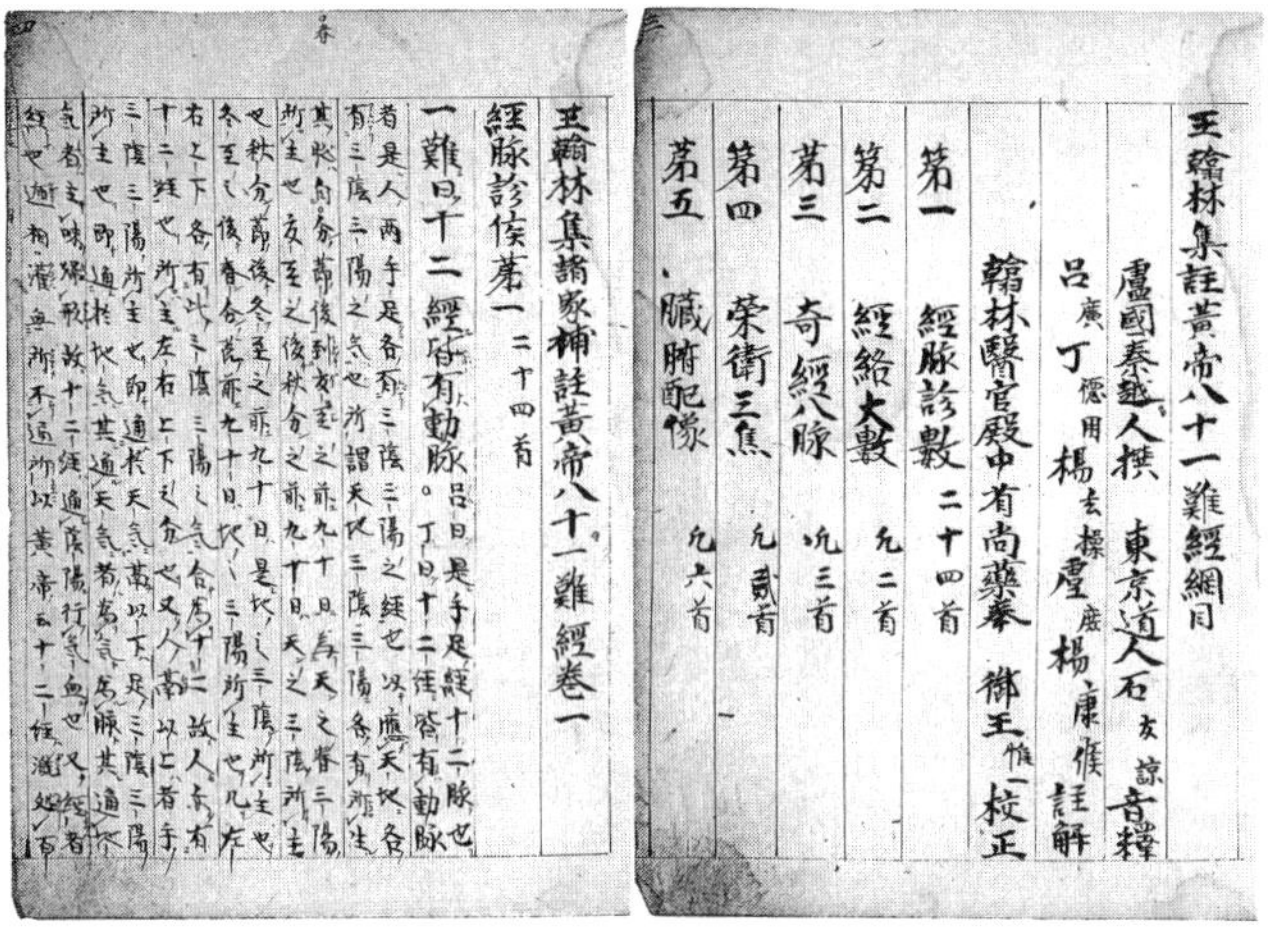
王翰林集註黄帝八十一難經綱目
盧國秦越人撰　東京道人石友諒音釋
呂廣 丁德用 楊玄操 虞庶 楊康侯 註解
翰林醫官殿中省尚藥奉御王惟一校正
第一　經脉診數　二十四首
第二　經絡大數　凡二首
第三　奇經八脉　凡三首
第四　榮衛三焦　凡二首
第五　臓腑配像　凡六首

王翰林集諸家補註黄帝八十一難經巻一
經脉診候第一　二十四首
一難曰十二經皆有動脉。

図23　『難経集註』（現存最古の日本室町時代古鈔本）

『難経』は正式名を『黄帝八十一難経』という。先述の伝説上の名医、扁鵲《へんじゃく》が『黄帝内経』の八一の難解な箇所について解説した書といわれているが、当然『素問』『霊枢』の成立後、後漢の作であろう。後漢末の『傷寒論』張仲景序に「八十一難」を参考にしたというのが最も古い記録である。その後、隋唐の経籍志《けいせきし》に著録され、数々の注釈書が著された。内容は針術の理論と臨床を簡潔に述べたもので、相当個性が強い。脈・経絡《けいらく》・臓腑・病理・病態・経穴・針刺法《しんしほう》について、八一項にわたって論じられている。

　現伝最古のテキストは北宋・王惟一《おういいつ》の『難経集註《なんぎょうしっちゅう》』で、これにはすでに亡びた呉の呂広《りょこう》、唐の楊玄《ようげん》操《そう》、北宋の丁徳用《ていとくよう》・虞庶《ぐしょ》・楊康侯《ようこうこう》らの諸注が収められている（図23）。最も流布したのは元の滑寿《かつじゅ》の『難経本義《ほんぎ》』で、明代でも多くの注本が出たが、ことに日本の江戸時代には『本義』が広く受けた。日本人は簡潔で個性的な『難経』を平安時代以来とりわけ好んだ。それは昭和になってからも同じで、現在経絡治療と称する針灸学派は、『難経』（部分的ではあるが）を基本的よりどころとしている。

第五章

張仲景の医学

今日行われている漢方湯液《とうえき》療法（煎じ薬やエキス剤の漢方処方）の原点は『傷寒論』と『金匱要略』という二つの古典にある。張仲景《ちょうちゅうけい》なる人物によって三世紀初頭に原著が成ったとされるこの二書が、現在いささかも価値を減ずることなく生命を保ち続けているということ自体、世界の科学史上、類を見ない驚くべき事実である。

張仲景の伝記に関しては中国の正史に記載がなく不詳である。ただ『傷寒論』には仲景自身が書いたとされる序文があり、没後数世紀のちには医聖としての地位を確保し、さまざまの伝説が生まれた。

以下それらを材料に私流に張仲景伝を構成してみよう。

張仲景伝説

張仲景は中国河南省南陽《なんよう》県の出身である。生年は明確ではないが、二世紀半ばの生まれと推定される。姓は張、名は機《き》、仲景は字《あざな》（男子が成年後実名のほかにつける別名）である。医術を同郷の張《ちょう》伯祖《はくそ》に学んだ。張伯祖の医学知識は深遠で、とくに脈診術においては比類なき達人であったが、仲景の医術は日に日に進歩して神技に近く、周囲の人々からその才能と力量はすでに師匠を越えていると、うわさされるほどになった。『三国志』に出てくる劉璋《りゅうしょう》の重臣・張松《ちょうしょう》は魏の曹操《そうそう》に面会した時、「南陽に仲景あり」と自慢したという。当然、地元では仲景のうわさでもちきりとなった。

仲景は周囲の推薦によって孝廉《こうれん》（実績が認められて一般から中央官僚にとり立てられた者）に挙げられ、ついには江南の長沙（湖南省の省都）の太守（地方長官）という地位にまで上ったのである。

ある日、仲景が薬草を採取しに山へ行った時のこと。一人の病人が治療を請うてきた。請われるままにその脈を診たところ、不思議なことに人間の脈ではない。そこで仲景は患者に向かって「あなたの脈には獣《けもの》の脈があらわれているが、はて、これはどうしたことか」と尋ねたところ、患者はあわてて驚き、ひれ伏した。実は山深く棲む老いた猿の化身だったのである。慈悲深い仲景は薬籠《やくろう》から丸薬《がんやく》を出して老猿に与えた。老猿が丸薬を一服すると病はたちどころに癒え、深く感謝して去って行った。翌日、老猿は巨木を背負って再び仲景の前に現れ、「これは一万年もの歳月を経た神聖な桐の木です。昨日のお礼に納めて下さい」と言って献上した。張仲景はそれを二つに割って琴を作り、一つは「古猿」、もう一つを「万年」と名づけた。ともにこの世のものとは思えぬ美しい音色をかもしだしたという。

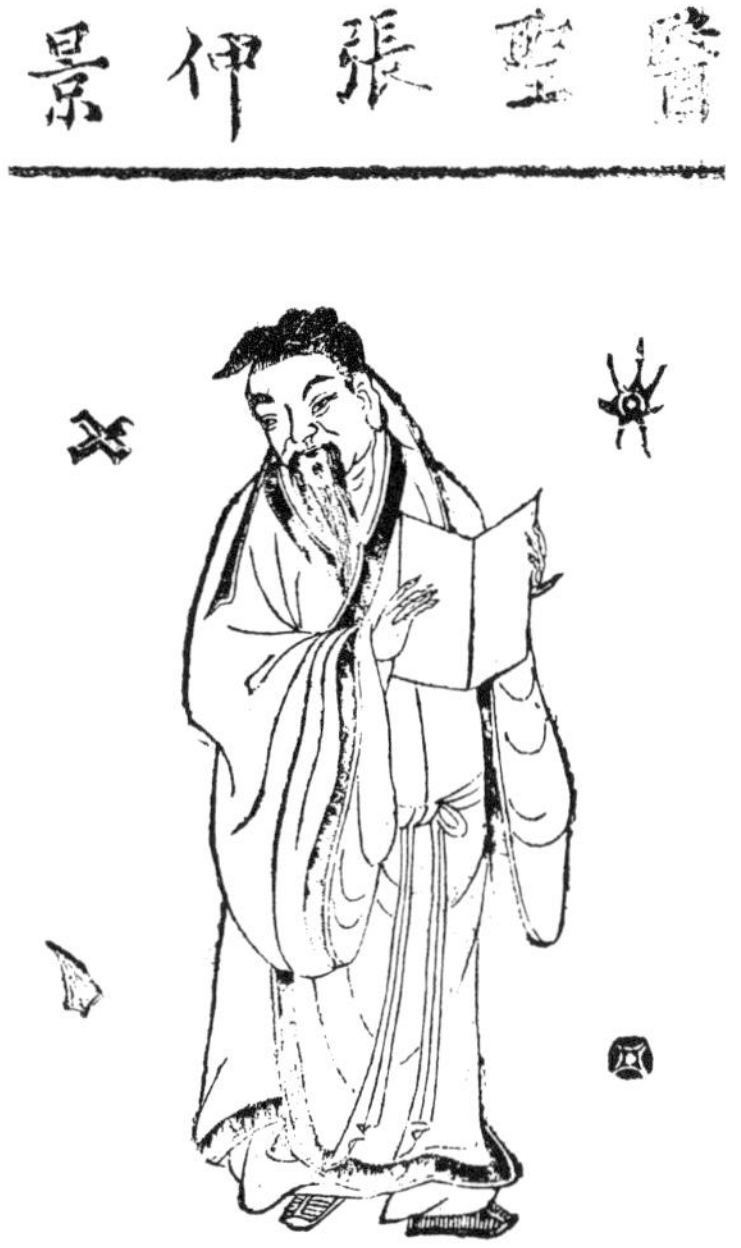

図24　張仲景（『歴代名医図姓氏』）

次の皇帝に時代が移り、その皇帝が激しい悪寒を訴える急性疾患にかかった。ときの最高医官がこれを治療したが、いっこうに効果がない。そこで全国におふれを出して名医を募ったところ、かねてよりうわさの高い仲景の名が出た。皇帝はさっそく仲景を都に召して診察させた。発病して一七日目のことである。仲景はこれを診て、まさに傷寒そのものであるとし、二味からなる処方を投与して布団をかぶらせて温めたところ、滝のように汗が出て翌朝にはけろりと治ってしまった。皇帝は仲景の医術にすっかり心酔し、都に留まるよう説得したが、その政治の腐敗ぶりを見てとった仲景は「皇帝のご病気は治せますが、国家の病気を治すことはできませぬ」と言って立ち去った。いかにも医聖張仲景にふさわしい伝説である。

建安二年（一九七）、魏の曹操に仕える王仲宣《おうちゅうせん》（粲《さん》）という二十一歳の若者に会見した時のことである。仲景は一目見て即座に王仲宣に病気があると見抜いた。そこで仲景は仲宣に言った。「あなたは今表面に現れていないけれど病気が宿っています。このままでは四十歳にして眉が落ち、半年後には死んでしまいますよ。今のうちにこの五石湯《ごせきとう》という薬を飲めば治るでしょうから、ぜひお飲みなさい」。

しかし、仲宣は仲景のせっかくの言葉を信用せず、もらった薬をそのままにしておいた。三日後再び面会する機会があり、その顔色を見てすぐ薬を飲んでいないことを知った仲景は、仲宣にその旨問いただしたが、仲宣は「ああ飲んだよ」などと嘘をつく。仲景は「その顔色からしてとても服薬したものとは思えません。どうしてそのように自分の命を粗末にするのですか」と忠告したが、仲宣はその言葉に驚いたものの、意地を張ってついに忠告を受け入れなかった。はたして二十年後、予告どおり眉が落ち、その一八七日後に死亡したのである。『三国志』王粲《おうさん》伝は「建安二十二年（二一七）春、道に病み卒《しゅっ》す。時に年四十二」と記している。

張仲景は外科手術にも秀で、開腹手術を行い、赤い餅のようなものを腹に入れて治療したこともある。またある時は皇帝の消渇《しょうかち》（糖尿病）を八味丸を使って全治せしめたとも伝えられる。

仲景の一族はもと二〇〇人余りもいたが、建安紀年（一九六）以来十年もたたないあいだに一四〇人もが死亡してしまい、うち一〇〇人は急性熱性病の傷寒であった。仲景は一族の人々が救うべくもなく亡くなっていったことに心を痛め、その才を生かし、『素問』『霊枢』『難経』をはじめ、多くの医学書・薬物書・処方集を参考にして、傷寒と雑病に関する専門書計一六巻を完成するに至ったのである。

張仲景はもとより清廉潔白の人だった。私利私欲に迷い、名誉と物欲を重んじ、病気になってからあわてふためいて神頼みするような風潮を固く戒め、生命の尊さ、健康の大切さを説いた。また当時はびこっていた金儲け主義の医者を批判し、その不勉強による医療過誤を遺憾として医療の本来あるべき姿勢を論じた。弟子に小児科・婦人科に通じた衛沈《えいしん》がいる。

以上、どこまでが事実であるか、今日では永遠の謎であるが、『傷寒論』『金匱要略』が現在なお高い価値を有することだけは確かである。

張仲景方

張仲景の作とされる『傷寒論』と『金匱要略』は一連の書で、古くには『張仲景方』といった書名で呼ばれていたようである。この書は、後漢が終わり、西晋時代（二八〇年頃）になって『脈経』の著者として知られる王叔和《おうしゅくか》によって再編集された。この時にはまだ一つであったらしいが、その後いつの頃か、傷寒を扱った部分と、雑病《ざつびょう》を扱った部分に分かれ、唐代になって『(張仲景)傷寒論』と題され、医師の国家試験のテキストに採用されることになった。この時代はまだ手書きの写本であったが、宋代になると中国では医学書の出版が行われるようになり、『傷寒論』は一〇六五年にはじめて印刷物として中国に流布した。ついで翌年、『傷寒論』とは伝来を別にするが同類の内容をもつ異本『金匱玉函経《きんきぎょくかんけい》』も刊行された。

　また、残る雑病部分は、当時伝わった『張仲景方』の一伝本の節略本から傷寒の部分と切り離され、一〇六六年に『金匱要略《きんきようりゃく》』と題され、単行本として出版された。この一〇六五年刊の『傷寒論』と一〇六六年刊の『金匱玉函経』『金匱要略』が、現在われわれの目にする張仲景の書の原テキストとなっている（ただしこの宋刊本も今には伝わらず、『傷寒論』は明刊本、『金匱玉函経』は清刊本、『金匱要略』は元刊本が現存最古）。

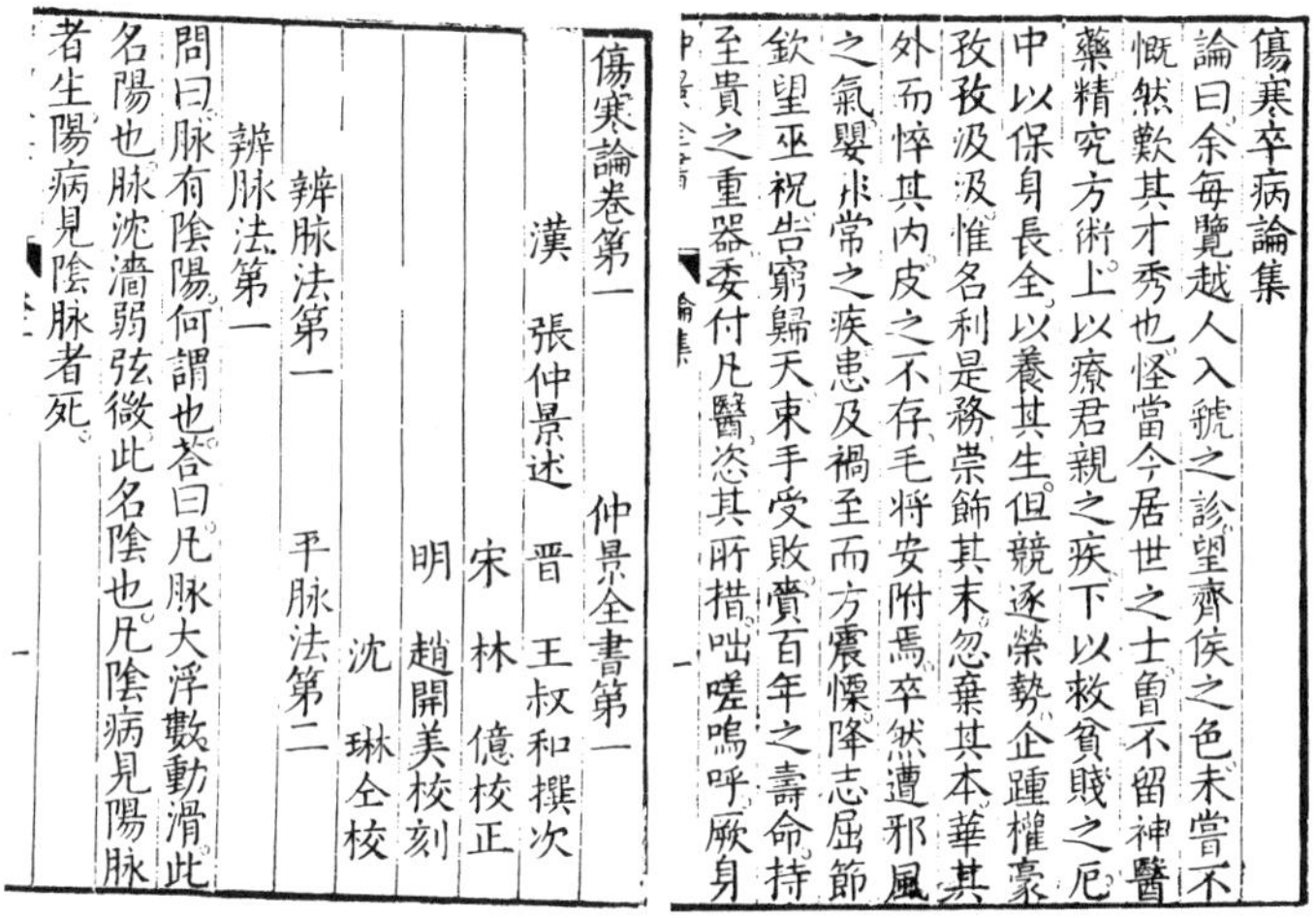
傷寒卒病論集
論曰余毎覽越人入虢之診望齊侯之色未嘗不
慨然歎其才秀也怪當今居世之士曾不留神醫
藥精究方術上以療君親之疾下以救貧賤之厄
中以保身長全以養其生但競逐榮勢企踵權豪
孜孜汲汲惟名利是務崇飾其末忽棄其本華其
外而悴其内皮之不存毛將安附焉卒然遭邪風
之氣嬰非常之疾患及禍至而方震慄降志屈節
欽望巫祝告窮歸天束手受敗賫百年之壽命持
至貴之重器委付凡醫恣其所措咄嗟嗚呼厥身

傷寒論卷第一　仲景全書第一
漢　張仲景述　晉　王叔和撰次
宋　林　億校正
明　趙開美校刻
沈　琳仝校
辨脉法第一　平脉法第二
辨脉法第一
問曰脉有陰陽何謂也答曰凡脉大浮數動滑此
名陽也脉沈濇弱弦微此名陰也凡陰病見陽脉
者生陽病見陰脉者死

図25 『傷寒論』(覆明趙開美本) 自序首と巻頭

『傷寒論』

張仲景の方書はひとことでいえば、いくつかの生薬を巧みに組み合わせた複合処方を用いて種々の病態に対応する薬物治療書であり、『傷寒論』では、「傷寒」という腸チフス様の急性熱性病とその治療が論じられている。

現伝の『傷寒論』(趙開美本)(図25)は、全一〇巻、全二二篇。一一二の薬方と七二種の薬物から構成され、約四万字弱からなる。古くから、「その言、精にして奥《おう》。その法、簡にして詳」とか、「文辞、簡古にして奥雅《おうが》」などと賞されるように、一見簡単でむだのない文章で書かれているが、簡略であるがためにかえって奥義が究めがたく、研究者によってその解釈を大いに異にするところの多いゆえんでもある。

第一〜四篇は病理・診断のいわば総論ともいう

べき部分であり、薬方は記されていない。すなわち、弁脈法第一・平脈法第二には脈法を中心に診断法が記され、第五篇以下に出てくる用語の定義、基本理論が述べられている。わが国では古方派《こほうは》の実利簡便主義の影響を受けてこれらの篇を排除する傾向が強く、『傷寒論』中には五行説は混入していないともいわれるが、平脈法には明らかにその記載があり、『素問』の記載に相通ずる部分がある。傷寒例第三には季節と病気との関係や、傷寒病の病理・診断法が記されている。痓湿暍病《けいしつえつびょう》第四には傷寒病とまぎらわしい痓病《けい》（破傷風などの痓攣性病）・湿病（激性肝炎・腎炎などの感染症）・暍病（日射病・熱射病など）の病状が弁別されているが、本篇は『金匱要略』の第二篇と重複する。

第五〜十二篇までが最も重視される部分で、太陽・陽明・少陽・太陰・少陰・厥陰《けっちん》の六経病における病態の治療法が記述されている。これらは主として細菌もしくはウイルスによる急性病の経過を帰納して病態・病期を分別したものであろうが、それ以外の疾病治療にも応用される。また、医者の誤治に対する診断・治法も多く記され、当時の医療過誤の一端をうかがうことができる。

この主要部分は、傷寒の進行状況を次のように分類して篇目を立てている。

①太陽病→②陽明病→③少陽病→④太陰病→⑤少陰病→⑥厥陰《けっちん》病

すなわち傷寒を六つの病期（stage）に分類し、それぞれの病期の具体的症状と、かつそれに見合った適応処方の数々を説き記しているのである。

①〜③の太陽・陽明・少陽の三つを三陽という。この時期は、外部から侵入した邪気と身体の正気とが盛んに戦っている陽性病症期である。④〜⑥の太陰・少陰・厥陰の三つを三陰という。この時期は、正気が消耗し身体が衰弱した陰性病症期である。これらを六経病という。

傷寒の病気は原則としてこの順に一日一日と進行する。望聞問切の四診を駆使して、いま病邪が六経病のどの病期（病位）に位置するかを突き止める。これが『傷寒論』における診断である。切診、中でも脈診はとりわけ重要視される。

一方、六経病のそれぞれの病態はさらに細かく類別され、各病症にはそれに対応する処方が設定されている。だから、その類別を見極めることによって、自動的に対応処方が浮かび上がる仕組みになっている。これが『傷寒論』における治療である。その病理・薬理機構をごく大ざっぱにいえば次のようである。

太陽病は身体の表に熱がある（表熱）から、発表剤と称する処方群を用いる。これには著名なものでは桂枝湯、葛根湯、麻黄湯などがある。

陽明病は身体の裏（消化管）に熱がある。これには大黄などの入った下剤の承気湯《しょうきとう》類、あるいは白虎湯などの処方を用いる。

少陽病は邪が半ば表、半ば裏の半表半裏の位置にある。これには柴胡《さいこ》剤などの和解《わげ》剤を用いる。今日、慢性肝炎の特効薬あるいはその副作用問題ですっかり有名になってしまった小柴胡湯《しょうさいことう》はその代表薬である。

正気が衰えた陰性の三陰病は三陽病ほどには厳密に区別されない。三陽一陰と考えてもよいという人すらいる。陰病では陽病の熱に対し、寒の状態にある。したがって治療には温剤を用いる。小《しょう》建中湯《けんちゅうとう》・四逆湯《しぎゃくとう》・真武湯《しんぶとう》などがある。先にも述べたとおり、実せば瀉し、虚せば補うというのが大原則である。

弁霍乱《かくらん》病脈証 幷《ならびに》治第十三には吐下の激しいコレラ様の病について、弁陰陽易差後労復《いんようえきさごろうふく》病脈証幷《ならびに》治第十四には大病後に生ずる病について治法が記されている。

第十五〜二十二篇の条文の多くは、すでに第十四篇までに出てくるものである。第五〜十二篇が六経分類で条文が配列されているのに対し、こちらでは発汗・吐・下法など、それぞれ行うべき、あるいは行うべきではないといった、要するに治療法別によって条文が配置換えされている。したがって、これらの篇を六経病篇に対し「可不可篇」と総称する。この可不可篇は現在ほとんど顧みられていないが、六経病篇にない条文や、字句の異なる部分もあり、重要である。なお『金匱玉函経』にはさらに、温・火・灸・刺・水などの治療法による可不可篇があり、これらも看過できない研究資料である。

現在の『傷寒論』中には後人の竄入や注文《ちゅうぶん》の混入などがあるといわれ、従来より篇目・条文・字句に対する論議が盛んになされてきたが、一定の見解が生ずるには至っていない。とくに第四篇までと第十五篇以下は多くの場合切り捨てられる。また六経病篇においても、難解な部分は王叔和や後人の所為として削除されることが多い。『傷寒論』を目前の実利に即応させようとする目的からこのような方法が取られることは、決して意味のないことではないが、『傷寒論』自体を研究するうえでは全篇を均等に、また『金匱玉函経』や『脈経』、そして『外台秘要方《げだいひようほう》』に引用される「張仲景傷寒論」などの異本にも同等価値を認める必要があろう。

『傷寒論』の研究は中国はもとより、わが国でも江戸中期に古方派が起こってからは盛んに行われ、これほど研究された医学書はない。たとえば私の調査によれば、江戸時代の『傷寒論』研究書で今日目にすることのできる書だけでも四〇〇種近くある。

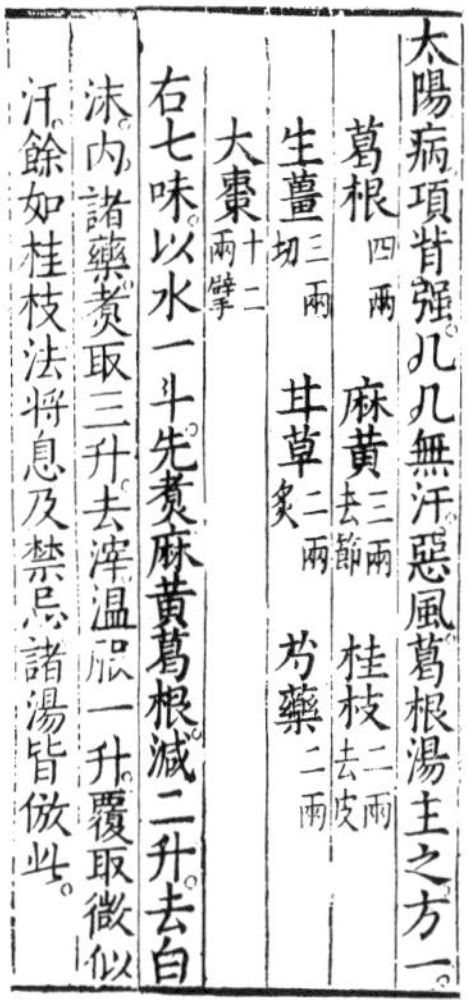
太陽病項背強几几無汗惡風葛根湯主之方一
葛根四兩 麻黄三兩去節 桂枝二兩去皮
生薑三兩切 甘草二兩炙 芍藥二兩
大棗十二枚擘
右七味以水一斗先煮麻黄葛根減二升去白
沫内諸藥煮取三升去滓温服一升覆取微似
汗餘如桂枝法將息及禁忌諸湯皆倣此

図 26 『傷寒論』葛根湯の条文

前述のごとく『傷寒論』では各症状に対して適応処方がそれぞれ決まっている。日本漢方では一般に、この適応処方の決まった症状を漢方の「証《しょう》」といっている。たとえば葛根湯の適応する症状を「葛根湯の証」という。証と適応処方の即応するこの約束を「方証相対《ほうしょうそうたい》」といい、『傷寒論』医学の真骨頂とされる。証（症候群）の診断がつけば即治療法が定まる。この点、病名診断が必ずしも治療につながらない西洋医学とは異なる。証に従って処方を投与するこの考えを「随証治療《ずいしょう》」と称している。病症は「葛根湯証」といった、適応処方による病名ともいうべき概念でとらえられる。今日、処方が効を奏さなかった場合に「証が間違っている」といい、はたまた「漢方は病名治療ではない」とよくいわれるのは、こういう考えに根差しているのである。

しかし、このような点のみが強調され過ぎては、誤解を招く虞《おそれ》がある。証は症にほかならない。不治の証もある。当時の名医は、治せるか、治せないかをまず見極めるのが先決で、好転の見込みのない患者には手を出さないのが保身の前提であった。今の医療とは違う。証はあくまで病気の証《あかし》であって、適応処方の証《あかし》ではない。証（症状・症候群）に対して治《ち》（治療処方）を設定するいわゆる「証と治」の対応は後代の医方書でもふつうに見られることで、『傷寒論』だけの特徴ではない。また『傷寒論』は傷寒という急性病を病期に分けて説いた特殊な書に属する。他の歴代漢方医書ではやはり病名治療が一般的であるといわざるを得ない。『傷寒論』を信奉する一派を日本では古方派と呼ぶ。古方派の中には「方証相対《ほうしょうそうたい》」を「鍵と鍵穴の関係」といい、世の中に特定の鍵穴に合う鍵の形は一つしかないように、特定の病気を治す処方は一つしか存在しないという意見もあるが、これはいささか極論に過ぎるであろう。

傷寒とは、寒（邪）に傷《そこな》われるという意である。ここで漢方の病因論についても少し触れておこう。漢方では病気の原因を大きく三つに分け、三因と称している。次に述べる三つである。

内因：これは身体内に起因するもので、喜・怒・憂・思・悲・恐・驚の七つの精神感情によるものである。これを七情という（本草でいう薬物組合わせの七情とは別）。いずれも過多に走ると発病にいたる。

外因：身体外より侵入してくる邪気によるもので、風・寒・暑・湿・燥・火の六種の邪がある。これを六淫（六邪）と呼ぶ。季節や環境により、身体の虚に乗じてこれらの邪気が侵入してくる。寒に傷《やぶ》られたのが傷寒である。風に中《あ》てられたのが中風である。身体に邪気の侵入するすきを作らないようにするのが養生。もし邪気が侵入したならば、どのような邪気が、どのような部位に侵入し、それに対応する処方を選ぶのが治療というわけである。

不内外因：内因・外因のいずれにも該当しないもの。これには、飲食・労倦・性交過度・創傷・虫獣による傷害などがある。つまり、不節制・不注意によるもので、養生・節制が第一であることはいうまでもない。

以上の三因については宋の陳言『三因方（三因極一病証方論）』に詳しい記載があるが、次に述べる『金匱要略』の冒頭にある総論（蔵府経絡先後病篇）にもすでに類似した記述がある。

『傷寒論』はこのように本来は急性熱性の感染症の治方書であったが、後世さまざまの治験が行われ、解釈が拡大されて、慢性病にも応用されるようになった。つまり、三陰三陽の病期は進行せずとも、証さえ適合していれば、その病症はいかなる病気でも治せるというのである。日本の江戸時代にはついに「傷寒に万病あり。万病に傷寒あり」（永富独嘯庵《ながとみどくしょうあん》）といわれ、万病の治方が備わっていると主張されるようになった。現在、葛根湯が肩こり薬として使われ、小柴胡湯が慢性肝炎に使われるのは、そのような考えを背景としているのである。しかして漢方理論を知らない西洋医の健康保険適用に乗じた漢方エキス剤の乱用が、副作用問題を招いたのは、必然の禍であり、漢方薬自体に罪はない。

『金匱要略』

『金匱要略』は張仲景方の雑病部に由来し、古来『傷寒論』の姉妹篇として扱われ、『傷寒論』と並び活用されてきた医学古典である。『傷寒論』が傷寒という急性発熱病を論じているのに対し、本書ではそれ以外の種々の疾病（雑病）とその治療について論じており、全部で二五篇にわたって記されている。循環器障害・呼吸器障害・泌尿器障害・消化器障害・皮膚科疾患・婦人科疾患から精神疾患、そして救急治療法から食物の禁忌に至るまで、あらゆる分野の疾病に言及している。本書は病名症候治療書である。

前述のように張仲景の著した医方書は、当時『張仲景方』と呼ばれていた。内容は大きく二つに分かれ、傷寒の方論（処方と医論）は「張仲景弁傷寒并方」といわれ、その他雑病の部分は「張仲景雑方」と称されていたらしい（口絵2）。

北宋の時代（十一世紀初）、『張仲景傷寒論』（＝張仲景弁傷寒弁方）は伝わっていたが、「張仲景雑方」は姿を消していた。ところがあるとき、国家の図書館に勤務していた王洙《おうしゅ》という人が、書庫の虫の食った古文書の中から『仲景金匱玉函要略方《ちゅうけいきんきぎょくかんようりゃくほう》』という三巻の書を発見。上巻には傷寒の論、中巻には雑病の論があり、下巻には処方と婦人方論が収載してあった。節略された不完全本ではあったが、実際に臨床に試してみるとたいそうよく効いた。

一〇六〇年代、文官の林億《りんおく》らは医学典籍を校訂し、出版する企画を進めたが、張仲景の「雑方（雑病論）」についてはほかに伝本がなく、困った。そこで『張仲景方』の節略本である『仲景金匱玉函要略方』に次のような編集操作を行った。

①上巻（傷寒の部）は全部削除した。これはすでに校訂を終えた『傷寒論』『金匱玉函経《きんきぎょくかんけい》』に包含されているからである。②下巻にまとめてあった処方（薬物構成・調剤法）を中巻の雑病論各関連条文下に分配した。③方や論が欠けている部分が多いので、これを少しでも補遺すべく、当時伝わった『外台秘要方《げだいひようほう》』『千金方《せんきんほう》』『千金翼方《せんきんよくほう》』ほかの医方書から、雑病部の佚文と思われるものを採取して、附方として追加した（計二二方）。④これらを全二五篇、全三巻に再編した。

林億らは以上のような改変を行ったのである。張仲景の旧本では傷寒の部も、雑病の部も、主治条文と処方記載は別々の巻にまとめられていたらしい。このことは現伝『金匱玉函経』にも名残りを留めている。婦人病篇は古くは『張仲景療婦人方（二巻）』（『隋書』経籍志所載）に由来するものではなかろうか。また、雑療方や食物禁忌篇は別系統の書から来ているのかもしれない。

ともかく『金匱要略』という本の書誌は複雑・不明瞭であり、厳密には『金匱要略』は北宋代に作られた書というべきであろう。

今日一般に『傷寒論』と『金匱要略』に出てくる処方を古方と呼んでいる。後世方《ごせいほう》で出典頻度の高い書は、日本漢方において宋の『太平恵民和剤局方《たいへいけいみんわざいきょくほう》』と明の『万病回春《まんびょうかいしゅん》』であるが、『傷寒論』『金匱要略』の処方はそれよりはるかに頻用度が高い。葛根湯や小柴胡湯のように『傷寒論』『金匱要略』の両方に掲載される処方も少なくないが、それを相殺すると、たとえば老人性消耗性疾患（糖尿病など）に用いられる八味丸《はちみがん》や婦人病（不定愁訴・不妊症など）に卓効を奏する当帰芍薬散《とうきしゃくやくさん》・桂枝茯苓丸《けいしぶくりょうがん》などのように、今日頻用される漢方処方では『傷寒論』よりもむしろ『金匱要略』を出典とするものの方が多い。すなわち『金匱要略』は数ある漢方古典中、日本で最も処方利用率の高い本ということになる。慢性疾患を対象とすることの多い現代漢方治療において、『金匱要略』の有する応用価値はきわめて大きいといえよう。

漢方が効く秘密

漢方薬は実際には複数の生薬を組み合わせた処方の単位で患者に投与される。一つの処方（ユニット）に固有の性格（個性）づけをする考えは、中国伝統医学（漢方）のみにみられる特徴である。

西洋医学でも、熱があれば解熱薬、尿の出が悪ければ利尿薬、痛みがあれば痛み止《どめ》、咳《せき》が出れば咳止などを、混ぜて同時に服用させることがあるが、配合による変化は考えない。漢方の考えはこれとは基本的に異なる。漢方処方は単なる生薬の足し算ではなく、別次元の特有な薬効を作りだすことを目的として複合を行ったのである。だから、安易な考えで別の薬を加えたり、あるいは省略したりすることは許されない。一つでも欠けたり、余計なものが加われば、処方の性格（薬効）が変わってしまうのである。たとえば、中国で発明された黒色火薬もいわば漢方薬である。炭と硫黄と硝石の絶妙な配合こそが爆発的な効能を生み出すのである。

葛根湯は風邪によく用いる漢方薬で、前述の『傷寒論』に出てくる処方。葛根・麻黄《まおう》・桂枝《けいし》・芍薬《しゃくやく》・甘草《かんぞう》・生姜《しょうきょう》・大棗《たいそう》の七つの生薬の組み合わせで、分量も調剤法も厳密に決まっている。七つの薬が複合することにより、一つ一つの薬からは期待しがたい驚くべき効能が生まれるのである。

主薬である葛根はマメ科のクズの根。どこにでも地生しているツル科の多年草で秋の七草の一つ。根はでんぷんを多く含み、葛粉（クズデンプン）の原料になる。項背（うなじから背にかけて）の筋肉の凝りを取り、体表（肌）の発散機能を高める。

麻黄は中国東北部から内モンゴルに地生するマオウの地上茎で、これについては『神農本草経』の項（46頁）で述べた。

桂枝はケイヒ、クスノキ科の樹皮で、いわゆるシナモン。精油成分には独特のいい香りがあり、お菓子や料理に使われる。解熱、鎮静作用があり、漢方では身体の表、肌の通気をよくすることを目的とし、軽い発汗作用をもっている。『傷寒論』では桂枝湯（桂枝・芍薬・甘草・生姜・大棗）が一つの基本処方（ユニット）となっており、葛根湯は桂枝湯に葛根と麻黄を加えて、別の性格（薬効）に作り変えたものをいうことができる。

芍薬はボタン科のシャクヤクの根。ペオニフロリンという成分を含み、漢方では鎮痛、鎮痙（凝りを取る）作用がある。

甘草はマメ科のカンゾウの根。文字どおりたいへん甘い、グリチルリチンという成分を含む。食品の甘味付けにも昔から使われてきた。醤油やタクアンの甘みもこれである。鎮痙、抗炎症、解毒などの薬効があり、諸薬を緩和融合する意味からも多くの漢方処方に配合されている。

生姜は、八百屋で売っているショウガのこと。芳香性健胃薬として用いられ、発汗、解表（肌の機能を活発にする）、解毒などの作用がある。

大棗はクロウメモドキ科の果実のナツメで、糖分が多く、食用にもされる。緩和、強壮、身体上部を潤し、調える作用がある。

葛根湯の湯とは煎じ薬という意味である。ちなみに中国では湯とはスープという意味で、熱水という意味ではない。

これら七つの生薬を、決められた一定量を用意し、一定量の水で、まず葛根と麻黄を煮て、八割程度に煮詰め、残りの五薬を入れてさらにもとの三割になるまで煮詰め、それを三回分に分けて温めて服用する。厚着したり蒲団をかぶったりして、じわっと汗を出させる。決してびしょびしょになるほど汗をかかせてはいけない……など、調剤（調理）法や、服用のしかたも細かく決められている。さらに一つ一つの薬物については、麻黄は節《ふし》を取り去る、桂枝は表皮のコルク層を剝ぎ取る、生姜は切片にする、甘草は火で炙《あぶ》る、大棗は手でちぎっておくなど、材料を前処理（修治《しゅうち》という）しておくことも指示されている。効果を高めるため、あらゆる配慮がなされているのである。

漢方薬は葛根湯のような煎じ薬ばかりではない。散剤（粉薬《こなぐすり》）、丸薬、また膏薬、坐剤、酒剤、薫蒸剤も紀元前からあり、同じ組成であってもそれぞれ用法・目的が異なる。

当帰芍薬散《とうきしゃくやくさん》は、虚証（体力不足）の婦人に用いられる代表薬。当帰（セリ科のトウキの根）・芍薬・茯苓《ぶくりょう》（サルノコシカケ科のキノコ、マツホド）・朮《じゅつ》（オケラの根）・沢瀉《たくしゃ》（サジオモダカの塊茎）・川芎《せんきゅう》（セリ科のセンキュウの根茎）の六薬を一定の割合で混ぜ、細粉化したもの。煎じ薬は、煎じ滓《かす》は濾《こ》して捨ててしまい、水に溶ける（水溶性）成分だけを飲むもの。これに対し、散剤は乾燥化した生薬を丸ごと（水に不溶性の成分も）服用するのだから、湯と散では、たとえ同じ処方でも効き目が違う。

桂枝茯苓丸もまた婦人科で頻繁に用いられる漢方薬である。桂枝・茯苓・牡丹皮（ボタンの根皮）・桃仁（モモの種の核）・芍薬の五薬を粉末化し、蜂蜜で練って丸薬にしたもので、丸薬も散薬と同様、全成分を摂取するが、散薬は吸収が早いのに対し、丸薬は溶解が遅くマイルドに効くとされる。

散薬や丸薬もまた、固有の性格をもった、完成された処方であり、一つとして余計なものは入っていない。また別の生薬を入れてチームワークを乱すことも容易には許されない。

麻黄のような劇薬成分をもつ薬はともかく、クズ、シナモン、ショウガ、カンゾウ、ナツメなどの食品的な薬が、どうして急性症に効くのかと疑問をもつ人もいるだろう。しかし漢方では何千年の経験を通じ、単体ではさほどの効能はなくとも、特殊な組み合わせ（ユニット）の工夫によって、格別の薬効をもつ処方が作れることを発見したのである。

料理でも同じことがいえるのではないか。クズ、シナモン、ショウガ、カンゾウなど、それなりの料理に入れれば、なくてはならない役目を果たし、格別の味を生むものである。うまい組み合わせによって、どうして美味しい料理ができるのか。この料理はなぜ美味しいのか。それは現代の科学で分析してもわかることではない。同様に、現代の科学で薬理作用が解明できないからといって、それは漢方薬が効かないことの証明にはならない。漢方薬の作用を単一の化学成分で証明しようとしても無理がある。

葛根湯の効能をエフェドリンで説明しようとするのはナンセンスなことである。葛根湯に含有されるエフェドリンは微量で、それに匹敵する解熱鎮痛作用を出すにはその何倍ものエフェドリンを使わねばならない。葛根湯は七つの生薬の見事なチームワークによって高い効果を発揮する。それは単一の化学成分が少ない、つまり副作用が少ないということにもつながるのである。

華佗伝説

後漢代には張仲景と並び、華佗《かだ》という名医もいた。いや、華佗は扁鵲と並ぶ中国伝説上の名医といったほうが適切かもしれない。

華佗の伝は『後漢書』方術伝に載っている。沛国譙《はいこくしょう》（安徽省亳《はく》州市）の人で、字は元化《げんか》。内科・外科・婦人科・小児科・針灸などの領域に広く通じていたが、とりわけ麻酔薬の麻沸散《まふつさん》を用いた外科切開手術の施術者として著名である。中国の体操療法である導引の「五禽戯《ごきんぎ》」（虎・鹿・熊・猿・鳥の動作をまねたもの）の考案者、あるいは針灸術の開発者としても名高い。魏の武帝となった曹操に招かれ、その頭痛めま

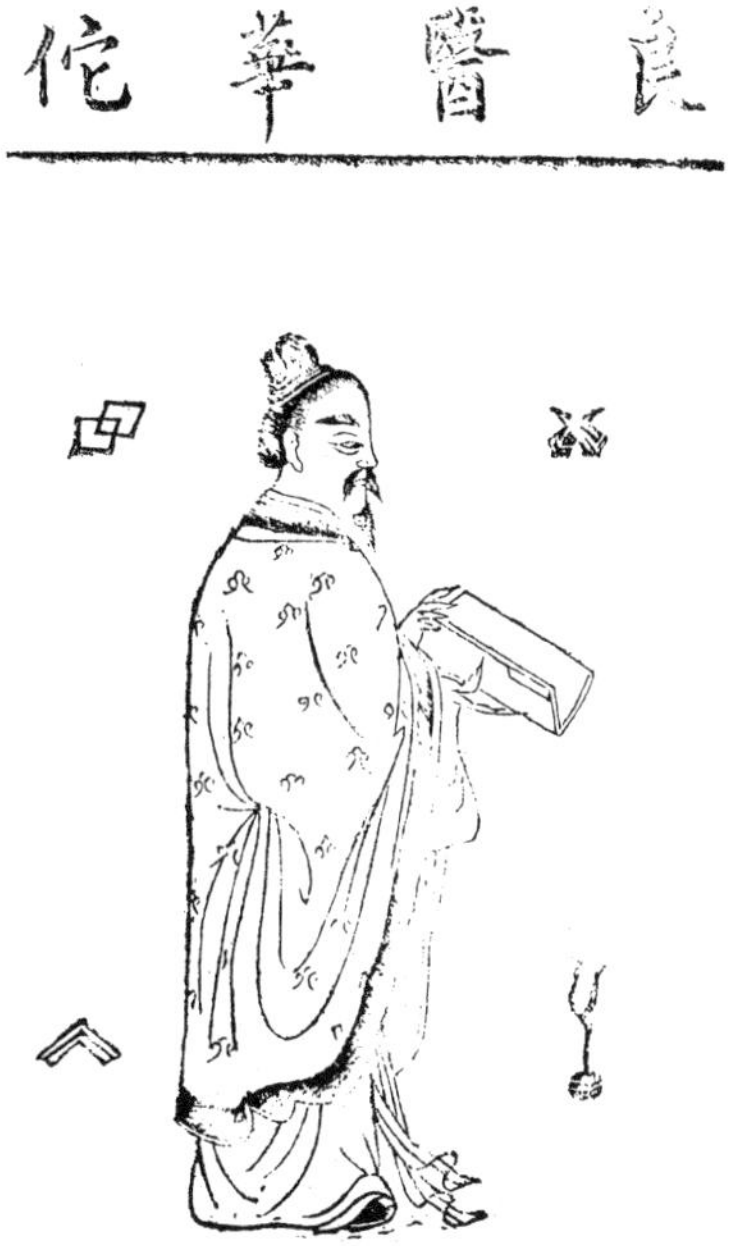

図27　華佗（『歴代名医図姓氏』）

いの針治療を行ったが、服従しなかったため曹操の怒りをかって殺害された。死に臨んで一巻の医書を獄吏に与え、その術を世に伝えようとしたが、獄吏が罰を恐れて受け取らなかったため、焼き棄てたという。弟子に呉普《ごふ》や李当之《りとうし》がおり、二人ともに本草学の分野で著述をなしている。『後漢書』に伝があるからには、六朝時代、名医として広く知られていたのだろう。その名を冠する『華佗中蔵経《かだちゅうぞうきょう》』という書が現伝するが、六朝隋唐期の作と考えられる。また、六朝隋唐の医方書中にも、華佗の処方と称するものが少なからず引用されている。

第六章

六朝隋唐医学と日本

魏晋南北朝の医学書

後漢は西暦二二〇年に滅亡し、魏呉蜀の三国時代となり、蜀そして魏にかわって二六五年、西晋王朝が建ち、二八〇年、呉も滅びて西晋が中国を再統一した。西晋代には『脈経《みゃくきょう》』と『甲乙経《こうおつきょう》』という二つの有名な医書が著された。

『脈経』一〇巻は西晋の太医令（医の最高長官）で『傷寒論』の再編者としても知られる王叔和《おうしゅくか》の作とされる。二八〇年頃の成立。文字どおり脈をはじめとする診断学、さらに経絡の概念や治療法についても記した総合医学書である。王叔和自身の文章はほとんどないであろう。これは以後の中国医学書の多くについていえることであり、彼らは伝来する聖人の医典や、先人の経験方を自分なりに工夫して有用な書に再編成し、後世に伝えようと努力した。『脈経』には『黄帝内経』『難経』や張仲景方、そして扁鵲・華佗をはじめとする先人の遺方が収録されている。

『甲乙経』（もと一〇巻、現伝本は一二巻）は正式名『黄帝三部針灸甲乙経』といい、王叔和と同時代の隠士・皇甫謐《こうほひつ》（二一五〜二八二）が著した針灸医学書である。謐は名、字は士安《しあん》。『晋書』に伝がある。この書は『素問』『九巻（霊枢）』『明堂』の黄帝三部書を、身体部位・病気・事類別に再編集したもので、針灸学の典範として後世尊ばれた。

西暦三一六年、西晋は亡びてその一団は南遷し、都を建康《けんこう》（南京）に定め、東晋王朝を建てた。これによって江南地方は開発が進み、漢族による貴族文化が開花した。そして四二〇年以降、隋の統一に至るまで、劉宋・斉・梁・陳と王朝は交替する。この時代には後漢の張仲景方のあとをうけて、有用な経験処方を集積した処方集があいついで編纂された。

神仙家で『抱朴子《ほうぼくし》』の著で知られる葛洪《かっこう》（およそ二八三～三四三）の『玉函方《ぎょくかんぽう》』『肘後救卒方《ちゅうごきゅうそつほう》』はその代表的な書である。前者は一〇〇巻で、前代の名方を集成したもの（失伝）。後者は三巻で、一般庶民の救急医療用に、ありふれた薬物による簡便処方、またむずかしい経絡経穴名によらない簡便灸方が採録された。針治療は素人は危険だからむろん記されていない。唐代の『外台秘要方《げだいひようほう》』でも針治療は危ないといって排除してある。『肘後救卒方』はのち、梁の陶弘景《とうこうけい》の手で補訂され、今日『肘後備急方《ちゅうごびきゅうほう》』（八巻）という名で伝わっている。陶弘景は有名な道家で自然科学者でもある。『神農本草経』を増注して『本草経集注』（五〇〇頃）（図28）を著し、本草史に大きな足跡を遺した。

　このほか、東晋では范汪《はんおう》の『范汪方』一〇九巻（三五〇頃）、殷仲堪《いんちゅうかん》の『荊州要方《けいしゅうようほう》』一巻、劉宋（四二〇～四七九）では羊欣《ようきん》の『羊中散薬方《ようちゅうさんやくほう》』三〇巻などがある。これらは専門医家ではなく、知識階級の貴族・士大夫らによって編まれたものである。ここにあげた三人はいずれも当時の有名な官僚で、彼らは文化人として医学に関してはマニアックともいえる興味を抱いていた。当時は、寒食散《かんしょくさん》（五石散など）と呼ばれる一種の麻薬が知識階級層に大流行していた。その処方内容は今となってはよくわからないが、鉱物薬を主とし、服用すると精神が高揚する。しかし熱が出るので副

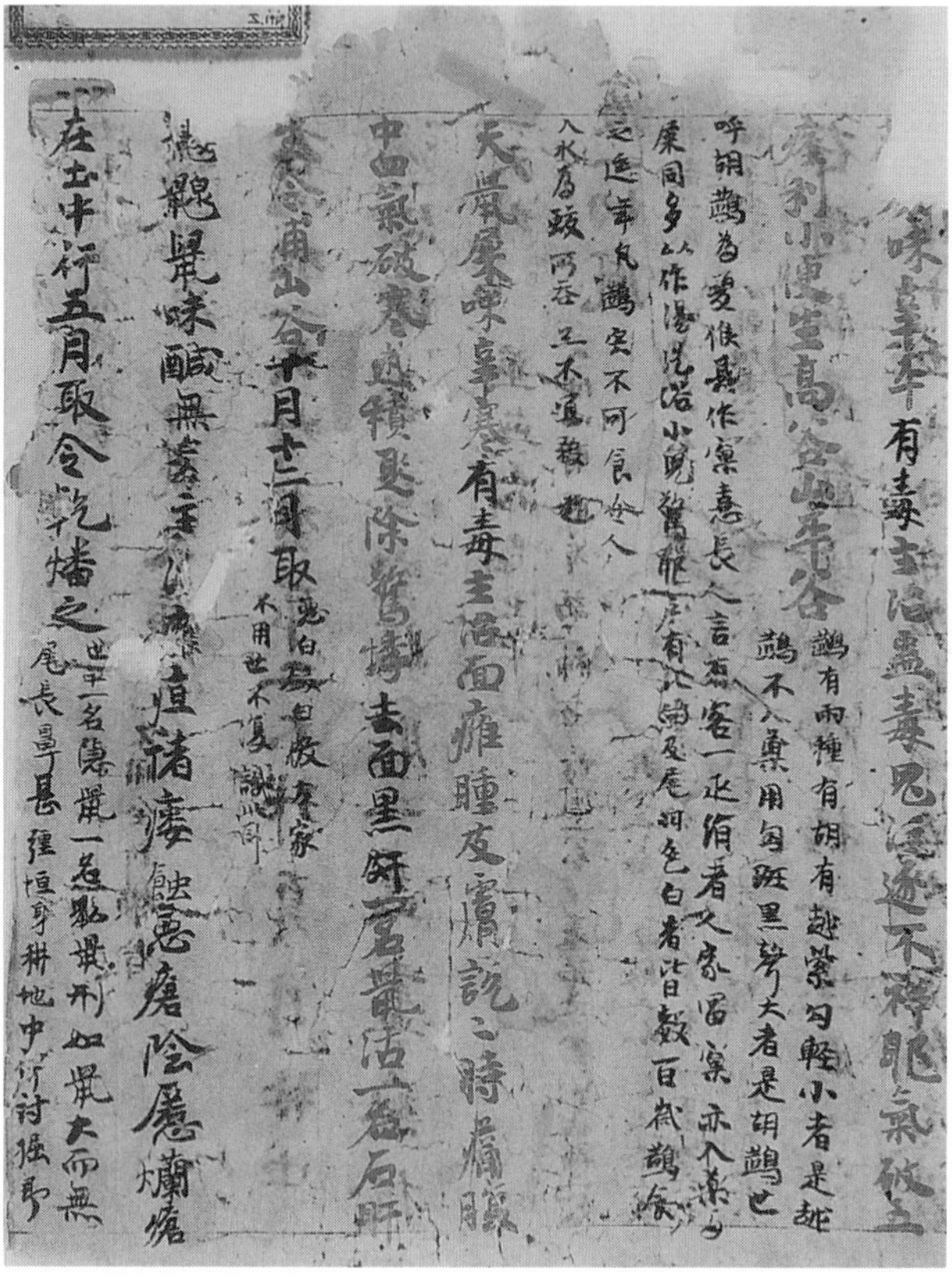

図28　『本草経集注』（トルファン出土の古巻子本残紙。『神農本草経』の文は朱で、『名医別録』の文は墨で書き分けられている。ベルリン国立図書館所蔵）

作用を防ぐため、冷たいものを食べ歩き回るという散発（散歩）を行わねばならない。元来、健康を目的としたはずの薬は、ここにおいて重大な薬害を招き、彼らは不健康な毎日を過ごした。書聖・王羲之《おうぎし》もその一人で、書道の手本として伝えられた羲之の書簡拓本類を読解すれば、その様子がよくわかる。彼らが医方の蒐集に異常な執念を燃やした背景の一つには、寒食散の害毒による悲惨な社会状況があるのではなかろうか。

医家による医方書には、劉宋の秦承祖《しんしょうそ》『秦承祖方』二〇巻、同じく陳延之《ちんえんし》の『小品方《しょうひんほう》』一二巻、深師《しんし》の『僧深方《そうしんほう》』三〇巻（宋斉間）、姚僧垣《ようそうえん》の『集験方《しゅうけんほう》』一二巻（六世紀後半）などがある。これらは後世の医方書の典範となったが、最も評価が高く、影響力をもったのは『小品方』であった。

千年ぶりに発見された『小品方』

十一世紀、『傷寒論』や『黄帝内経』などの医学典籍を次々と校訂し出版した宋の学者、林億《りんおく》らはこういっている。

「唐代の法制度を見ると、医官になるには張仲景の『傷寒論』と陳延之の『小品方』を学習せよとある。張仲景の書は遺っているから、その素晴らしさがわかる。『小品方』もまた必ずや張仲景方と同じほど勝れた起死回生の書であったろう。『小品方』が今に失われて伝わらぬことは、痛恨の極みである」。

一九八四年十二月八日、私は夢を見ているのかと自分の頬を何度もつねった。前田育徳会尊経閣文庫に所蔵される「経方小品《けいほうしょうひん》」なる古巻子本《かんす》を見て、即座にこれが失われて久しいはずの『小品方』巻一に相違ないと確信したからである。尊経閣本はどういう理由か、書名・著者名が記されたはずの巻首二行が欠けていて、従来『小品方』に特定されなかったが、私は当時、『外台秘要方』や『医心方』の引用によって『小品方』の輯佚《しゅういつ》研究を行っていたのですぐにこれに気づいたのである。千年前に中国で失われ、林億ですら見ることのできなかった六朝期の医学典籍を目の前にして、私の心臓は高鳴った。私の研究生活における最大の発見であった（口絵2・図29参照）。

この『小品方』の発見により、様々のことがわかった。従来の東晋成立説は覆《くつがえ》り、劉宋、五世紀後半の成立であることが確定した。東晋では江南の新開地における新たな病気との遭遇、寒食散などに象徴される文化生活の爛熟、そしてそれにともなう『范汪方』などのとりとめのない医方の集積。これに対し、専門医家である陳延之は経験医方と理論の整理を試み、小規模ながらも典範たるべき本書を著したのであった。『小品方』と名づけられたゆえんである。

驚くべきことに失われた謝霊運《しゃれいうん》の『秘閣《ひかく》四部書目録』（四三一）の医書の部が引用されており、六朝医学史の空白を埋める資料となった。そのうちには、『張仲景弁傷寒幷《ならびに》方』九巻と『張仲景雑方《ざっぽう》』八巻がある。これは張仲景方に関する最古の記載であり、前者は『傷寒論』の祖本、後者は

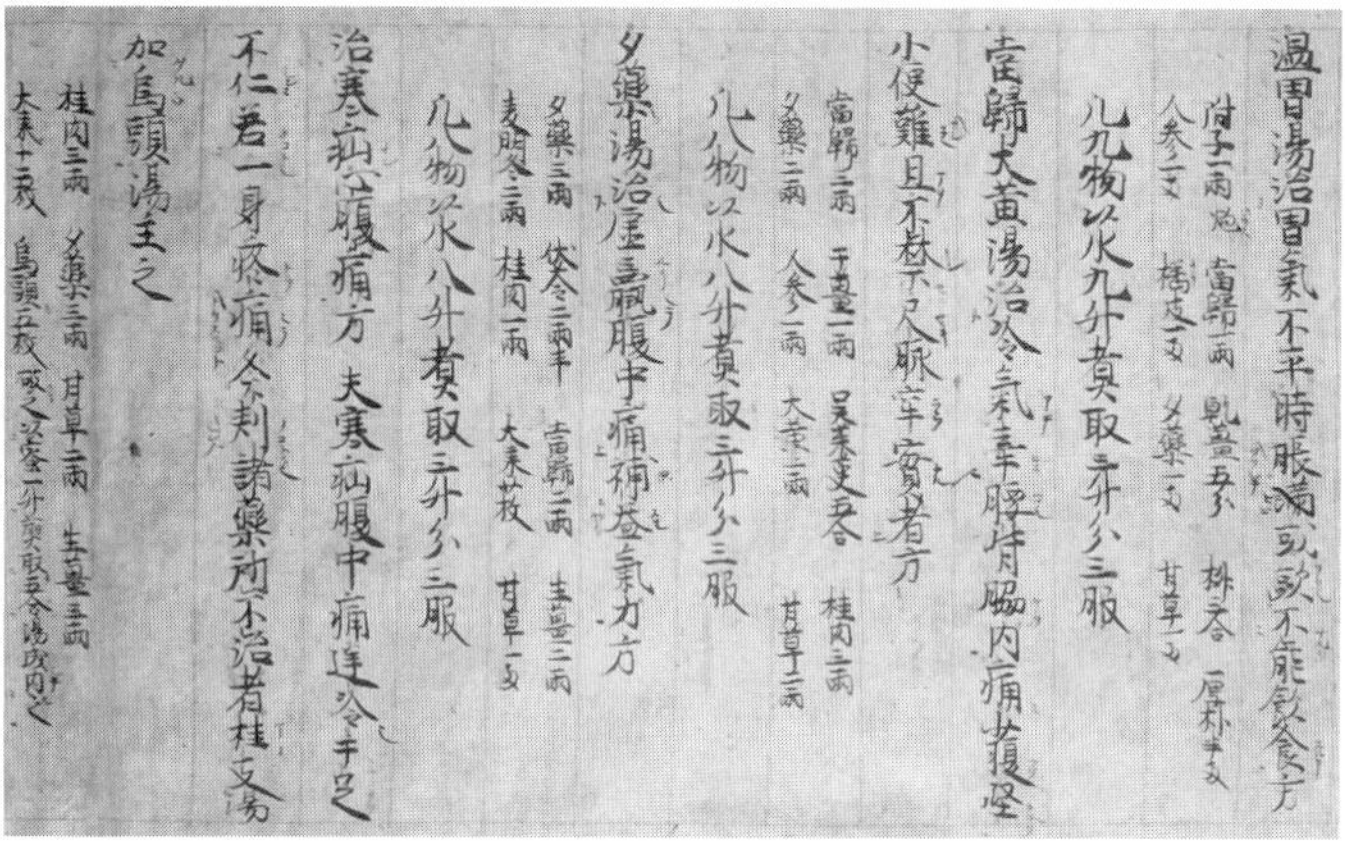

図 29 『小品方』巻一処方集の一部（前田育徳会尊経閣文庫所蔵）

『金匱要略』の祖本ともいうべきものであろう。また序文中には「漢末に張仲景なるものあり。意志精密、よく旧効を詳《つまびら》かにし、往古に通ぜり。これより以来、未《いま》だ勝れたる者を聞かず」と絶賛しており、本文中には張仲景由来の処方が多く引用してある。

陳延之のもくろみどおり、『小品方』は唐代に国定医学教科書に採用され、日本に伝えられて大宝律令以降、平安時代を通じ、医方書の首位の座を占め続けた。『小品方』が日本に残りえたのはこれがためである。この尊経閣本は私たちが一九九二年に覆印し（北里研究所東洋医学総合研究所刊）、中国では大きく紹介され、活字本も出版された。

日本への医学の伝播

わが国にいつ頃、どのような経緯・状況で大陸の医薬文化が到来し、浸透していったか。これは日本史、日本文化の根源そのものにかかわることで、この問に答えることは至難である。ただ縄文文化はさておき、稲作や青銅器・鉄器を基底とする弥生文化は、大陸文化の強い影響のもとに成立したものである。農業・金属器ほか物品製作技術の行われた形跡は、出土品や遺構によって比較的容易に知ることができる。一方、医薬技術の行われた形跡は、少なくとも今日の考古学的手法では解明しにくい。とはいえ、大陸の諸文化が伝播する過程で医薬文化のみが例外であったと考えるのはむしろ不自然であり、弥生時代、大陸の医薬技術は多少なりとももたらされていたとみるべきであろう。

古墳時代に入り、畿内に大和朝廷が成立し、多くの諸国はその支配下に入った。四世紀後半には朝鮮南端の任那《みまな》に進出していたという。宗像神社沖津宮（福岡県沖ノ島）の岩上祭祀が行われだしたのもちょうどこの頃である。

日本への漢字伝来はむろん金石文字が初めであるが、五〜六世紀、書物といえるものの伝来は、中国のように木竹簡や帛書の時期を経ることなく、一挙に紙に墨をもって記された巻子写本の形態にて行われたようである。これは長い青銅器時代を経ることなく一気に稲作・鉄器併用の弥生文化が渡来したのと似ている。日本古代における木簡の用途は書物の素材とはいいがたい。大宝律令（七〇一）医疾令に指定された医学教科書が紙製の巻子写本の形態で渡来し、和製紙（和紙）に転写され用いられたことはいうまでもない。

六世紀までは、大陸文化の導入は多くは朝鮮半島を介して行われた。生命に直接与る医療は、現実上もっとも身近で逼迫《ひっぱく》した学術であり、大和朝廷は百済・新羅・高句麗に対し積極的な姿勢で医薬知識の供与を求めた。允恭《いんぎょう》天皇三年（四四六か）朝廷は新羅に遣使して良医を求め、金武《こんむ》が来朝して天皇の病を治療したという。これが外国医師渡来の初出記録である。また雄略天皇朝（五世紀後半）にはもと高句麗人で百済に帰した徳来《とくらい》が朝廷の要請によって来日し、徳来はのちの難波薬師《なんばのくすし》の祖となった。倭の五王の時代である。

継体《けいたい》天皇七年（五一三か）五経《ごきょう》博士が来日。以後、百済から易・暦・医薬・礼楽などの専門学者が定期的に派遣されるようになった。

宣化《せんか》天皇三年（五三八か）には仏教が伝来。欽明天皇十五年（五五四か）朝廷は百済に医博士の交代派遣と、薬物の送付を要請し、翌年、医博士の王有陵陀《おうゆうりょうだ》、採薬師の潘量豊《はんりょうほう》・丁有陀《ていゆうだ》らが渡来した。当時朝鮮半島の上層階級で行われた医学ないしは医療制度は、三韓各国によって特異性はあるにせよ、その基盤は漢〜六朝の中国医学に負っていたと考えられる。

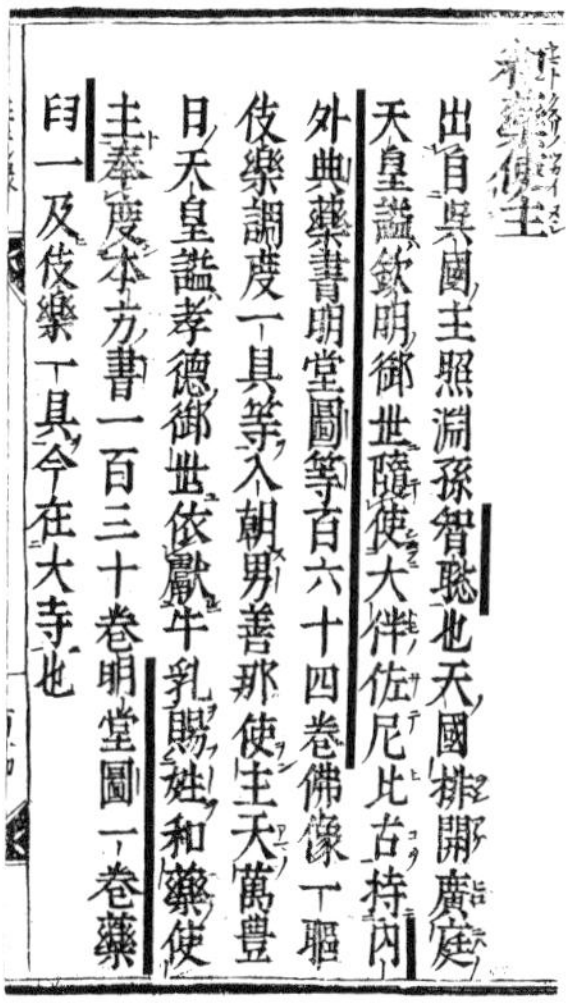
和藥使主
出自呉國主照淵孫智聡也天國排開廣庭
天皇諡欽明御世隨使大伴佐弖比古持内
外典藥書明堂圖等百六十四巻佛像一軀
伎樂調度一具等入朝男善那使主天萬豐
日天皇諡孝徳御世依獻牛乳賜姓和藥使
主奉度本方書一百三十巻明堂圖一巻藥
臼一及伎樂一具今在大寺也

図30　智聡の医薬書将来を伝える記事（『新撰姓氏録』）

欽明《きんめい》天皇二十三年（五六二か）智聡《ちそう》が医薬書を含む経典類計一六四巻や仏像・楽器を携え、来日した（図30）。智聡は呉国主の照淵《しょうえん》

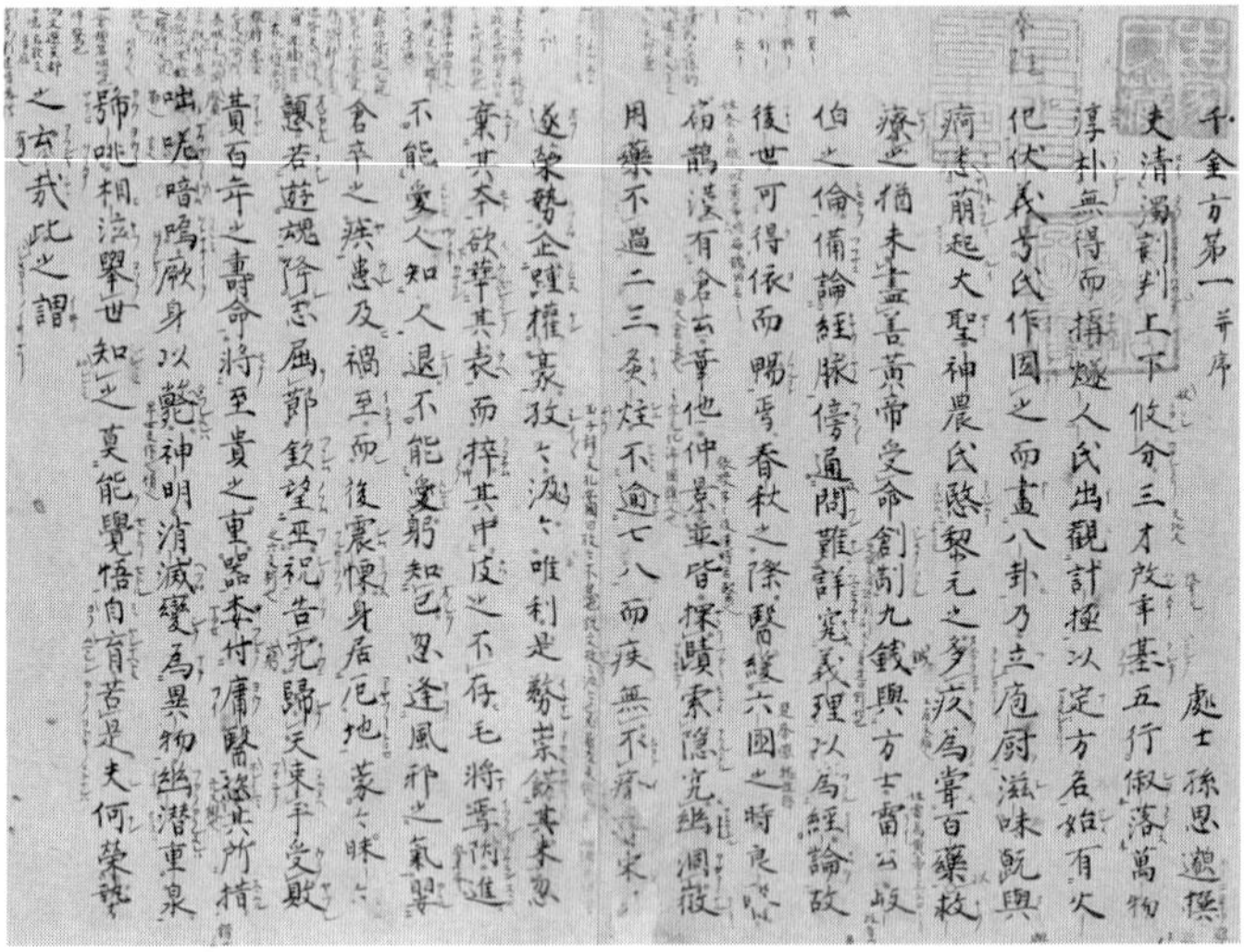

図31　『千金方』遣唐使将来巻子本に由来する室町古鈔本
（宮内庁書陵部所蔵）

の孫といい、朝鮮経由の帰化人ではあるが、医薬書はむろん漢籍（中国人による漢文の書）であったに相違ない。これが中国医薬書渡来の公的初記録である。

隋唐の医学書

久しく続いた魏晋南北朝の分裂・動乱の時期は、隋の中国統一（五八一）をもって幕を閉じた。そしてそれに続いた大唐帝国は、中国文化が開花し結実した時代である。医療制度も国家制度の確立にともない、律令制のなかで整備化された。分断の時代にあっては地域性の濃厚であった医学知識も、視野を広げ、種々の医薬領域にわたって充実した内容をもつ医薬書が出現した。以下に主要なものを挙げよう。

『諸《しょ》病《びょう》源《げん》候《こう》論《ろん》』五〇巻は隋の太医令・巣《そう》元《げん》方《ぽう》らが、煬《よう》帝《だい》の勅を奉じて六一〇年に完成した書で、文字どおり、諸々の病気の原因と症候を論じた一大病理・病因・病態学書であり、現存する隋代の医書としては唯一である。六七門、一七二六の病項より成り、古代より六朝時代を通じて中国人が得た病気に関する経験と解釈の一応の集約とみなすことができる。本書は唐代以降の医書における疾病分類法の規範となった。治療法は原則として記載されないが、導引術（体操療法）についてはしばしば言及してある。もっともそれは完成直後に他書から引用して付加されたものらしい。

『千《せん》金《きん》方《ほう》』三〇巻（図31）は唐の孫《そん》思《し》邈《ばく》（五八一～六八二か）（図32）が七世紀半ば（六五〇年代）に著した医学全書である。孫思邈は『旧《く》唐《とう》書《じょ》』方技伝などに伝があり、道教史上でも著名。中国では張仲景に勝るとも劣らぬ人気のある名医で、真《しん》人《じん》あるいは薬王などと尊称され、祭られている。日本でも古くから活用されたため、後世、日本に最初に伝来した医書とする説が出たが、それは誤りで、日本へは奈良時

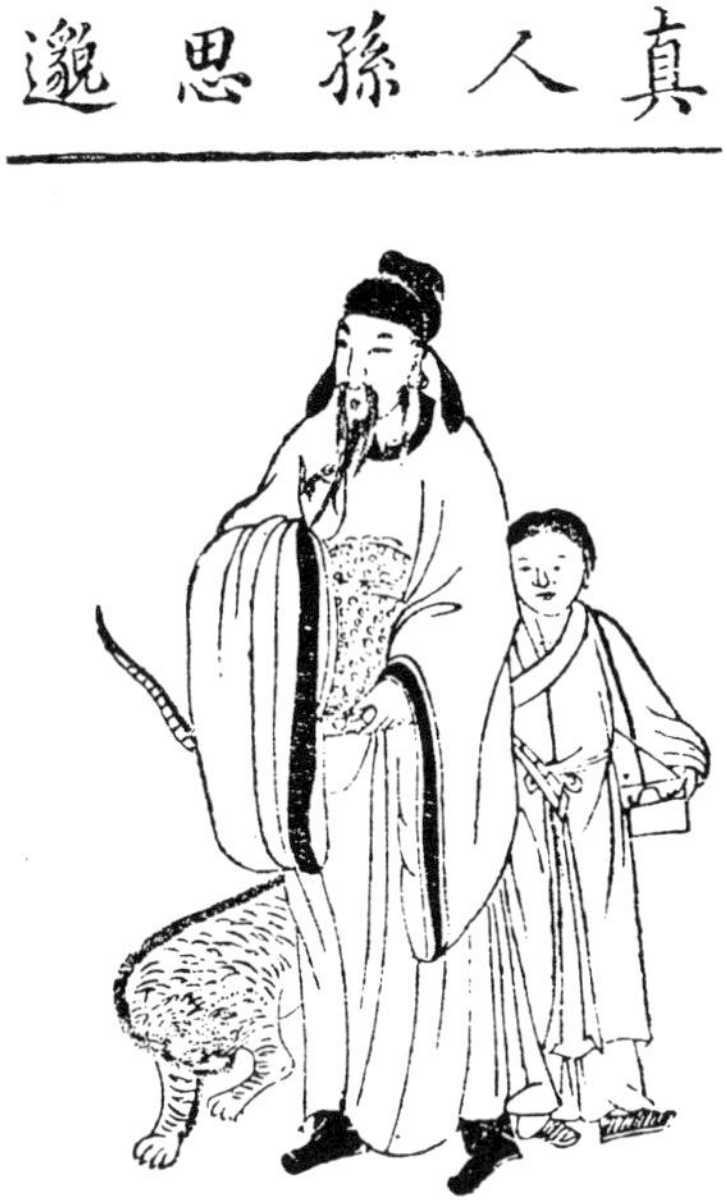

図32　『千金方』の著者・孫思邈
（『歴代名医図姓氏』）

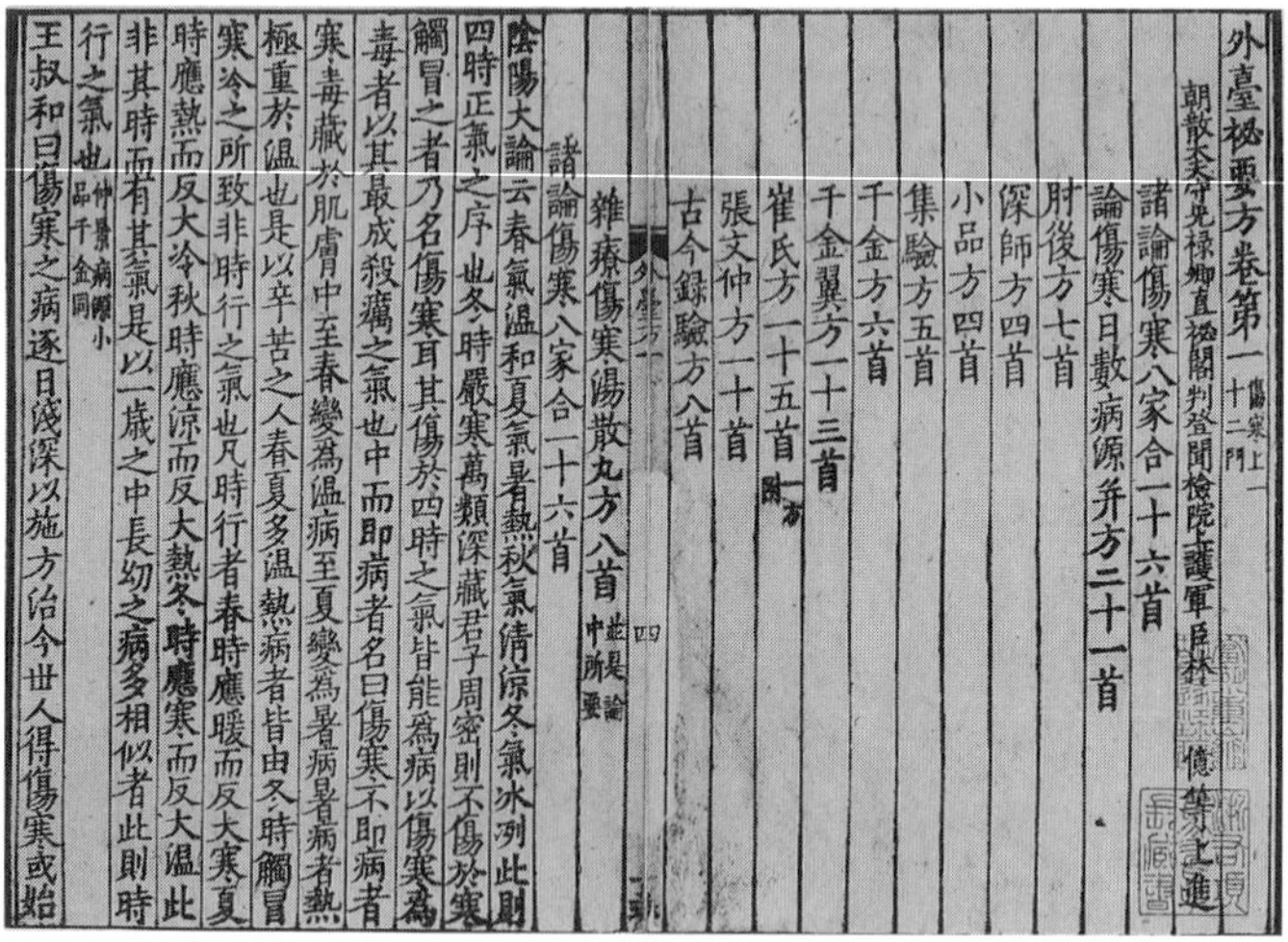
外臺秘要方卷第一 傷寒上一十二門
朝散大夫守光祿卿直秘閣判登聞檢院上護軍臣林億等上進
諸論傷寒八家合一十六首
論傷寒日數病源并方二十一首
肘後方七首
深師方四首
小品方四首
集驗方五首
千金方六首
千金翼方一十三首
崔氏方一十五首 附方
張文仲方一十首
古今錄驗方八首
雜療傷寒湯散丸方八首 此是論中所要
諸論傷寒八家合一十六首
陰陽大論云春氣溫和夏氣暑熱秋氣清涼冬氣冰冽此則
四時正氣之序也冬時嚴寒萬類深藏君子周密則不傷於寒
觸冒之者乃名傷寒耳其傷於四時之氣皆能為病以傷寒為
毒者以其最成殺厲之氣也中而即病者名曰傷寒不即病者
寒毒藏於肌膚中至春變為溫病至夏變為暑病暑病者熱
極重於溫也是以辛苦之人春夏多溫熱病者皆由冬時觸冒
寒冷之所致非時行之氣也凡時行者春時應暖而反大寒夏
時應熱而反大冷秋時應涼而反大熱冬時應寒而反大溫此
非其時而有其氣是以一歲之中長幼之病多相似者此則時
行之氣也 仲景病源小品千金同
王叔和曰傷寒之病逐日淺深以施方治今世人得傷寒或始

図33　宋版『外台秘要方』（静嘉堂文庫所蔵。重要文化財）

代（天平年間）に伝えられた。書名は、人命は千金より貴いことにより、始めに医師の倫理を述べ、ついで婦人病・小児病に巻をあてる。子女を優先したのはこの書の特徴の一つである。多くの疾病は陰陽五行説にもとづく臓腑理論で分類されており、この場合の臓腑の概念は西洋医学のそれとは根本的に異なるから、伝統医学理論がわかっていないと、この書は検索できない。後半部は雑病、救急、食治、養生、脈診、針灸などについて記されている。

『千金翼方《せんきんよくほう》』三〇巻は同じく孫思邈が前者『千金方』を扶翼する目的で晩年になって編んだとされる医学全書で、『千金方』より道教的色彩が濃い。この書は『千金方』のように広く行われなかった。『外台秘要方』には引用があるが、唐巻子本は日本へは伝来せず、『医心方』には引かれない。日本への渡来期は宋版による鎌倉時代まで降る。ちなみに『千金方』は宋代に校訂刊行された際、『備急《びきゅう》千金要方』と題された。しかし古称は『千金方』である。『千金方』を『備急千金要方』と『千金翼方』の総称と解するむきもあるようだが、それは当たらない。私は『千金翼方』は内容の記述法からして孫思邈とは別人の作になる仮託の書で、あるいはその成立は八世紀まで降るのではないかとの疑念を拭い切れないでいる。

『外台秘要方』四〇巻は『千金方』に遅れること百年後の七五二年、盛唐期に成った医学全書で、著者・王燾《おうとう》は鄴《ぎょう》郡太守で、『新唐書』王珪《おうけい》伝中に小伝がみえる。かつて尚書省に勤務し、長年政府の図書館に出入して、所蔵されるおびただしい量の医学書を調べあげ、分類して本書を成した。すなわち、唐以前の医書の要を採集したもので、『千金方』などとは違って逐一引用文献名を明記し、しかも引用した部分の巻数までも示してあるから、すこぶる文献価値が高く、『医心方』と並ぶ六朝隋唐医書の宝庫で、古典医書の校勘や輯佚《しゅういつ》復元にかけがえのない価値を有する資料である。現伝本は宋の出版を経たものであるが、それでも価値が高く、宋版の完本は日本のみに伝存する（図33）。中国には宋版から大きく隔った粗悪な明版しか伝存せず、これに基づいて行われた中華人民共和国の種々の医学典籍校勘本は、すべてやり直しを余儀なくされているのが現状である。どうも中国の伝統医学者は書誌学にうとい面があるのは残念である。書誌学をないがしろにして、いたずらに校勘を重ねても意味がないと私は思う。

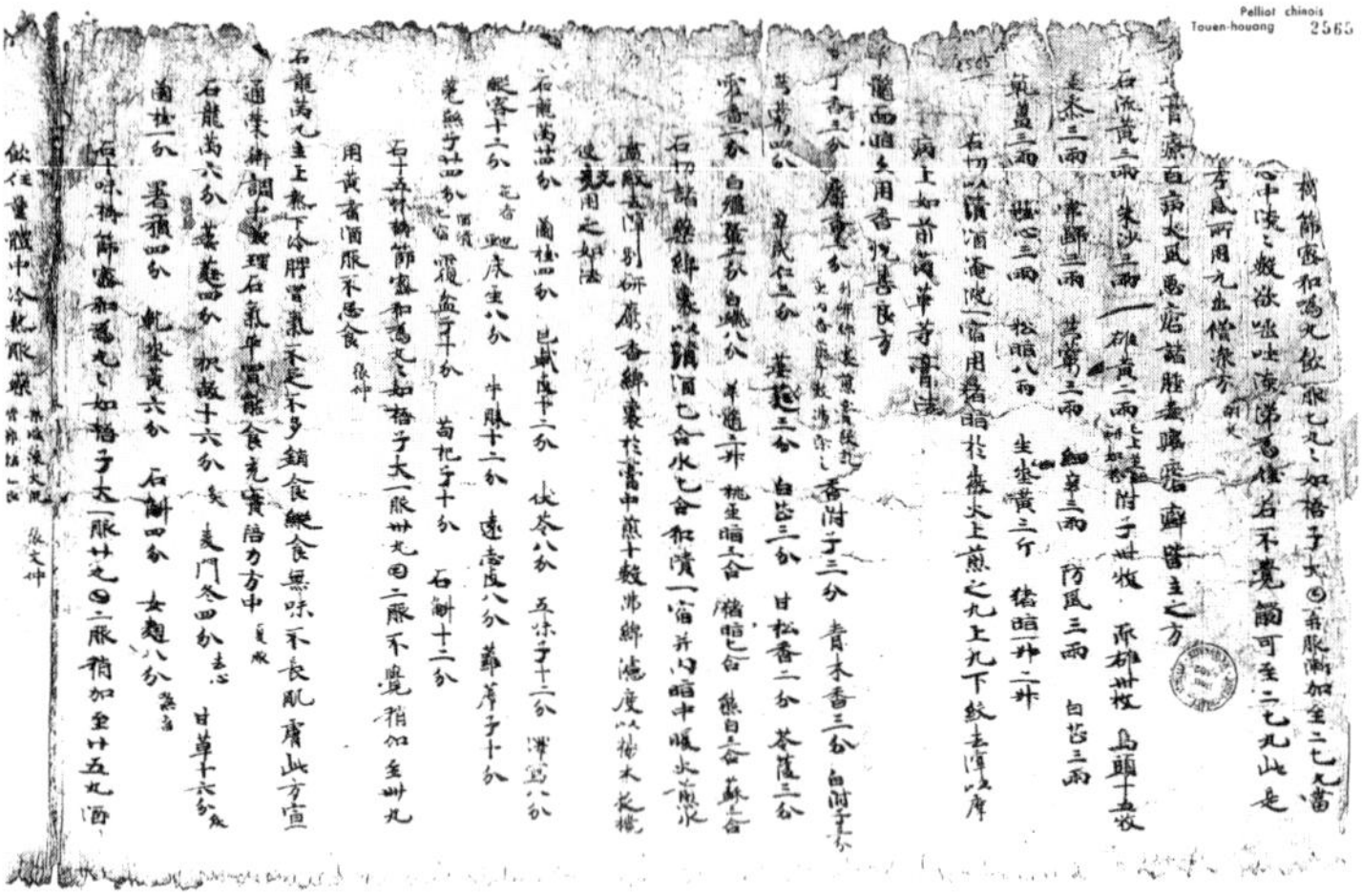

図34　敦煌文書の医書の一つ（失名・P 2565。第3行には出典を示す『僧深保』また末行には『張文仲』の記載がある。第1・20・26行には則天武后が作った則天文字㋺〔日〕が用いられている。）

隋唐以前の医学の実態を知る重要な史料に、二十世紀初、甘粛省の敦煌莫高窟《とんこうばっこうくつ》から出現した敦煌文書がある。その後世界に四散した古文書は約五万点。うち医薬書が百余点含まれる。本草、医論、診断、医方書としては、『本草経集注』『新修本草』（口絵3）『食療本草』『（張仲景）五蔵論』「弁脈法」『平脈略例』『玄感脈経』『劉涓子鬼遺方』『輔行訣用薬法要』『備急単験薬方』、ほかに失名医方書が多数ある。

遣唐使の開始

推古天皇十五年（六〇七）聖徳太子は小野妹《おののいも》子《こ》を隋に遣わし、ここに日中間公式の交流が始まった（第一回の遣隋使を六〇〇年とみるむきもある）。翌年、妹子は再び隋に渡ったが、このとき倭漢直福因《やまとのあやのあたえふくいん》が従った。六一八年には隋が滅亡、唐朝が成立した。日中交流はさらに濃密になっていくが、この動きに深く関与した医療関係者に薬師《くすし》の恵日《えにち》がいる。恵日は徳来《とくらい》の五世の孫で、中国に渡り、推古天皇三十一年（六二三）福因らと新羅使に随って唐より帰国。唐は法式備定の珍国であるから常に通うべきことを上奏した。舒明天皇二年（六三〇）恵日は犬上御田鍬《いぬがみのみたすき》とともに第一回の遣唐使に任ぜられ、再入唐した。同十二年（六四〇）には高向玄理《たかむこのくろまろ》・南淵請安《みなみぶちのしょうあん》らが帰朝し、日本における律令制度化への準備を大きく推進した。六四五年の大化改新を経て、白雉《はくち》二年（六五一）恵日は三度目の入唐《にっとう》を果たし、帰国（六五五か）。子孫は難波薬師のち難波連として奈良時代に医界を中心に活躍した。

天智天皇二年（六六三）日本軍二万七千は白村江《はくそんこう》における唐・新羅連合軍との決戦で惨敗を喫し、撤退した。百済滅亡にともない日本に亡命した百済人は少なくなく、彼らは日本の文化向上に寄与した。そのうちの一人、鬼室集信《きしつしゅうしん》は薬物学の知識にも長けていた。

ちなみに、当時日本では五月五日に薬猟《くすりがり》という行事が行われていた。これは中国の風習にもとづき、同日に種々の薬草を採集して蓄え、病気に備えるものであったが、次第に行楽化し、摘み草から、やがて男女の野山遊びといったレクリエーションへと変化していった。天智天皇七年（六六八）五月五日、蒲生野《がもうの》で行われた薬猟りのことはよく知られる。このとき天智天皇の妻となっていた額田女王《ぬかだのおおきみ》は、前夫の大海人皇子《おおあまのおうじ》に未練の情を込めた歌を贈った。

あかねさす紫野《むらさきの》行き標野《しめの》行き野守《のもり》は見ずや君が袖振る（『万葉集』巻一・二〇）

大海人皇子は答えた。

紫草《むらさき》の匂《にほ》へる妹を憎くあらば人妻ゆゑにわれ恋ひめやも（同・二一）

紫草は『神農本草経』に収載され、根は紫根《しこん》と称し、古くから紫色の染料に利用されるとともに諸病の治療薬として用いられてきた。前妻とはいえ、いまは兄の、しかも天皇の妻である。その人妻を愛らしい薬草にたとえ、なお恋心を憚らなかった開放的な万葉の時代ならではの歌とされる。だが、まもなく天智と大海人の仲は険悪化し、天智没後、壬申の乱が勃発（六七二）。大海人は天武天皇となった。

遣唐使は承和五年（八三八）まで一六回派遣された。はじめは二隻、のち四隻の使船はいずれも難波津（大阪湾）から瀬戸内海を通って大津浦（博多湾）に入り、天候をまって出航した。当初は壱岐―対馬―朝鮮半島西岸―山東半島の北路であったが、新羅との国交断絶後は九州南端―南西諸島―東シナ海―揚子江の南路が採用された。しかしいずれにせよ、難破・漂流の危険度は想像を絶するほど高かった。二度も唐を往復した吉備真備《きびのまきび》（七一七〜三四、七五二〜五三に入唐）などはよほど強運に恵まれたというほかない。

「大宝律令」医疾令

大宝元年（七〇一）藤原鎌足《かまたり》の子・不比等《ふひと》を中心に進められた大宝律令の撰定が完成した。初期遣唐使将来の資料を模範に国家整備すべく作られた律令である。令は以前にも近江令、浄御原《きよみはら》令があったというが、詳細不明。養老二年（七一八）には大宝律令に若干の修正を加えた養老律令が成った。そのうちには医事制度を定めた医疾令《いしつりょう》がある。母法である唐令は現伝せず、日本令の医疾令も失われたが、日本側では多くの復元資料が残り、今日かなりの精度で復元研究がなされている。法制史にかかわることだが、失われた唐令の復元研究は日本側に残った史料――日本令なくしてはなしえない。医学史の研究分野でも事情は似ている。とくに中国中世医学史における日本佚存《いつぞん》史料（中国に佚《うしな》われて日本に存《のこ》った中国の本）の存在価値はすこぶる高いものがある。

さて、当時日本の医事官庁は、中務省《なかつかさしょう》に内薬司（正《しょう》・佑《ゆう》・令史・侍医・薬生《やくしょう》・使部《しぶ》・直丁《じきちょう》）と、宮内省に典薬寮《てんやくりょう》（頭《かみ》・助《すけ》・允《じょう》・大属《たいしょく》・少属《しょうしょく》・医博士・医師・医生・針博士・針師・針生・按摩博士・按摩師・按摩生・咒《じゅ》〔呪〕禁《ごん》博士・咒禁師・咒禁生・薬園師・薬園生・使部・直丁）が置かれた。医学教育は典薬寮における大学か、もしくは地方の国学において行われた。地方では大宰府学がもっとも大規模で、医師（正八位上）二人が置かれた。

教習に指定された医学教科書は、中国唐令に全く準じたものであったらしい。唐の水準に比肩しようと望む日本の気概がみてとれる。医生には『甲乙経』『脈経』『本草（本草経集注）』『小品方』『集験方』、針生には『素問』『黄帝針経（霊枢）』『明堂』『脈決』『流注図《るちゅうず》』『偃側図《えんそくず》』『赤烏神針経《せきうしんしんぎょう》』などが指定されている。仕官には試験に合格せねばならず、医生・針生ともに一二題の問答試験があり、八題以上正解で合格。全正解者は医生では従八位下に、針生はその一等下に叙せられた。これらの教科書は先述の漢代の三大古典を基礎とした漢~六朝の医学典範であり、試験問題の難易度にもよろうが、正規の合格者となるには相当な医学知識が要求されたことになる。ともかく、令で教科書を定めるからには、必須条件としてその教科書となる典籍が持ち帰られていたことはいうまでもない。医疾令のこの記事によって、これらの医学典籍が少なくとも七世紀末にわが国に渡来していたことがわかる。ではその渡来時期はどのくらい遡って考えることができるであろうか。近年その手がかりとなる史料が発見された。ほかでもない、前述の尊経閣本『小品方』がそれである。

日本の大宝令は唐令に準じたものと述べたが、ひとくちに唐令とはいっても、次のように改変されていった経緯がある。武徳令（六二四）→貞観令（六三七）→永徽令（六五一）→麟徳令（六六五）→儀鳳令（六七七）→垂拱令（六八五）→神龍令（七〇五）→開元三年令（七一五）→開元七年令（七一九）→開元二十五年令（七三七）。

大宝令が模したものは永徽《えいき》令だとされる。しかし、高向玄理の帰国時点（六四〇）かそれ以前に、教科書たるべき多くの典籍は将来されていたと見るべきであろう。

六二七年に帝の位に就いた太宗《たいそう》は、六四九年に没し、六五〇年に高宗《こうそう》が即位。翌六五一年には永徽令が施行される。太宗（李世民《りせいみん》）の没後にはその諱が避けられる（世は代、民は人の字にかえる。もしくは欠筆する）。永徽令で指定された教科書ならば、ことさらにこのことは守られただろう。しかるに、わが国旧伝の尊経閣本『小品方』にはその避諱《ひき》がない。

すなわち、同書には「上医は国を医し、中医は民を治し、下医は病を治す」とあり、「民」のままである。ちなみに『千金方』では「中医は人を治す」に変えてある。『千金方』の成立は六五〇年以降だから、民を人に変えたのは恐らく孫思邈自身だろう。八世紀半ばに日本に渡来した唐鈔《しょう》本《ほん》に基づく『太素』（仁和寺本）では、しばしば民の字は末画を欠いて、𢀳の字に作ってある。これらの事実は日本旧伝の『小品方』が「貞観令」以前のテキストに由来する可能性の高いことを示している。第二回の遣唐使（六五三年派遣、翌年帰国）が持ち帰ったものなら避諱があるはずである。これが六四〇年以前に『小品方』や『集験方』などがわが国に渡来していたと考える理由であるが、あるいは犬上御田鍬や恵日が六三二年に帰国した時点で、すでにそれらが将来されていた可能性もある。恵日はそれ以前に一度福因らと入隋し、医術を修得して帰国した経験がある。恵日らが唐の国定教科書となった医書に強い関心を持っていたことは想像に難くないからである。このことから『小品方』をはじめ日本令指定の医学書の伝来は七世紀前半にあるものと推定される。

なお、近世日本の漢方界において聖典視されるようになった『傷寒論』に関してであるが、唐令では開元二十五年（七三七）『集験方』に代わって『傷寒論』が指定された。しかしすでに施行されていた日本令ではその影響を蒙ることなく、『集験方』は依然としてその座を『傷寒論』に譲ることはなかった。『傷寒論』の日本への伝来は、宋元の印刷本を介するところの鎌倉時代まで待た

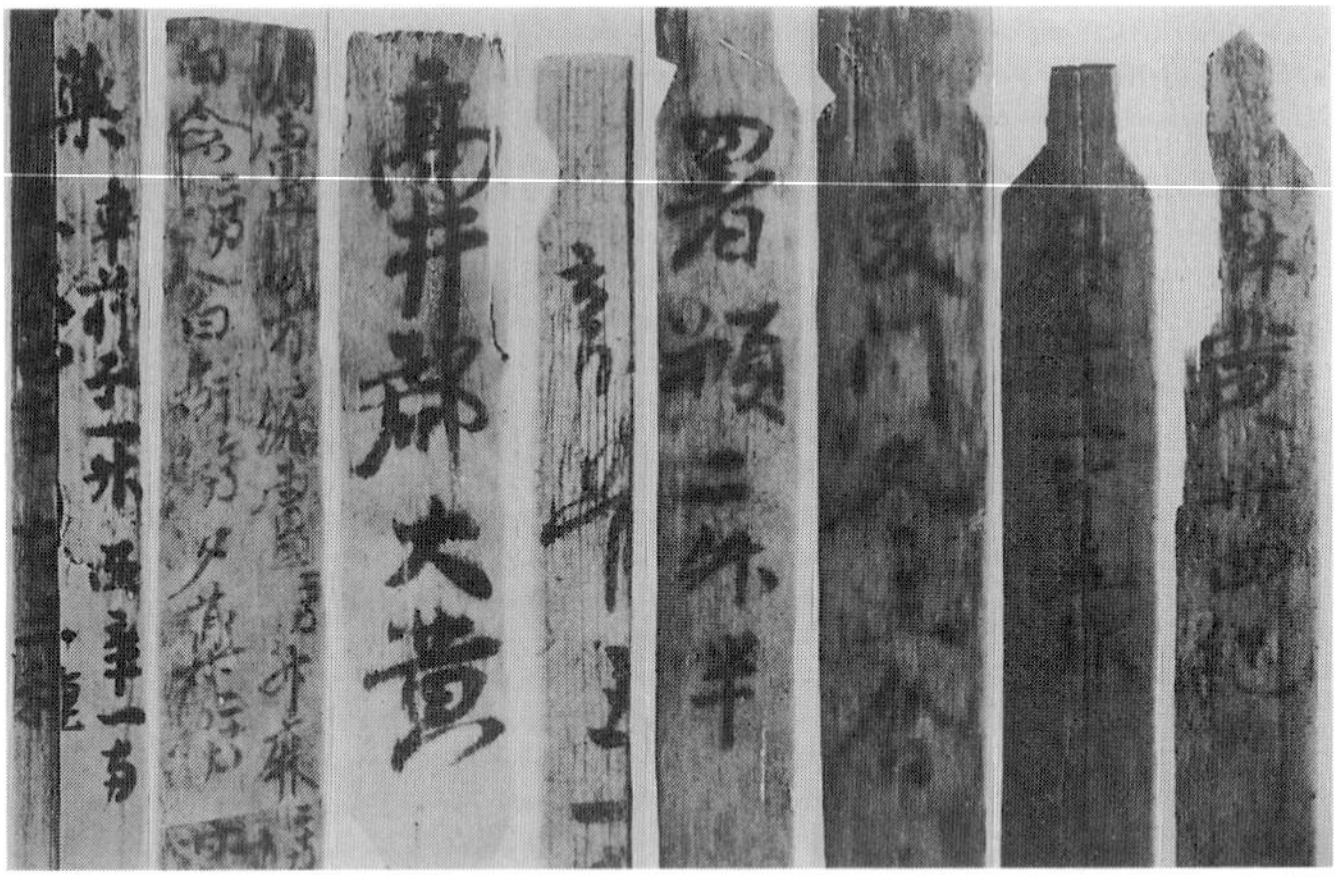

図35　藤原京跡出土の薬物木簡類（部分。麻黄・麻子・麦門冬・署預・龍骨・大黄・漏盧・升麻・白斂・白微・勺薬・車前子・西辛・人参などの文字が見える）（奈良県立橿原考古学研究所所蔵）

ねばならなかったのである。

大宝令が施行されたのは藤原京の時代（六九四〜七一〇）の時代であるが、近年、藤原京跡の発掘が進められ、多くの薬物に関する木簡が出土した（図35）。これらは典薬寮関係のものであり、この時代、医制の確立とともに、現実の医療に不可欠な薬物確保の運営がなされていたことが証明された。荷札・付札類には、麻黄・麻子・麦門《ばくもん》冬《とう》・署預《しょよ》・龍骨・大黄・商陸《しょうりく》・松羅《しょうら》・楡皮《ゆひ》・芎《きゅう》窮《きゅう》・当帰《とうき》・烏頭《うず》・桔梗《ききょう》・人参・五茄《ごか》・懼麦《くばく》・夜《や》干《かん》・大戟《だいげき》・虵床子《じゃしょうし》・虵脱皮《じゃだっぴ》・地黄・白朮《びゃくじゅつ》・独《どく》活《かつ》・葛根・非子《ひし》・知母《ちも》・牛漆《ごしつ》・杜仲《とちゅう》・桃人《とうにん》・黒石《こくせき》英《えい》・石流《せきる(い)》黄《おう》などの薬物名が見え、処方書や薬物請求受領書の類にはこのほか、漏盧《ろうろ》・升麻《しょうま》・黄《おう》芩《ごん》・枳実《きじつ》・白斂《びゃくれん》・白微・勺薬《しゃくやく》・甘草・兎糸子《としし》・石斛《せっこく》・白芷《びゃくし》・白鍑《びゃくふく》・桂心《けいしん》・茯令《ぶくりょう》・車前子《しゃぜんし》・西《さい》辛《しん》・久参《くじん》・王風行《おうふうぎょう》・防風《ぼうふう》などの薬物が書かれており、基原植物が現在のものと同じであるかは別として、これらが実際に使用されていたことがわかる。

平城京での動向

「大宝律令」が発布されて九年後の和銅三年（七一〇）、都は平城京へ遷り、奈良時代を迎えた。

この頃、本草学の分野では唐の勅撰本草である『新修本草』が伝えられ、新知識が加わった。同書は少なくとも天平三年（七三一）以前には日本にもたらされ、延暦六年（七八七）には典薬寮における典範として従来の『本草経集注』にとってかわった。

天平七年（七三五）と同九年には都で疱瘡《ほうそう》（天然痘）が猛威を奮った。とくに後者は激烈で、「春、疫瘡《えきそう》大発す。初め筑紫より来り、夏を経て秋に渉《わた》り、公卿以下、天下百姓相継いで疫死《えきし》す」というありさまだった。病原体は舶来のものであろう。病気は政界も一変させた。日本は中国から医薬文化を享受すると同時に、皮肉にも病原体も享受せざるをえなかったのである。天平九年（七三七）に出された疱瘡に関する典薬寮勘文は『千金方』に拠ったものと判断しうるから、その将来は第一〇次遣唐使の帰国（七三四・七三六）の玄昉《げんぼう》・吉備真備《きびのまきび》、あるいは李密翳《りみつえい》らによるものか。

天平勝宝六年（七五四）には鑑真《がんじん》一行が艱難辛苦を越えて来航。鑑真らは遣唐第二船で薩摩に着いたが、第一船は安南に漂着。第一船に乗っていた大使藤原清河《ふじわらのきよかわ》や阿倍仲麻呂《あべのなかまろ》らは二度と日本の土を踏めなかった。鑑真は医薬に通じ、数々の薬物をもたらしたらしい（第二次渡航時には薬物として麝香《じゃこう》・沈香《じんこう》・甲香《こう》・甘松香《かんしょう》・竜脳香《りゅうのう》・胆唐香《たんとう》・安息香《あんそく》・桟香《さん》・零陵香《れいりょう》・青木香《せいもく》・薫陸香《くんろく》・畢鉢《ひつはつ》・呵梨《かり》勒《ろく》・胡椒《こしょう》・阿魏《あぎ》・石蜜《せきみつ》・蔗糖《しょとう》・蜂蜜・甘蔗《かんしょ》を舶載したが、海のもくずと消えた）。鑑真の医方はわずかではあるが、のちの『医心方』に収録されている。

天平宝字元年（七五七）の勅令では医生は『太素』『甲乙経』『脈経』『本草（本草経集注）』を習得するよう定められた。『太素』（『黄帝内経太素』）（図36）は『黄帝内経明堂』とともに唐初の楊《よう》上善《じょうぜん》（五八九〜六八一か）が編注した『内経』の注釈書で、その日本への伝来は八世紀前中葉の遣唐使帰国にともなうものに違いない。『太素』は十三世紀に宋の林億《りんおく》注本が来るまで『黄帝内経』の第一テキストとして命脈を保った。

中国の医方書・本草書がいくら伝えられても、その医療材料である薬物が手もとになければはじまらない。このため日本でも早くから採薬師・薬園師の活動によって薬材の国内供給がはかられた。前述の藤原京出土の薬物荷札・付札はその一端を示すものである。しかし、国内に同定品のいまだ見つからないものを含め、国産しない薬物は多数あり、それらは舶来品に仰ぐしかなかった。薬物の輸入は、中国最新医薬書による知識の輸入と同じか、それ以上に緊急の需要をもっていた。このため、経典や美術工芸品とともに薬材は輸入品の大きなウエイトを占めた。その遺品に正倉院薬物がある。

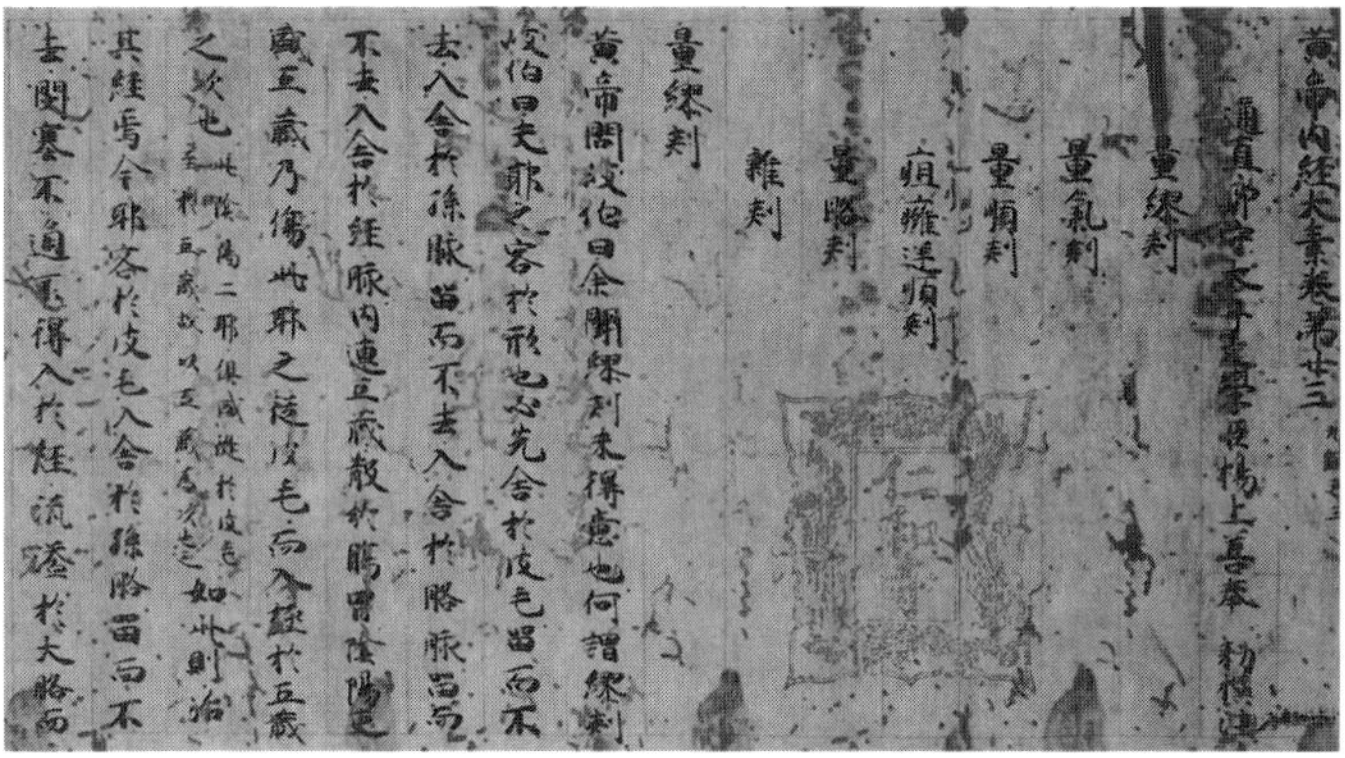

図 36　『黄帝内経太素』平安古鈔巻子本（仁和寺所蔵。国宝）

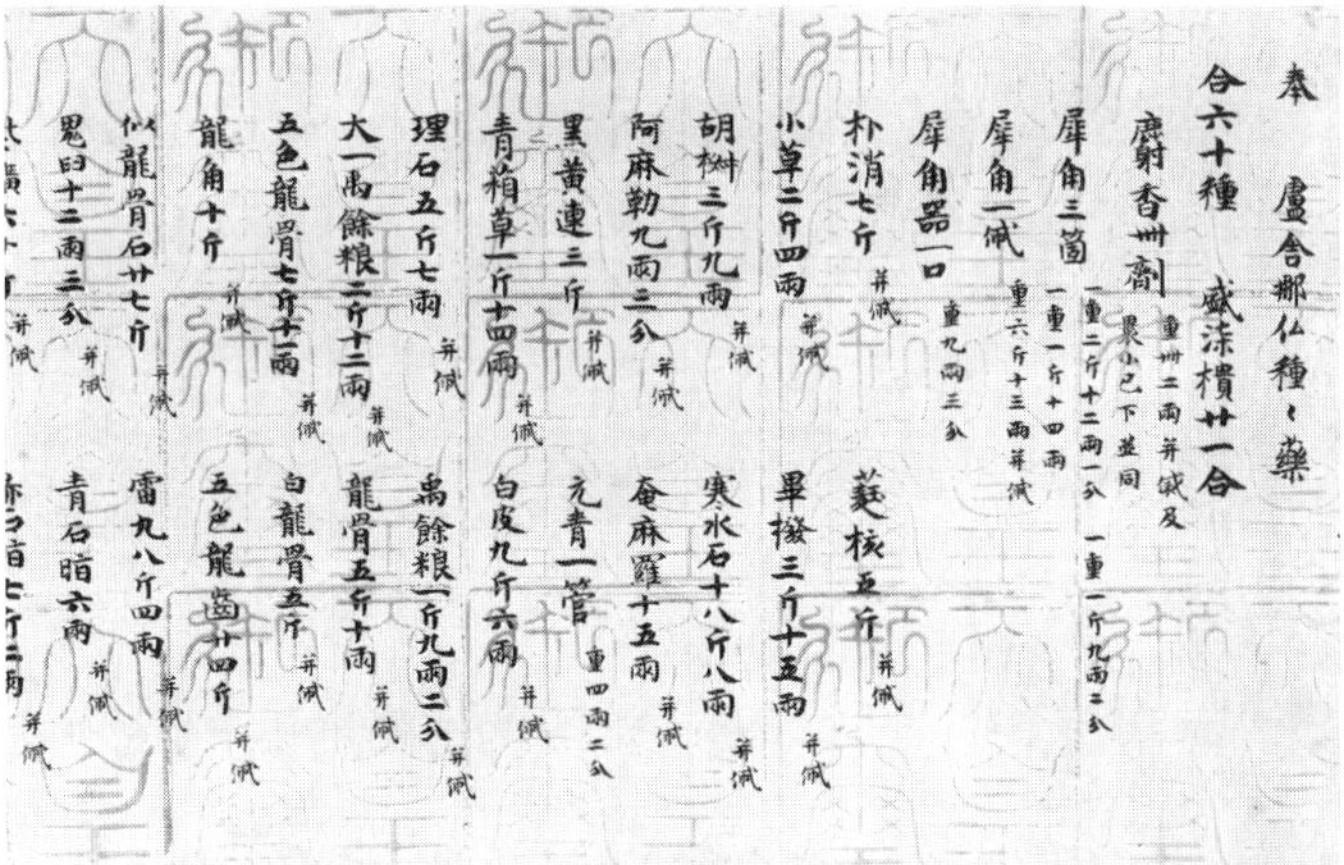

図 37　正倉院「種々薬帳」（758 年。正倉院宝物）

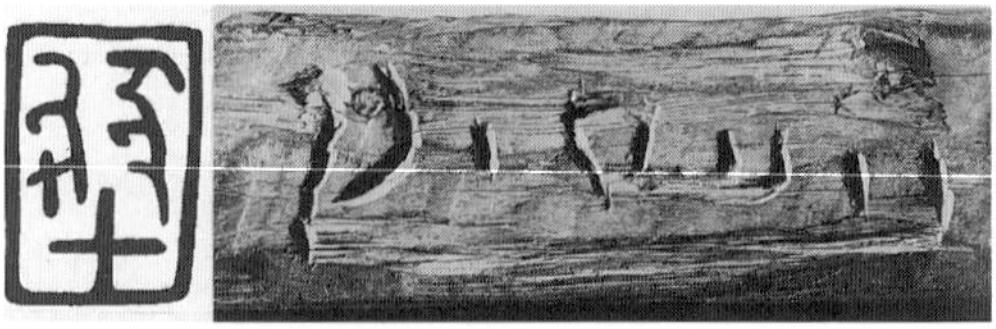

図38　法隆寺伝来の香木薬に刻まれたパフラビー文字とソグド文字の焼印（東野治之「香木の銘文と古代の香料交易」MUSEUM・1987より）

正倉院薬物は鑑真渡来の翌々年、天平勝宝八年に没した聖武《しょうむ》太上天皇の供養のため大仏に献じられた天皇遺愛品の一部で、その際の献上品リストである種々薬帳（図37）には、六〇品の薬物名と分量が記されており、現在正倉院にはそれに相当する薬物四〇品と、ほかに一六品、計五六品の薬物が残存している。これら薬物の多くは中国（揚州《ようしゅう》）からの輸入品と考えられ、薬名リストを備えた現存最古の薬品現物として、日中医薬交流史上きわめて高い価値を有するものである。このうちには中国産以外の南海産や西域産とみられる薬物もあり、薬物流通の地域的スケールの大きさを物語っている。

正倉院薬物以外にも、法隆寺伝来の薬物がある（東京国立博物館所蔵法隆寺献納宝物）。近年、そのうちの白檀《びゃくだん》に、人名と思われるササン朝ペルシアのパフラビー文字と、重量を示したソグド文字による焼印が確認された（図38）。七〜八世紀のものらしい。熱帯アジアに産し、ペルシア商人・ソグド商人の手で海のシルクロードを運ばれ、唐より日本へ舶載されたとみられる。当時の国際交易の世界的広がりを示す遺品である。

医薬知識に精通し、当時日中間を往来して文化交流に貢献した人物として羽栗翼《はぐりのたすく》の名も忘れることはできない。翼は遣唐留学生《るがくしょう》阿倍仲麻呂の従者として渡唐した羽栗吉麻呂と、唐の女性との間に中国で生まれた。十六歳の天平六年（七三四）父と弟翔《かける》とともに来朝。宝亀六年（七七五）遣唐録事となり、翌々年入唐。弟翔はさきに（七五九）入唐し、再び日本へは帰らなかった。翼は入唐の際、不明の鉱物を携行し、揚州の職人に鑑定させている。宝亀九年帰国。天応元年（七八一）には難波で朴消《ぼくしょう》の製造を行い、延暦五年（七八六）には内薬司正兼侍医となり、皇室の医療を担当した。八世紀にはこのような人物もいたのである。

平安京での医学

延暦十三年（七九四）都は平安京に遷り、平安時代に入った。この新都の大学寮で、同十八年（七九九）和気清麻呂《わけのきよまろ》の子・広世《ひろよ》は陰陽道《おんみょうどう》の書とともに、『新修本草』と『太素』の講義を行った。広世の子孫は以後千年余りにわたり、宮廷医和気（半井《なからい》）氏として医家で最高の家格を保った。

「延暦十八年、和気広世は『薬経太素』を著した」とする従来の説は誤りである。これは『日本後紀』の「(和気広世) 大学会〔諸儒〕、講論陰陽書新撰薬経太素等」の記載を、後の解釈者が「陰陽書を講論し、薬経太素等を新撰す」と誤読したことによる。いうまでもなく「陰陽書・新撰薬経・太素等を講論す」と読むべきで、「新撰薬経」とは『新修本草』のことにほかならない。その誤解を鵜呑みにしたよこしまな国学者によって後世『薬経太素』なる書が捏造され、今日『続群書類従』に挿入されている。現伝の『大同類聚方《だいどうるいじゅほう》』『金蘭方《きんらんほう》』も同類の偽撰書で、信ずるに足りない。

平安時代になると中国との正式交流が始まってすでに二百年近くを経、自国文化確立への意欲も深まり、他の分野と同様、斯界では従来の渡来中国医書を参考に、日本人による医薬書の編纂が行われるようになった。これが平安時代の医学の特徴の一つといえる。

大同三年（八〇八）出雲広貞《いずものひろさだ》は安倍真直《あべのまなお》らとともに『大同類聚方《だいどうるいじゅほう》』一〇〇巻を勅を奉じて撰進した。この書は現伝せず、わが国固有の医方を全国より集めて編纂したものといわれるが、疑わしい面もある。多くは中国医方に由来するものではなかったろうか。広貞は天平宝字五年（七六一）に帰国した遣唐使の情報にもとづき、薬方の度量衡を新訂している。また広貞の子・菅原岑嗣《すがわらのみねつぐ》も医方書『金蘭方《きんらんほう》』五〇巻を撰した（八七〇以前）が、失伝した。

同時に日本医家による中国医書の注解書も作られた。出雲広貞による『難経』の注釈書『難経《なんぎょう》開委《かいい》』や、小野蔵根《おののくらね》による『太素』の注釈書『集注《しっちゅう》太素』などがあったらしいが、いずれも伝わらない。

延暦二十三年（八〇四）唐に渡った空海《くうかい》は、大同元年（八〇六）に帰国した。空海もまた医に通じていた。『続日本後紀』承和元年（八三四）十二月十九日条に引用される空海の上奏文には『太素』や『本草』の書名が見え、あるいは『高野雑筆集』に「薑豉湯《きょうしとう》を服さば除卻《のぞ》くことを得む。因《よ》って馳《は》せて母薑《もきょう》・豉《し》・呵梨勒《かりろく》等の薬を送る」などとある。

弘仁十一年（八二〇）の勅令では、針生《しんしょう》に『新修本草』『明堂』『劉涓子《りゅうえんし》鬼遺方《きいほう》』の読習、および『小品方』『集験方』『千金方』『広済方《こうざいほう》』中の治瘡方の読習が課せられた。これは痘瘡の流行に関連するかとも思われる。当時、大村福吉《おおむらのふくよし》（八三五頃）という官医がおり、仁明《にんみょう》天皇の命を受けて『治瘡記《ちそうき》』という医書を撰したと伝えられ、これが日本初の外科医書とされるが、同書はあるいは弘仁十一年勅令で指定された中国医書類からの抜粋ではなかったろうか。

遣唐使は承和五年（八三八）を最後に中断した。そして寛平六年（八九四）遣唐大使に任命された菅原道真《すがわらのみちざね》はその停止を進言し、承認されて、遣唐使の時代は終わった。

遣唐使廃止の理由の一つは、あえて厖大な費用を用い危険を犯して陰りのさした中国から学ぶ価値が薄れたことにある。事実すでに唐の主だった医書のほとんどは輸入されていた。それを示す史料に『日本国見在書《げんざいしょ》目録』（八九五頃）がある。貞観十七年（八七五）、宮中の秘閣・冷然院《れいぜんいん》が火にかかり多量の漢籍が焼失するという事件があった。これをきっかけに藤原佐世《ふじわらのすけよ》が勅命を受け、編纂した当時わが国に現存する漢籍の総目録が『日本国見在書目録』である。現伝本（宮内庁書陵部所蔵室生寺本）は若干の抄録にかかるものであるが、医方家の部（医針・合薬・仙方）には一六六部、一三〇九巻に及ぶ医書が載せられており、当時の中国医薬書の伝来情況を知るうえでかけがえのない史料である（図39）。とともに中国側の隋唐経籍志を補う史料でもある。医針・合薬・仙方といった広範囲にわたる医薬書の伝来記録は、中国医学文化摂取に対する強い意欲の結果にほかな

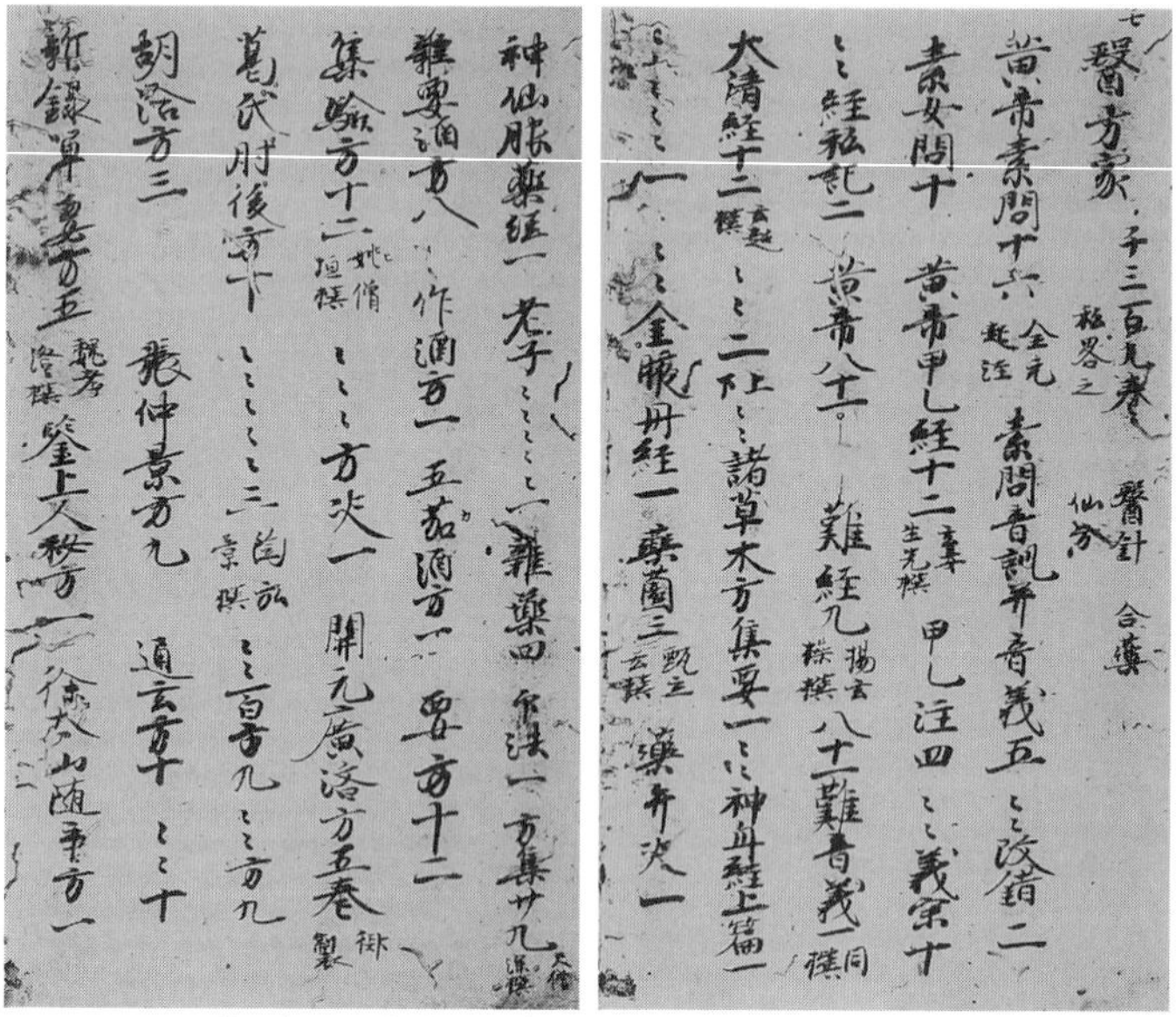

図 39　『日本国見在書目録』（宮内庁書陵部所蔵）医方家の部分

らない。

延喜十八年（九一八）頃に深根輔仁《ふかねのすけひと》が編纂した『本草和名《ほんぞうわみょう》』は、日本最古の本草辞書である。三十余部の中国医薬書より一〇二五種の薬物を挙げ、配列は『新修本草』によっている。漢名の別称と和名を記しており、薬物の国内供給に対処すべくもくろまれたものである。また承平（九三一～九三七）の初年頃、源《みなもとの》順《したごう》が撰した日本最古の漢和辞書『和名《わみょう》類聚抄《るいじゅしょう》』では、身体部位・病名・本草品などにつき、四〇種近くの中国医薬書を使って漢名と和名の対応が行われた。医薬用漢語を国語に比定し、実用化するためのひたむきな作業がなされている。

延長五年（九二七）には法典『延喜《えんぎ》

式《しき》』が完成奏上。典薬寮の部においては、従来の医学教科書の学習法が次のように改訂された。医経を学習するにあたっては、『太素』を四六〇日、『新修本草』を三一〇日、『小品方』を三一〇日、『明堂』を二〇〇日、『難経』を六〇日の日数学習する。『太素』を大経に、『新修本草』を中経に、『小品方』『明堂』『難経』を小経に比定する。

『太素』四六〇日というのは、一五日×三〇巻＋一〇日＝四六〇日。『新修本草』三一〇日というのは、一五日×二〇巻＋一〇日＝三一〇日。『明堂』二〇〇日というのは、一五日×一三巻＋五日＝二〇〇日。という計算のもとに割り出されたものと推定され、一巻につき一五日の学習が必要とされていることがわかる。『難経』（楊玄操注本九巻か）が六〇日であるのは、一巻あたりの文字数がかなり少ないことが考慮されているのであろう。

大経＝『太素』三〇巻。中経＝『新修本草』二〇巻。小経＝『小品』一二巻・『明堂』一三巻・『難経』九巻。という比定も、むろん内容が第一義であろうが、量的な点でも均衡がとれている。

これによって学習すべき医学典籍は、『太素』『新修本草』『小品方』『明堂』『難経』の五書に統一され、従来の『素問』『針経（霊枢）』『甲乙経』『脈経』などは削除された。十世紀末に行田文信《なめたのふみのぶ》が『新修本草』『明堂』『小品方』を習得して医官に補任《ぶにん》されたのも、この規定に準じてのことであろう。この選定は、医疾令や天平宝字の勅令における指定医書が内容に重複のあることと比べて、むだのない合理的な方法といえる。つまり、『黄帝内経』すなわち『素問』『針経』の内容はより整

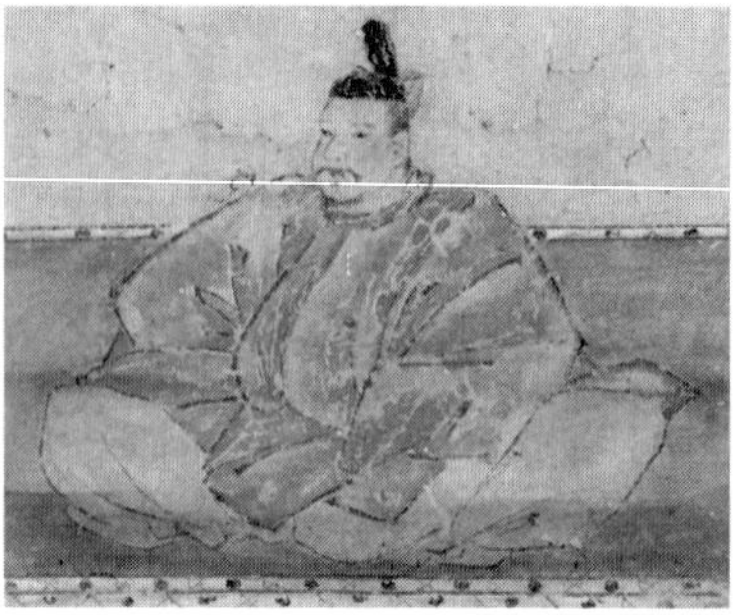

図40　丹波康頼肖像（南北朝時代写。丹家元晴氏所蔵）

理された『太素』で網羅できるし、しかも懇切な楊上善注もついている。『甲乙経』の内容は『太素』と『明堂』によってすべて習得できる。『脈経』は『素問』『針経』『難経』と多く重複するし、残る多くの部分は『傷寒論』『金匱要略』と同内容である。この薬方運用に関連する学習は『小品方』によって充分なしうる。このような考えのもとに内経学（医学理論と針灸）・本草学（薬品学）・処方学（臨床薬剤学）にわたる上記の五書が定められたのであった。ちなみに、これら五書は後世中国ではすべて失われたにもかかわらず、日本では不完全ながらもこぞって伝えられることとなった。

『医心方』の成立

日本現存最古の医書『医心方』は、平安時代における隋唐医学の集大成であり、中国医学受容の精華である。

丹波康頼《たんばのやすより》は永観二年（九八四）この書を編集しおわって朝廷に献上した。康頼は系図上、中国後漢の霊帝の子孫で、日本に帰化した阿智王《あちのおみ》より数えて八世の孫とされ、針博士・医博士となり丹波《たんばの》

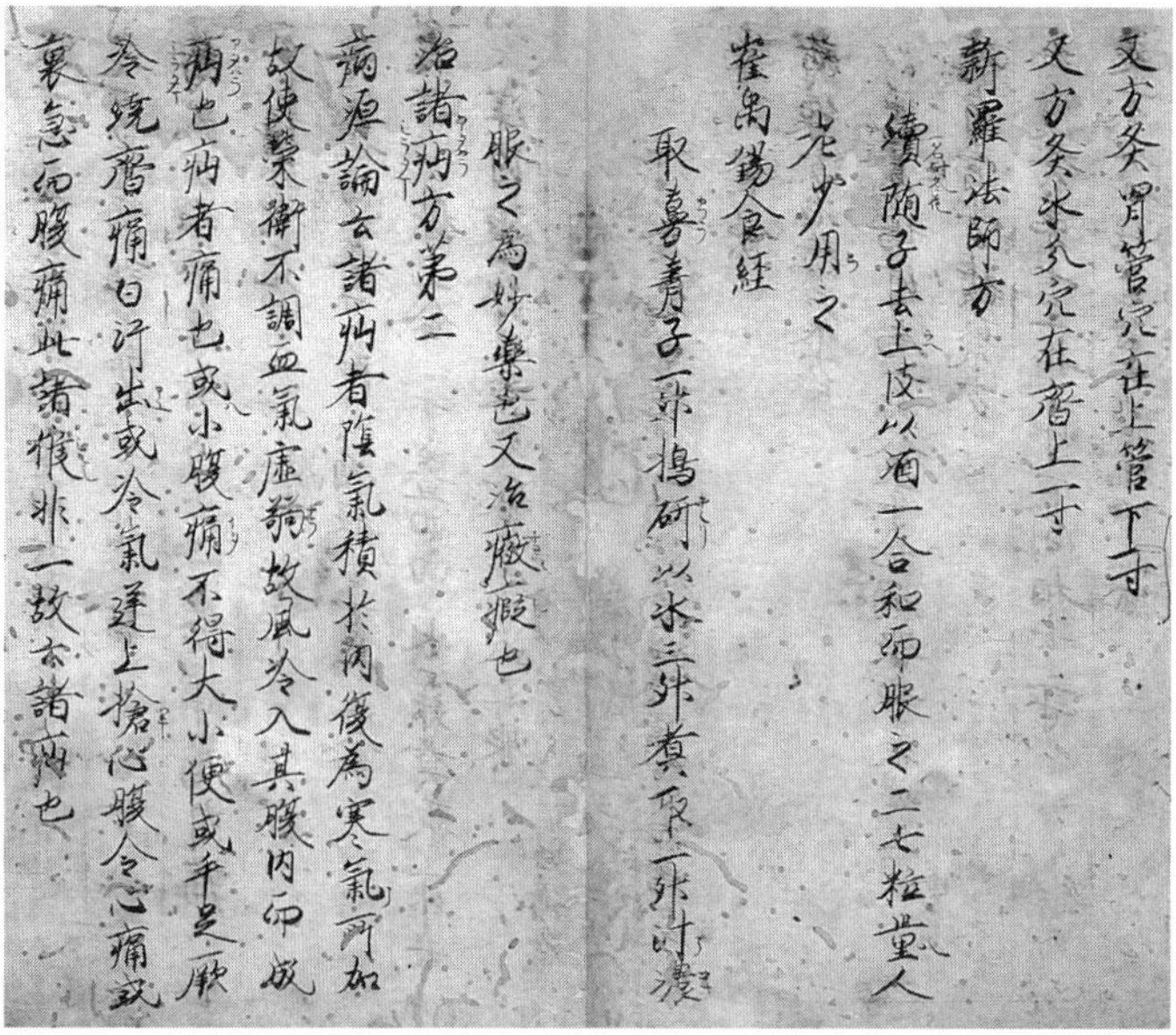

又方灸胃管穴在上管下一寸
又方灸水分穴在臍上一寸
新羅法師方
續随子去上皮以酒一合和而服之二七粒量人
老少用之
崔禹錫食經
取蔓菁子一升搗研以水三升煮取一升汁澄
服之為妙藥也又治癥瘕也
治諸疝方第二
病源論云諸疝者陰氣積於内復為寒氣所加
故使榮衛不調血氣虚弱故風冷入其腹内而成
疝也疝者痛也或小腹痛不得大小便或手足厥
冷繞臍痛白汗出或冷氣逆上搶心腹令心痛或
裏急而腹痛此諸候非一故云諸疝也

図41　『医心方』平安古鈔本（仁和寺本。国宝）

宿禰《すくね》の姓を賜った。本書は全三〇巻からなる一大医学全書で、宮廷医学の秘典となり、医家丹波氏はこれによって以後九百年にわたり、宮廷医としての不動の地位を獲得した。内容は医学の諸領域より、薬物・養生・房中（性医学）にわたる。そのほとんどすべては中国医薬書（一部に朝鮮医書）からの引用で、病門の立て方は主として隋の『諸病源候論』に拠り、直接引用の文献は百数十種に及ぶ。よって漢・六朝・隋唐の医薬文献の抜粋・集成とみるべき書であるが、その編集法には日本人的選択眼も反映されている。すなわち、陰陽五行説や脈論など、観念的・思弁的な部分は多く節略される。

また食品の記載選択にも当時の日本の事情がみてとれる。論理よりも実用を重んじた日本の個性のあらわれである。康頼は帰化中国人の子孫としての自負もあり、日本人としての自覚もあった。『医心方』にはその両面が見える。

本書は以後長く秘されて、幕末に丹波氏の子孫・多紀《たき》氏によって公刊されるまで、一般医家の目に触れることはなかった。引用文献の大半は後世中国で亡び、かつまたすべて古態を保っているため、今日中国中世の医学を研究するうえで、『医心方』はかけがえのない史料となっている（口絵4参照）。

『医心方』にまつわるエピソードは多い。和気氏と丹波氏は近世まで和丹《わたん》二家と呼ばれる最高格の宮廷医家であった。康頼によって献上された『医心方』は久しく宮中に伝えられたが、室町時代、正親町《おおぎまち》天皇のとき、天皇から和気（半井《なからい》）家に下賜された。天皇の病気が丹波の治療で効を奏さず、和気の加療で平癒した褒賞としてである。先祖の宝典をほかならぬライバル和気家に奪われた丹波家の慷慨悲憤のほどはいかばかりであったか。しかも丹波家にはすでに『医心方』の完本は失われていた。以後長年、丹波（多紀）家では宿敵和気家からこれを奪還して出版すべく画策した。和気（半井）家は幕府の命令をもってしても頑強にこれを拒否し続けたが、ついに嘉永七年（一八五四）に至り、いかんともしがたい情況に追い込まれ、多紀氏は幕命をもっておのが医学館に祖先の宝典を提出せしめることに成功。永年の宿願を果たした。医学館は万延元年（一八六〇）

にこれを影刻出版し、『医心方』三〇巻は成立以来はじめて世に出ることとなった。

多紀家は原本をそのまま留め置きたかったが、出版が叶っては原本の返却は余儀ない。出版と同時に原本は再び半井家に戻された。半井家は明治以降も百年余りにわたってこの秘宝を護持し続けた。しかし今日の社会情勢においては、一個人がこれほどの国家的文化財を相続保持することは容易ではない。ついに昭和五十七年、半井家からこの秘宝は離れ、文化庁は二七億円の巨費をもってこれを買い上げた。翌年重要文化財に指定。翌々年の昭和五十九年（一九八四）、実に成立一千年の年に国宝に指定されたのである。私は国宝指定の前年、文化庁においてこれを子細に調査する機会に恵まれた。

明治前期にドイツのエルランゲン大学に留学してヒルゲルに師事し、帰国して東京帝国大学教授となり、ついで東京薬学専門学校（現東京薬科大学）の校長となった丹波敬三《けいぞう》（一八五四〜一九二七）も丹波康頼の子孫である。敬三の子は日本画家の丹波緑川《りょくせん》。その子は名俳優として知られた丹波哲郎（一九二二〜二〇〇六）。つまり、丹波哲郎は後漢の霊帝の子孫ということになるからそら恐しい家系である。

『医心方』が著されてより平安時代が終わるまでの百余年間、『医略抄《いりゃくしょう》』（一〇八一）や『長生《ちょうせい》療養方《りょうようほう》』（釈蓮基、一一八四）といった医書がまとめられたが、日宋交易時代が来るまで、質でも量でもこの書を一歩たりとも凌ぐ書はついに現れなかった。『医略抄』は康頼の曽孫で日本扁鵲と称された丹波雅忠《まさただ》(一〇二一~八八)の撰であるが、ほぼ『医心方』からの抜粋である。また鎌倉時代に入ってから子孫の丹波行長《ゆきなが》が著した『衛生秘要抄』(一二八八)も依然として『医心方』の域を脱するものではなかった。

第七章

宋の医学と日本

十世紀初、中国ではかつて強大な国力と華麗なる文化を誇った唐王朝が滅亡。これより「紛々たる五代の世」が約五〇年続き、九六〇年に至り宋王朝が成立した。宋は中央集権制を強化して国力の充実をはかるとともに、文化政策にも重きを置き、学問を奨励して大規模な書籍の編集事業を推進した。九世紀以降低迷に陥った医学文化も、ここに至って再び開花し、新たなる進展をみる。そしてそれは日本の医学文化に新風を吹き込むこととなった。

宋の医書出版

宋の文化を語るとき、以前のそれと条件を画して考えなければならないのは、印刷本の出現と流布である。中国では書物の印刷が唐代に始まった。唐代の印刷物のほとんどは仏典で、唐代で確認される医書の印刷物は九世紀半ばの『新集備急灸経』が唯一である（敦煌本P二六七五にその写本がある）。これは一般大衆向けの灸の手引書で、長安の個人印刷業者による小規模（一枚刷か二枚刷）なものに過ぎなかった。

北宋に入ると印刷技術は飛躍的な発達を遂げ、仏典のみならず漢籍全般に及んで行われた。医学書も例外でなかったばかりか、歴代皇帝が医学に強い関心をもち、政府高官らが医療政策を重視したこともあって、従来、手で書き写されていた医学書がはじめて印刷され、多種多量の医書が出版物として世に出回ることとなった。これは医学知識の普及という面において革命的なことであった。医書が普及すれば知識水準は高まる。それは必然的にいっそうの発展を促した。北宋における出版医書には次のようなものがある。

『開宝新詳定本草《かいほうしんしょうていほんぞう》』二〇巻（九七三）・『開宝重定《じゅうてい》本草』二〇巻目録一巻（九七四）　この二書は建国後間もない時期のもので、国子監《こくしかん》にて刊行された。初の宋版医書が本草書であったことは注目に値する。薬材の供給と鑑別選定が医療の基本的作業と認識されたためであろう。いくら医方書が普及しても、薬材の供給と真贋鑑定がないがしろではははじまらないからである。

『太平聖恵方《たいへいせいけいほう》』一〇〇巻（九九二）（図42）　宋の太宗が王懐隠《おうかいいん》ら四名に命じて編纂させた一〇〇巻（一六七〇門、一六八三四処方）からなる医方集で、このような厖大な書が十世紀に彫版に付せられたことには驚かされる。しかし太宗御製序にみえる太宗の医療に対する興味の高さ、そして当時全国各地で厖大な仏典が版刻されていた実態を考えれば納得もいこう。

『黄帝内経素問』二四巻（一〇二七）　のち一〇六九年に再校訂出版された。

『諸病源候論』五〇巻（一〇二七）　前章に既述。

『難経集註』五巻（一〇二七）　第四章に既述。

『銅人《どうじん》腧穴針灸図《しゅけつしんきゅうず》経《けい》』三巻（一〇二七）　王惟一《おういいつ》（尚薬奉御）が勅を奉じて撰した経穴・経絡の標準テキスト。この年、王惟一は勅命により、医官院において銅人形（等身標準人体模型）二体を鋳造し、一つは医官院、一つは大相国寺仁済殿に置いた。これらは従来混乱のあった経穴・経絡の

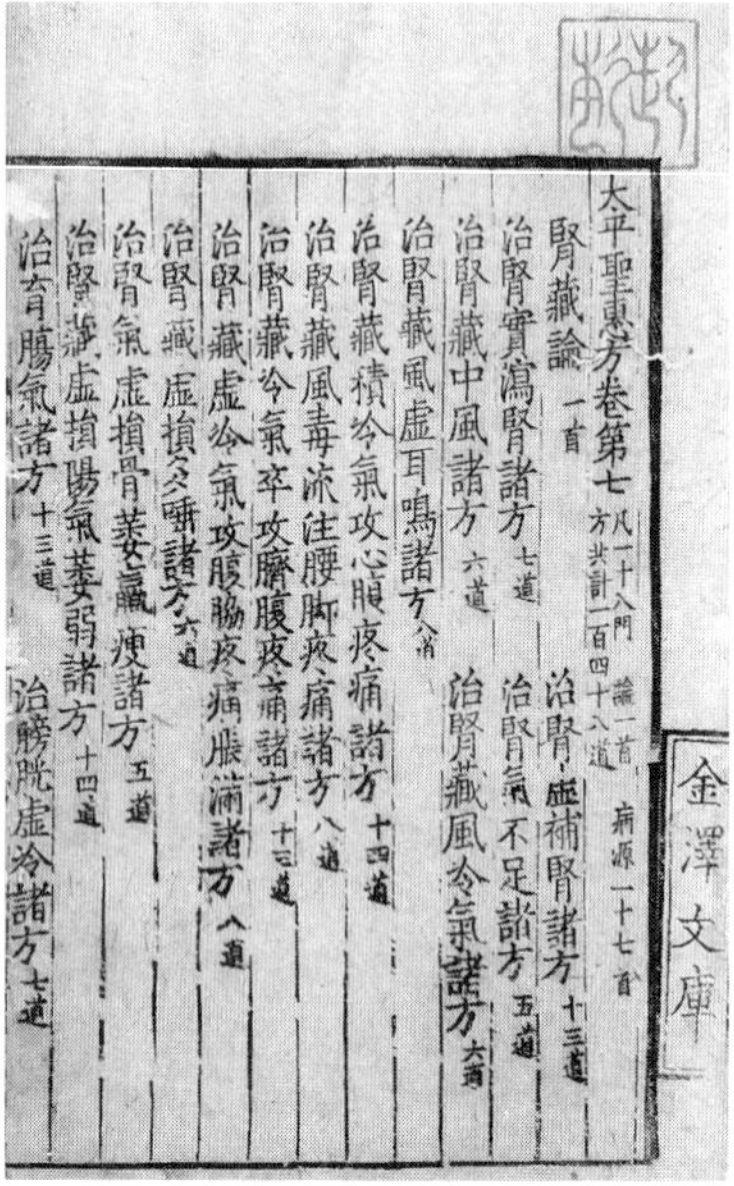
太平聖恵方巻第七 凡一十八門 方共計一百四十八道 論一首 病源一十七首
腎藏論 一首 治腎虛補腎諸方 十三道
治腎實瀉腎諸方 七道 治腎氣不足諸方 五道
治腎藏中風諸方 六道 治腎藏風冷氣諸方 六道
治腎藏風虛耳鳴諸方 八道
治腎藏積冷氣攻心腹疼痛諸方 十四道
治腎藏風毒流注腰脚疼痛諸方 八道
治腎藏冷氣卒攻臍腹疼痛諸方 十三道
治腎藏虛冷氣攻腹脇疼痛脹滿諸方 八道
治腎藏虛損多唾諸方 六道
治腎氣虛損骨萎羸瘦諸方 五道
治腎藏虛損陽氣萎弱諸方 十四道
治奔豚氣諸方 十三道 治膀胱虛冷諸方 七道

図 42　南宋版『太平聖恵方』（旧金沢文庫本。蓬左文庫所蔵。重要文化財）

説を統一し、国家試験に備えるため行われたものである。銅人形には全身に規定の経穴が穿たれ、試験の際にはこれに蠟を塗り、験者は目隠しして試問の経穴に針を刺し、みごと貫通すれば合格となったという。『銅人腧穴針灸図経』はそのテキストとして上木《じょうぼく》されたもので、同時に石碑にも刻されて、一般公開された。この北宋天聖原刻の石碑残片は一九六五〜七一年、明代北京城趾より出土してその存在が実証された。

わが東京国立博物館には精巧な等身大の針灸銅人形が伝存している。同品はかつて北宋の原鋳であるとか、明代の再鋳であるとかいわれ、終戦直後、掠奪重要美術品の一つとして中国側から返還要求がなされたこともある。私は一九八九年、種々の歴史資料をもって、同品は幕府医官山崎次善《やまざきつぐよし》が寛政年間（一七八九〜一八〇〇）に江戸医学館で鋳造せしめたことを確定し、学界に報告、いわれなき俗説に終止符を打った。

『（皇祐《こうゆう》）簡要済衆方《かんようさいしゅうほう》』五巻（一〇五一）　失伝。

『嘉祐《かゆう》補注本草』二〇巻目録一巻（一〇六二）・『図経本草』二〇巻（一〇六二）　従来、医書の校訂・刊行は教育行政官庁である国子監で行われたが、一〇五七年、編集院に医書専門の校正医書局が設置され、まずは先の『開宝本草』の改訂作業に着手、本書が刊行された。以後、高保衡《こうほこう》・孫奇《そんき》・林億らによる治平・熙寧の大規模な医学典籍の校刊事業はこの校正医書局にて行われた。

『傷寒論』一〇巻（一〇六五）　治平二年（一〇六五）から熙寧二年（一〇六九）の五年間のうちに最も主だった医学典籍一六七巻がたて続けに校刊された。これらのうちに現存するものは一片たりともないが、現伝流布本はことごとくこの北宋校刊本を祖本とするものである。北宋校刊が行われなかったとしたら、残り得た医学典籍は僅々たるものであったろう。治平・熙寧の医書校刊こそ以後の中国（東アジア）伝統医学の流れを決定づける一大事業だったのである。このことを念頭に置くことなしに中国伝統医学を語ることはできない。その真っ先の対象となり、校刊されたのが『傷寒論』であった。

『金匱玉函経』八巻（一〇六六）　本書は『傷寒論』と伝来上の異本関係にあり、並び行われるべく刊行された。

『金匱要略（方論）』三巻（一〇六六）　旧伝の張仲景方の節略本に拠り、林億らが、先の二書と重複する傷寒の部を削り、再編集して刊行したもの。

『備急千金要方』三〇巻（一〇六六）　前章に既述。

『千金翼方』三〇巻（一〇六七）　前章に既述。

『脈経』一〇巻（一〇六八）　前章に既述。

『黄帝三部針灸甲乙経』一二巻（一〇六九）　前章に既述。

『外台秘要方』四〇巻（一〇六九）　前章に既述。

『補注黄帝内経素問』二四巻（一〇六九）　現伝『素問』の祖本。すでに天聖五年に刊行されたが、校正医書局においても改訂再版された。その校注ぶりは他の宋改医書とは比較にならぬほど精緻である。林億らによる治平・熙寧の医書校刊は『傷寒論』で華々しく幕を開け、『黄帝内経素問』によって見事なフィナーレを飾った。いかにも校正医書局の面目躍如たる演出というべきである。

『(黄帝) 針経』（一〇九三）　現伝『霊枢』の祖本。林億らの校刊時には北宋政府の秘閣に『針経』の完本はなかった。北宋政府は以後、高麗に本国で亡失した典籍が意外にも多く遺存していることに気付き、一〇九一年に佚書の献上を求めた。その一つに「黄帝針経九巻」がある。これに応じ『針経』は翌一〇九二年に高麗から中国に送られ、翌一〇九三年に刊行された。


以上が北宋代における医学典籍校刊の概要である。とくに治平・熙寧の版本は後世の典範たるべく堂々たる大字版で作られたらしく、一般に広く流布するという性質のものではなかった。そこで後には普及本として小字本も刊行されたようである。『傷寒論』は一〇八八年の、また『千金翼方』『金匱要略』『脈経』『嘉祐補注本草』『図経本草』には一〇九六年の国子監小字本が刊行された記録がある。さらに『太平聖恵方』(図42)『諸病源候論』『備急千金要方』『外台秘要方』『脈経』『黄帝内経素問』などは南宋に入ってからも覆刊された事実が判明しており、治平・熙寧の初刊以降、中央や地方でこれら医学典範の官刻・私刻が行われたことが知られる。これでおおかたの医学典範が出版物として出揃うこととなり、それをベースに医学古典の研究も格段に進んだ。たとえば『傷寒論』に関しては龐安時《ほうあんじ》『傷寒総病論』(一一〇〇)や朱肱《しゅこう》『傷寒活人書』(一一〇八)などの著作が相次ぎ、『傷寒論』再評価の端緒となった。

このほか、北宋では大観中(一一〇七~一〇)に『太平恵民和剤局方』五巻の初版本、大観二年(一一〇八)には『大観経史証類《けいししょうるい》備急本草』三一巻、政和二年(一一一六)には『政和経史証類備用本草』三〇巻、政和中(一一一一~一八)には『聖済経《せいざいきょう》』一〇巻そして『聖済総録』二〇〇巻が編纂され、刊行された。ことに、国立の薬局である和剤局の処方解説書『太平恵民和剤局方』(一一〇七~一〇)は以後何度も増補改訂を重ね(図43)、中世以降の日本医学にも強い影響を及ぼすこととなった。寇宗奭《こうそうせき》の『本草衍義《えんぎ》』(一一一六)も『証類本草』を補う本草書として評価が高い。また、劉温舒《りゅうおんじょ》の著した『素問入式運気論奥《そもんにゅうしきうんきろんおう》』(単に『運気論奥』とも)(一〇九九)は運気学説に新たな道を拓き、金元医学の展開につながった。江戸前期、日本で最もよく読まれた医書の一つでもあ

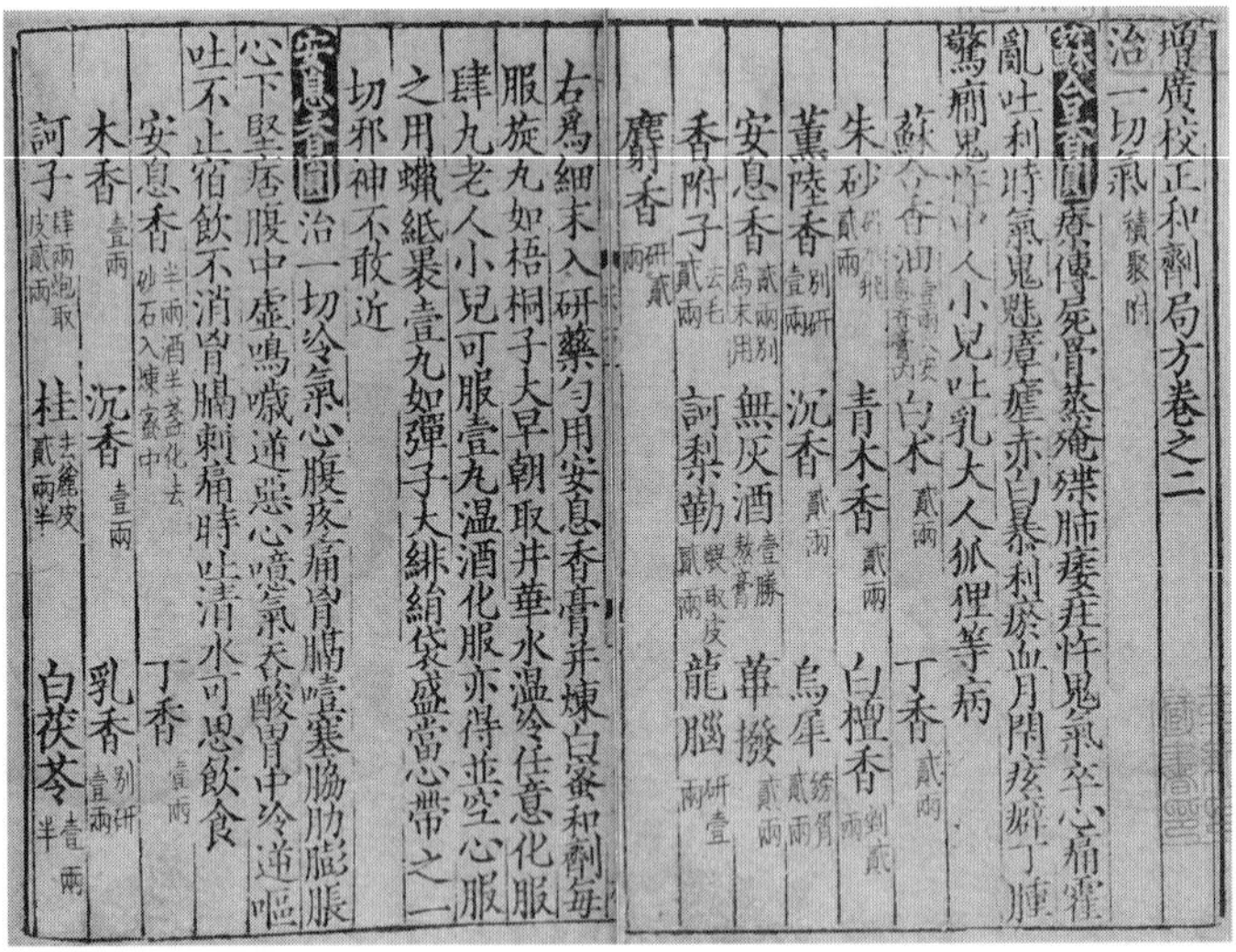
增廣校正和劑局方卷之二
治一切氣 積聚附
蘇合香圓 療傳屍骨蒸殗殜肺痿疰忤鬼氣卒心痛霍
亂吐利時氣鬼魅瘴瘧赤白暴利瘀血月閉痃癖丁腫
驚癇鬼忤中人小兒吐乳大人狐狸等病
蘇合香油 白朮 貳兩 丁香 貳兩
朱砂 貳兩 青木香 貳兩 白檀香 貳兩
薰陸香 別研 壹兩 沉香 貳兩 烏犀 貳兩
安息香 貳兩 無灰酒 蓽撥 貳兩
香附子 貳兩 訶梨勒 貳兩 龍腦 研 壹兩
麝香 研 貳兩
右為細末入研藥勻用安息香膏并煉白蜜和劑每
服旋丸如梧桐子大早朝取井華水溫冷任意化服
肆丸老人小兒可服壹丸溫酒化服亦得並空心服
之用蠟紙裹壹丸如彈子大緋絹袋盛當心帶之一
切邪神不敢近
安息香圓 治一切冷氣心腹疼痛
心下堅痞腹中虛鳴噦逆惡心噫氣吞酸胃中冷逆嘔
吐不止宿飲不消
安息香 丁香
木香 壹兩 沉香 壹兩 乳香 別研 壹兩
訶子 桂 白茯苓

図43　南宋版『太平恵民和剤局方』（5巻本の旧態を保つ唯一の伝本。宮内庁書陵部所蔵）

る。

宋王朝はその後半、東北・西北から侵入した異民族の金や蒙古に追われて中国南半分に撤退を余儀なくされたが（南宋＝一一二七～一二七九）、この時代にも医書の編纂・刊行は相次ぎ、ことに個人の経験処方集が多く著され、出版物ともなった。主な医方書に『鶏峰普済方』（一一三三）、『幼々新書』（一一五〇）、『普済本事方』（十二世紀半ば）、『備急総効方』（一一五四。口絵5参照）、『洪氏集験方』（一一七〇）、『三因方』（一一七四頃）、『楊氏家蔵方』（一一七八）、『衛生家宝方』（一一八四）、『葉氏《しょうし》録験方』（一一八六）、『十便良方』（一一九六）、『百一選方』（一一九七）、『方氏集要方』（一一九七）、『小児衛生総微論方』（一二一六)、『易簡方《いかん》』(十三世紀前半)、『続易簡方論』(一二四三)、『活人事証方』(一二一六)、『魏氏家蔵方』(一二二七)、『婦人大全良方』(一二三七)、『外科精要』(一二六三)、『厳氏済生方』(一二五三)、『簡易方論』(一二六〇)、『仁斎直指方』(一二六四)、『朱氏集験方』(一二六六)ほかがある。針灸書では『針灸資生経』(一二二〇)、『備急灸法』(一二二六)があり、診断学書では『察病指南』(一二四一)、法医学書では『洗冤集録』(一二四七)が著名である。

朝鮮の医書出版

高麗(九一八〜一三九二)は開成に都し、九三六年に半島を統一、大いに栄えたが、一二六〇年、元の属国となり、以後元寇や倭寇のために疲弊・衰退した。

高麗の光宗(九五〇〜九七五)は中国の科挙制を導入した。これによって秘書省(秘閣)に経史の典籍が整備され、やがて必要に迫られて典籍の刊刻事業が推進された。時は中国にさほど遅れをとることなく、靖宗期(一〇三五〜四六)には本格化し、文宗期(一〇四七〜八二)には経・史・子・集のあらゆる分野に及んだ。医書についても例外ではない。高麗のこの時期の出版物は中国刊本の覆刻ではなく、独自の校刊によるものであった。

一〇五八年九月、忠州の牧《ぼく》が医書七種を新彫し、版木が献上されて秘閣に収蔵された。次の七種である。『黄帝八十一難経』『川玉集《せんぎょくしゅう》』『傷寒論』『本草括要《かつよう》』『小児巣氏《そうし》病源』『小児薬証病源一十八論』『張仲卿（景）五蔵論』。さらに半年後の一〇五九年二月には安西都護府使都官の員外郎・異《い》善貞《ぜんてい》らが次の新彫書の版木を進上した。『肘後《ちゅうご》方《ほう》』『疑獄集』『川玉集』。一〇五八〜九年といえば治平・熙寧の校刊に先立つ時期であり、高麗で中国に先んじてこのような医書類が刊行されたことは注目に値する。以後、高麗では一二六六年に『新集御医《ぎょい》撮要方《さつようほう》』が刊行された以外、医書の刊行記録はない。しかし、当時高麗では中国から将来した宋版によって次々とその覆刻が進められていったらしい。蘇軾《そしょく》はこれを危惧して高麗に対する書籍輸出の禁止を建言したほどであった。

時代は降るが、李朝期における二大朝鮮医書についても言及しておこう。

『医《い》方類《ほうるい》聚《じゅう》』二六六巻は金礼蒙《きんれいもう》らが勅を奉じて撰した大型の医学全書で、一四四三年成。一四六五年刊。内容は医学全般に広く及び、唐〜明初の医書など一五〇余部からの引用がある。そのうち約三割は佚書《いっしょ》。そのため輯佚《しゅういつ》の好資料として文献学的な価値が高い。朝鮮・中国では失われたが、原刊本が文禄の役でわが国にもたらされ、大部分が現伝している（図44）。同書は幕末に日本で木活字印行され、明治初に朝鮮にも贈られて、通行本のもととなった。

『東《とう》医《い》宝鑑《ほうかん》』二三巻は李朝の太医・許浚《きょしゅん》の奉勅撰。一六一〇年成。一六一三年刊。全体を内景・外景・雑病・湯液・針灸の五篇に分かった医学全書で、中国医書を資料に、広範な病気の論治を収載。朝鮮医書中、最も盛名がある。初版は銅活字。

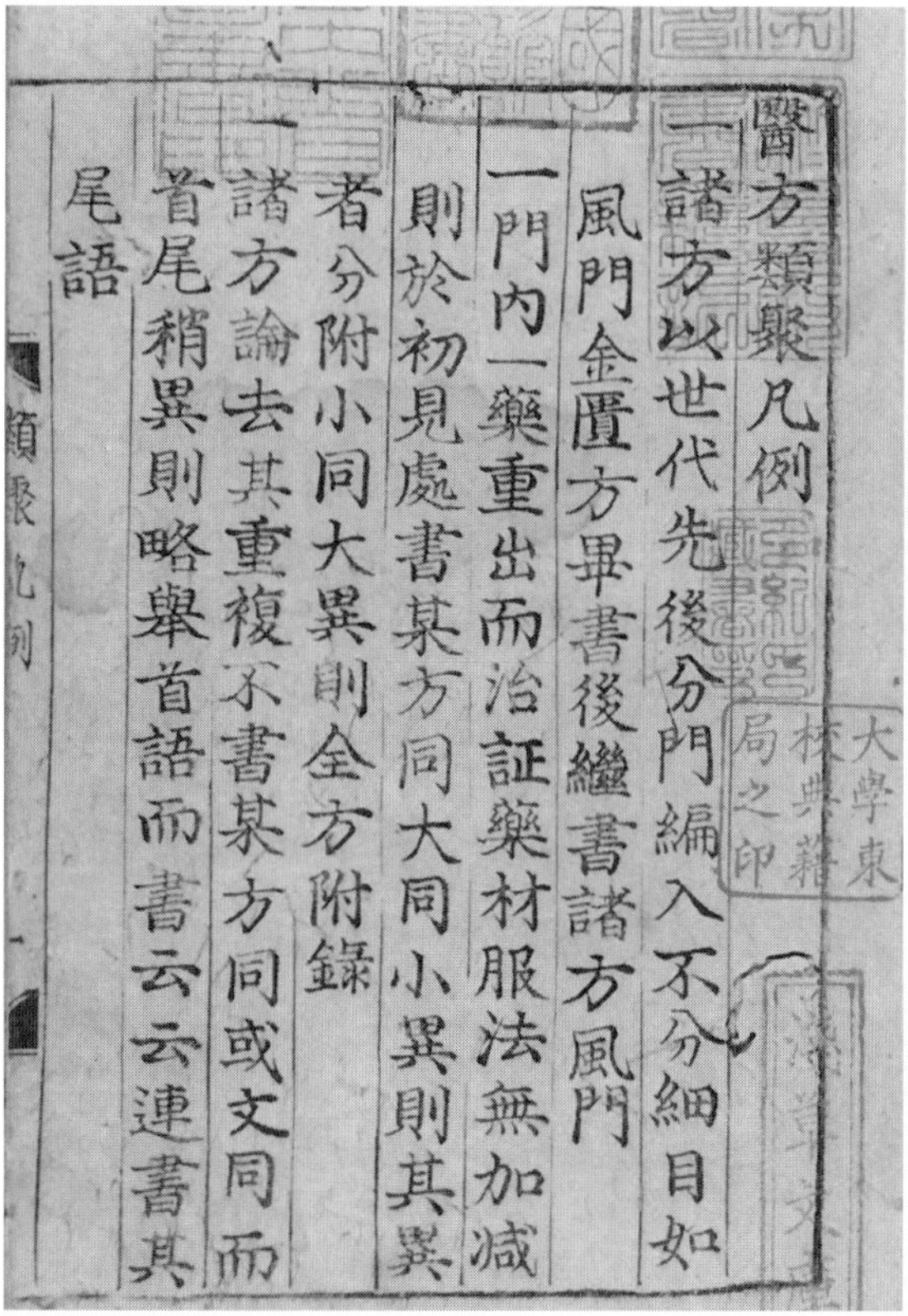
醫方類聚凡例
一諸方以世代先後分門編入不分細目如
風門金匱方畢書後繼書諸方風門
一門內一藥重出而治証藥材服法無加減
則於初見處書某方同大同小異則其異
者分附小同大異則全方附錄
一諸方論去其重複不書某方同或文同而
首尾稍異則略舉首語而書云云連書其
尾語

図44　『医方類聚』（朝鮮銅活字原本。宮内庁書陵部所蔵）

宋版医書の渡来

日本では『医心方』成立後、一世紀以上の間、医学研究は低迷に陥り、新しい医書の編纂著述活動は一切なされなかった。それは唐医学の集約である『医心方』の完成度があまりにも高く、それを凌ぐ必要性もすべも全くといってよいほどなかったからである。十一世紀の医学進歩の沈滞は、千五百年にわたる日本医学文化史上、最低の時期であった。大きな要因は、唐末・五代から北宋初にかけての中国医学文化の荒廃にある。

この状況を打破し、新風を吹き込んだのは、宋における医薬書出版文化の開花にほかならない。日本の医学文化はこれを享受することによって再び活性化し、鎌倉時代における新たな医学文化興隆を生むこととなった。

十二世紀後半になると日本と南宋との直接交易が本格的に開けた。この日宋貿易により、日本人は印刷化された典籍をはじめて目にするようになった。当時摺本《しょうほん》と称された宋刊本は中国の最新文化知識の象徴として珍重され、学界に衝撃を与えた。藤原頼長《ふじわらのよりなが》は康治二年（一一四三）に医薬記事を含む類書『太平御覧《たいへいぎょらん》』一千巻を入手し、読み進めているが、宋版医薬書渡来の確実な記録は藤原通憲《ふじわらのみちのり》の『通憲《つうけん》入道蔵書目録』（一一五九以前）の『大観本草《たいかんほんぞう》』（一一〇八）の著録が初見であろう。通憲（信西）は古今の文献に通じた蔵書家であったが、平治の乱（一一五九）で梟首《さらしくび》された。

建久三年（一一九二）源頼朝が鎌倉に幕府を開いてからは、次々と宋版医薬書が輸入されるようになった。当の中国では宋刊本の出現によって旧巻子本がたちまち放棄され消滅の道をたどったが、日本では、従来遣唐使が中心となって将来した古巻子本系の医書と、新渡来の宋元版にもとづく医書が、半ば並行して行われた。かつて五百年にわたり、多大な犠牲を払って、憧れの中国から得た医学典籍には容易に断ちがたい重みがあり、宋からの新情報も依然として手軽で廉価なものではなかった（このことが日本に古文献を保存させる結果となる）。旧来の唐医学と新渡来の宋元医学の共存、これが鎌倉・南北朝の日本医学の特徴である。

東福寺の開山で普門院に止住した弁円《べんえん》（円爾《えんに》）は仁治元年（一二四〇）宋より帰国の際、多くの宋版医書を将来した（『普門院蔵書目録』〔図45〕）。現存品に『魏氏家蔵方』がある。金沢文庫伝来の宋元版医書『諸病源候論』『備急千金要方』『外台秘要方』『太平聖恵方』『楊氏家蔵方』『図註本草』『孫真人玉函方』なども禅僧の日中往来と相俟って舶載されたものである。

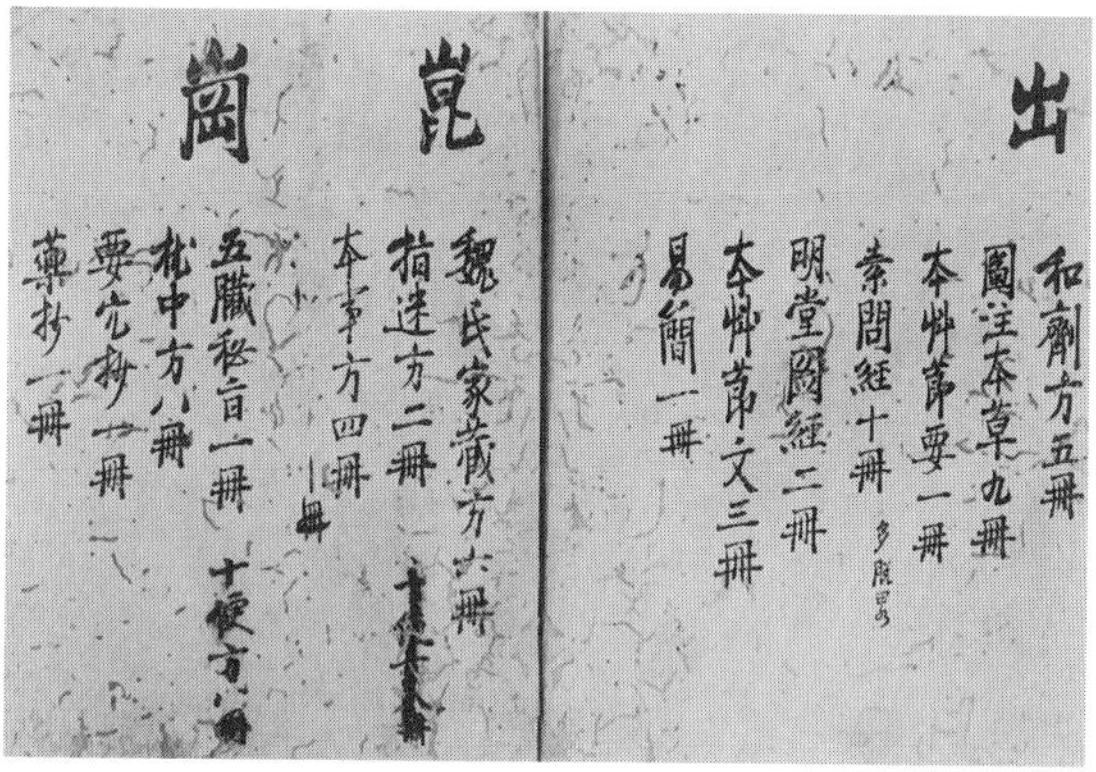
出
和劑方五冊
圖注本草九冊
本草節要一冊
素問經十冊
明堂圖經二冊
本草節文三冊
易簡一冊
崑
魏氏家藏方六冊
指迷方二冊
本事方四冊
崗
五臟秘旨一冊
枕中方八冊

図 45　『普門院蔵書目録』（東福寺所蔵。重要文化財）

平安末期の『長生療養方』（一一八四）にはすでに『証類（大観）本草』の影響がみられ、鎌倉時代に入ってからは惟宗具俊《これむねともとし》の『本草色葉抄《ほんぞういろはしょう》』（一二八四）に宋刊本に由来する『傷寒論』の影響が、さらに惟宗時俊《ときとし》の『医家千字文註』（一二九三）には林億校刊宋版に拠った『素問』の影響がみられる。

宋版医薬書の渡来は従来相伝の医書の改訂を迫った。そのよい例に同じく鎌倉時代の惟宗時俊が編纂した『続添要穴集《ぞくてんようけつしゅう》』（一二九九）がある。本書は平安時代の成立と思われる著者不詳の『要穴《ようけつ》之抄《のしょう》』に時俊が続添したもので、著者不詳の原本部には唐鈔巻子本に由来する書を引き、時俊の続添部には宋刊本に基づく書が引用してある。この時期、医学典範が旧鈔巻子本から新渡来宋刊本に転換したことを示す絶好の史料といえよう。

平安後期、北宋の出版医書がただちに日本にもたらされ、強烈な影響を与えるということはなかった。本格的な導入は南宋版によってであり、それも鎌倉時代に入ってからのことである。当初それを担ったのは惟宗氏のような進歩的な宮廷医で、まもなく禅宗の僧医の手へと移っていった。禅宗は宗教の域を越え、学問・芸術すべてを包含し、宋元文化の機軸そのものであった。日本の渡海僧と来日中国僧らによってその文化は日本にもたらされ、浸透していった。やがてその土壌は、遣唐使時代と並ぶ、華々しい日明の文化交流の時代を生み出すのである。

『孫真人玉函方』の出現

未知の宋元版医書が発見されるということはめったにあることではない。ところが、前述の金沢文庫本『孫真人玉函方』はごく最近出現し、話題となったものである。以下エピソードも含め、新出の奇書を紹介しよう。

二〇一一年四月、長野仁氏より千葉県館山市立博物館特別展「村の医者どん」（二〇〇八）の図録に、金沢文庫印のある『孫真人玉函方』と題する宋刊本と思しき医書が掲載されていると通報があり、その図録複写が送られてきた。筆者はそれを見て驚嘆し、さっそく同博物館に連絡を取り、所有者（個人）を紹介いただき五月に所有者宅を訪れたが、間違って廃棄した由。大いに落胆した。ただ貴重な医書が存在していた記録だけは残しておこうと、二〇一一年十二月に日本医史学会へ演題を申し込み、二〇一二年六月に講演発表を予定していた。

その矢先の五月、館山市立博物館より、所蔵者が廃棄したと思っていた該書が見つかり、博物館に寄贈されたとの連絡が入ったのである。筆者は歓喜雀躍し、すぐに同館を訪れ、調査を行った。全五〇葉で、「金沢文庫」印は第一葉裏と第五〇葉表に二印があり、次の三種の書が合綴されている。

『孫真人玉函方』（口絵6・図46）は、孫思邈自序一葉、上中下三巻、各六葉。計一九葉。自序には本書は昆明池に棲む龍の化身から手に入れた秘方であるといい、計三〇の処方を収録。多くは

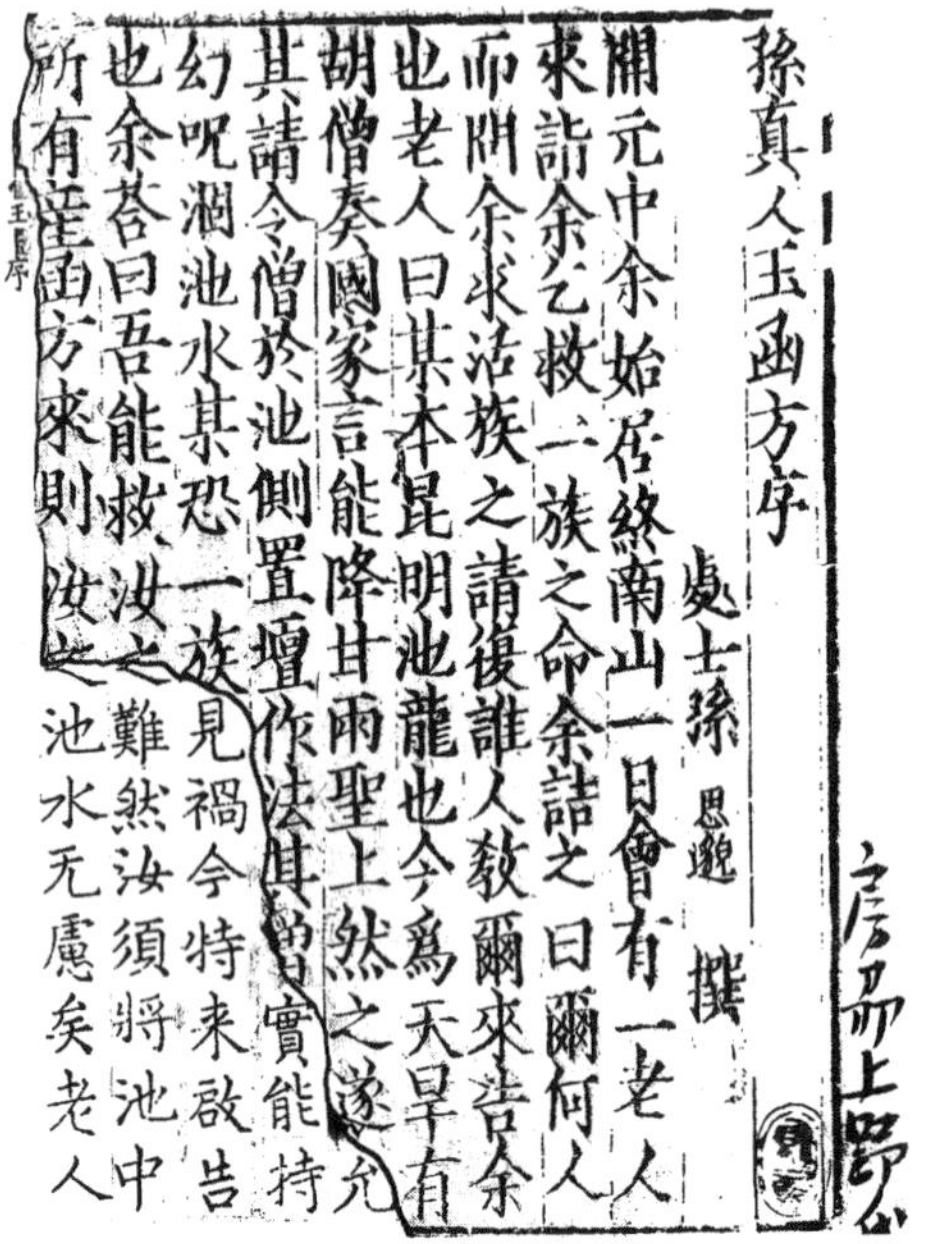
孫真人玉函方序
處士孫 思邈 撰
開元中余始居終南山一日會有一老人
來詣余乞救一族之命余詰之曰爾何人
而問余求活族之請復誰人教爾來告余
也老人曰某本昆明池龍也今爲天旱有
胡僧奏國家言能降甘雨聖上然之遂允
其請令僧於池側置壇作法其僧實能持
幻呪涸池水某恐一族見禍今特来敬告
也余荅曰吾能救汝之難然汝須將池中
所有[illegible]函方來則汝之池水无慮矣老人
玉函序

図46　『孫真人玉函方』孫思邈自序前半（左下部の25字は原本欠損。筆者が『医家千字文註』をもとに復元。続きは口絵6参照）

『外台秘要方』に引用される処方記載と酷似しており、孫思邈に仮託された宋の編著である可能性があるにせよ、内容は唐の医方を色濃く伝えるものといえる。

『膏肓腧穴灸法』は南宋の宋綽の編著で、全一九葉、一九図を含む。『産育宝慶集』は北宋末の郭稽中の著で、序一葉、本文一二葉。

『孫真人玉函方』は『宋史』（一三四五）芸文志に「玉函方三巻」と記録があるのみで、従来伝本は皆無。佚存書である。自序の初めに「開元中」とあるが、これは通説の孫思邈没年より後であるから、どう解釈するか。自序表の左下の紙が破損して二五字が欠落しているのは惜しまれるものの、筆者は惟宗時俊の『医家千字文註』（一二九三）にこの孫思邈序が「玉函方序曰」として全文が引用されていることに気付いた。逆に『医家千字文註』に引用された「玉函方」が本書であることも今回判明した事実である（ただし序表末行の「産函方」と「玉函方」の違いは一考を要する）。これで欠損全文字がすべてわかる。序の首に「処士孫思邈撰」とする書式は、宋改を経ない『（真本）千金方』（図31）と同じである。

『医家千字文註』に引用されるからには、本書は十三世紀には日本に渡来していたことが確実である。惟宗時俊が見たのはこの金沢文庫本か、あるいは別の宋版か。さらに筆者は金沢文庫と関連の深い梶原性全の『万安方《まんあんぽう》』（一三一六頃成）に引用があり、また有林『福田方』（十五世紀初か）にも引用のあることを認めた。しかし写本もこれまで一切確認されておらず、室町時代には世から埋没したのである。

惟宗時俊が見た中国刊本はみな宋版であり、筆者の知る金沢文庫本の『諸病源候論』『備急千金要方』『外台秘要方』『太平聖恵方』『楊氏家蔵方』『図註本草』などはいずれも南宋版とされる。よってさきの日本医史学会では本書を南宋刊本としたが、宋元版の刊行年判定にはむずかしいものがある。長沢規矩也は宋元過渡期の版本は宋末元初刊としておくのがよいという。同感である。

鎌倉南北朝の医学

鎌倉に政権が移り、武士の時代にあっては、医学の新しい担い手は従来の貴族社会の宮廷医から、最新の漢学を受容した学僧、とりわけ高度な医学知識に長けた僧医へと移行していった。鎌倉から室町時代における中国医学の受容は、禅僧の活躍なしには語ることができない。儒学は江戸初期、藤原惺窩《せいか》によって禅宗から解放されたといわれるが、これは医学に関しても同じで、曲直瀬道三《まなせどうさん》の時代まで続く。たとえば初期の人物に明庵栄西《みょうあんようさい》がいる。栄西は入宋経験による学識をもとに『喫茶養生記《きっさようじょうき》』（一二一一）を著し、前代までの丹薬思想に代わる新しい仙薬としての茶と桑の効用を説いた。また医療担当者層の変化にともない、その対象は上流階級者中心から一般民衆へも向けられるようになり、仮名交じりの和文で書かれた医書も著されるようになった。

鎌倉住在の僧・梶原性全《かじわらしょうぜん》は医学に通暁し、新渡来の宋医学文献を渉猟して日本中世最大の医学全書『頓医抄《とんいしょう》』『万安方《まんあんぽう》』を編纂した。『頓医抄』五〇巻（一三〇二〜〇四）の疾病分類法は従来の『諸病源候論』に拠ってはいるが、全体的に最も強い影響を及ぼしているのは『太平聖恵方』である。性全は当時輸入された南宋紹興十七年（一一四七）福建《ふっけん》刊本（金沢文庫蔵本か）に拠ったらしい。このほか宋刊医書から多数の処方を摘録する。文体は平易な仮名交じり和文に改められ、一部には自己の経験を記し、中国最新医学文献を日本人なりに咀嚼した画期的な書といえる（図47）。一方『万安方』六二巻（一三一三〜二七）は『頓医抄』執筆後に新たに目にした『聖済総録《せいざいそうろく》』元大徳四年（一三〇〇）印本を中心資料として編纂されたものである。民衆医療に供する目的の『頓医抄』に対し、『万安方』は子弟に伝えるべき医学典範として漢文で書かれ、質量ともに倍する。元大徳本の印行から『万安方』の起筆までわずかに十三年しか隔っていない。さらに当時にあって迅

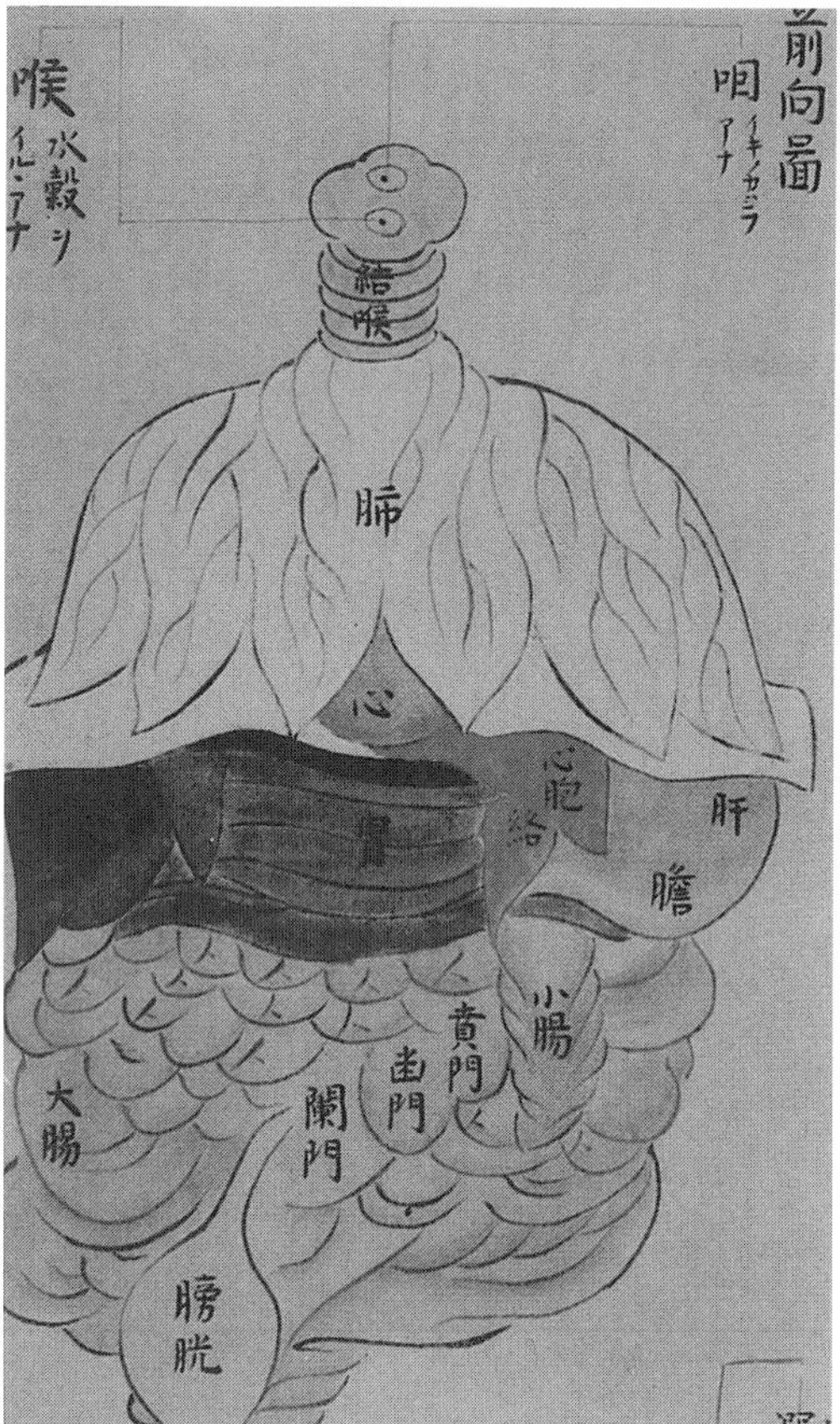

図47 『頓医抄』の解剖図（北宋・楊介『存真環中図』からの引用。内閣文庫本）

速な医書の伝播・受容を証するのは『万安方』における『風《ふう》科《か》集《しゅう》験《けん》名《めい》方《ほう》』の引用である。『万安方』に引用される医書はおおむね宋以前の書で、元代の成立にかかるものは『御《ぎょ》薬《やく》院《いん》方《ほう》』（一二六七成）と『風科集験名方』の二書のみである。『風科集験名方』は大徳六年（一三〇六）の版行であり、刊行後わずか数年にして伝えられ日本の医書に活用されたことは、その強い摂取意欲のあらわれとして注目に値しよう。

　南北朝時代を代表する日本の医書としては禅僧・有林《ゆうりん》（有隣とも）の著した『福田方《ふくでんほう》』一二巻（一三六三頃とされるが、あるいは一四〇〇年代まで降る可能性も）がある。仮名交じりで平易・簡明に記された医学全書で、漢より元に至る約一六〇種の文献を引用するが、新渡来の宋元版に由来する医薬書が過半を占め、私見を多く交える。最新医書では元至正三年（一三四三）刊『世《せい》医《い》得《とく》効《こう》方《ほう》』を引用しており、正平年間（一三四六〜六九）前半頃にも新たな医書の輸入が続いたことを示している。

第八章

金元明清の医学と日本

十五世紀～十七世紀初の日明《にちみん》貿易の時代は日中文化交流の歴史上、一つの大きなピークであった。医学においても例外ではない。明代に対応する室町～安土桃山時代、日本はきわめて旺盛な意欲をもって明の医学文化を吸収した。江戸元禄時代に入ると、清の医書の影響は希薄になり、日本の医学は独自化の道を歩むことになるが、これは江戸初期までの明の医学文化受容の基盤があってこそ生じた現象である。すなわち近世日本漢方の礎《いしずえ》は日明関係の時代に培われたといえるであろう。まずは金元～明清の医学を鳥瞰しておこう。

金元医学の新展開

金そして蒙古によって北半分が征服され、さらに元朝によって中国全土が支配された金元時代（一一一五～一三六八）には、革新的な医学理論の展開運動がなされた。ひとことでいうと、そのたてまえは既述の三大古典の理論統合、すなわち内経理論（陰陽五行説・運気学説）をもって病理・薬理を整理し、薬物学・処方学の治療体系を再構築しようとする試みであり、結果としては伝統医学に新たな方向性を開くこととなった。その代表的主導者として後世、金元の四大家と賞讃される医家達がいる。各家は治療方針からそれぞれに学派をなした。簡単に紹介しよう。

劉完素《りゅうかんそ》（河間《かかん》）は河北河間の人で、寒涼《かんりょう》派と称され、心火を降し、腎水を益すことを治療の軸とした。主著に『素問玄機《げんき》原病式《げんびょうしき》』『宣明論方《せんめいろんほう》』があり、その創製になる防風通聖散《ぼうふうつうしょうさん》は肥満・便秘（実証）の治療剤として現代漢方処方の主薬の一つとなっている。孫弟子に羅知弟《らちてい》がいる。

張子和《ちょうしか》（従正《じゅうせい》、一一五六～一二二八）は河南考城の人で、攻下《こうげ》（攻邪）派と称され、汗・吐・下の攻撃的療法を多用。『儒門事親』を著した。

李東垣《りとうえん》（杲《こう》、一一八〇～一二五一）は河北易州（易水）の人で、補土《ほど》派と称され、五行の土、すなわち脾胃《ひい》（中）を養うことを主眼とした。補中益気湯《ほちゅうえっきとう》はその代表的創方で、今日の漢方治療でも頻繁に用いられる。主著に『脾胃論』『内外傷弁惑《ないがいしょうべんわく》論《ろん》』『蘭室秘蔵《らんしつひぞう》』がある。

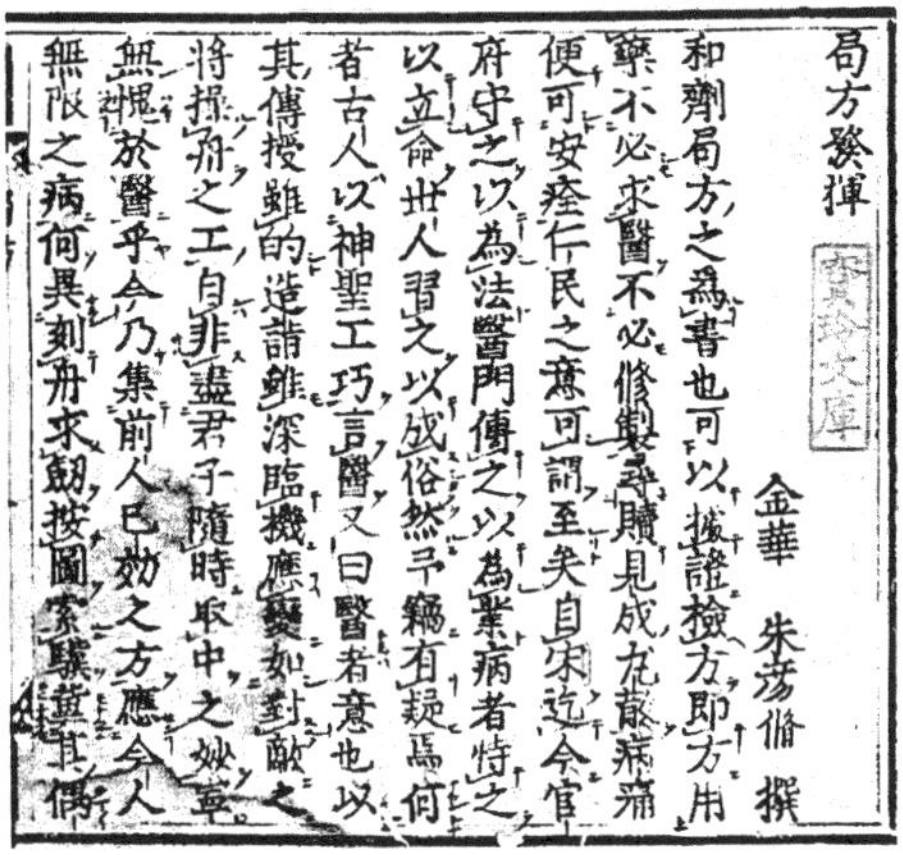
局方發揮
金華　朱彦脩　撰
和劑局方之為書也可以據證檢方即方用藥不必求醫不必修製尋贖見成丸散病痛便可安痊仁民之意可謂至矣自宋迄今官府守之以為法醫門傳之以為業病者恃之以立命世人習之以成俗然予竊有疑焉何者古人以神聖工巧言醫又曰醫者意也以其傳授雖的造詣雖深臨機應變如對敵之將操舟之工自非盡君子隨時取中之妙寧無愧於醫乎今乃集前人已効之方應今人無限之病何異刻舟求劍按圖索驥冀其偶

図48　『局方発揮』（元和寛永中、梅寿古活字本）

朱丹渓《しゅたんけい》（震亨《しんこう》、一二八一～一三五八）は浙江義烏の人で、養陰《よういん》派と称され、陰の不足を補うのを治療の主とし、滋陰降火《じいんこうか》の剤を創方した。主著に『格致余《かくちょ》論《ろん》』『局方発揮《きょくほうはっき》』（図48）があるが、弟子や後人の手になる編著・仮託書も多い。

前二者は劉張医学と称され、瀉法に重きを置き、後二者は李朱医学と称され、補養を主軸とする。いずれも明清医学に強い影響を与え、その基盤となった。現代中医学理論の柱もここに由来する。また日本への影響も同様で、後者、とりわけ先行の金元医論を取り込んだ朱丹渓学派の影響は強烈であった。このほか金元医学の端緒を開いた張元素《ちょうげんそ》（李東垣の師）、それを進展させた王好古《おうこうこ》、内経理論を背景とし『註解傷寒論』（一一四四）を著して『傷寒論』解釈に独自の理論展開をみせた成無己《せいむき》といった人々もおり、それぞれに新境地を開いた。

針灸関係では元の滑寿《かつじゅ》（伯仁《はくじん》）の『十四経《じゅうしけい》発揮』（一三四一）と『難経《なんぎょう》本義』（一三六一）が著名である。前者は江戸時代日本で最も流布する針灸書となった。後者は以後中国・日本において広く行われ、『難経』の主要テキストになった。両書は江戸時代、およそ二〇回ほども翻刻を重ねた。

明清代の医薬書

モンゴル族による元朝を倒した朱元璋《しゅげんしょう》（洪武《こうぶ》帝）は一三六八年、都を金陵《きんりょう》（昔の建業、今の南京）に定め、漢族国家の復興を果たした。明王朝（〜一六六二）の成立である。この三百年間は、日本では南北朝末期から室町・安土桃山、そして江戸時代前期という広い時代にわたっている。明清の医学はおおむね前述の宋・金元医学を引き継ぎ、拡充させたものといえる。すなわち金元の新機軸を基本とし、その後の経験・研究を加味した医薬書が数多く世に出た。明代の代表的医薬書を、ごく著名なものに限って挙げれば次のようなものがある。

『黄帝内経』の研究・解説書としては、馬玄台《ばげんだい》（蒔《じ》）の『素問霊枢註証発微《はつび》』（一五八六〜八）、張介賓（景岳《けいがく》）の『類経』（一六二四）、李中梓『内経知要』（一六四三）などがあり、日本の『内経』学に大きな影響を及ぼした。

本草書としては『本草品彙《ひんい》精要』と『本草綱目』の大作がある。『本草品彙精要』四二巻は、孝宗（弘治帝）の命により劉文泰らが一五〇五年に完成させた明清間唯一の勅撰本草である。精緻な彩色本草画入りの豪華本（弘治原本）が杏雨書屋に伝わっている（口絵7参照）。宮廷内の愛玩用であったため、近代に至るまで出版されることはなく、一般にその存在は知られなかった。一方、湖北蘄州の李時珍《りじちん》（一五一八〜九三?）が一五七八年に脱稿した『本草綱目』五二巻（図49）は出版以降、世に大いに迎えられ、従来の『証類本草』に取ってかわり、本草書といえば『本草綱目』を指すほど広く流布した。その影響は今日に至るまで絶大で、李時珍は科学者の英雄として中国で評価されている。ほかに明では朱橚《しゅしゅう》『救荒本草』（一四〇六）、王綸《おうりん》『本草集要』（一四九六）、薛己《せっき》『本草約言』（一五五九以前）、陳嘉謨《ちんかぼ》『本草蒙筌《もうせん》』（一五六五）、倪朱謨《げいしゅぼ》『本草彙言』（一六二四）、清では張志聡《ちょうしそう》『本草崇原《すうげん》』（一六六三）、王昂《おうこう》『本草備要』（一六九四）、張路玉《ちょうろぎょく》『本経逢原《ほんけいほうげん》』（一六九五）などの本草書がある。

明の医方書は数多いが、日本への影響力が強かったものに、劉純《りゅうじゅん》『医経小学』（一三八八）『玉《ぎょく》機微義《きびぎ》』（一三九六）、熊宗立《ゆうそうりつ》『医書大全』（一四四六）、方賢ら『奇効良方』（一四七一）、王璽《おうじ》『医林集要』（一四八二）、虞摶《ぐたん》『医学正伝《いがくせいでん》』（一五一五）、薛己『薛氏医案』（一五五八以前）、楼英『医学綱

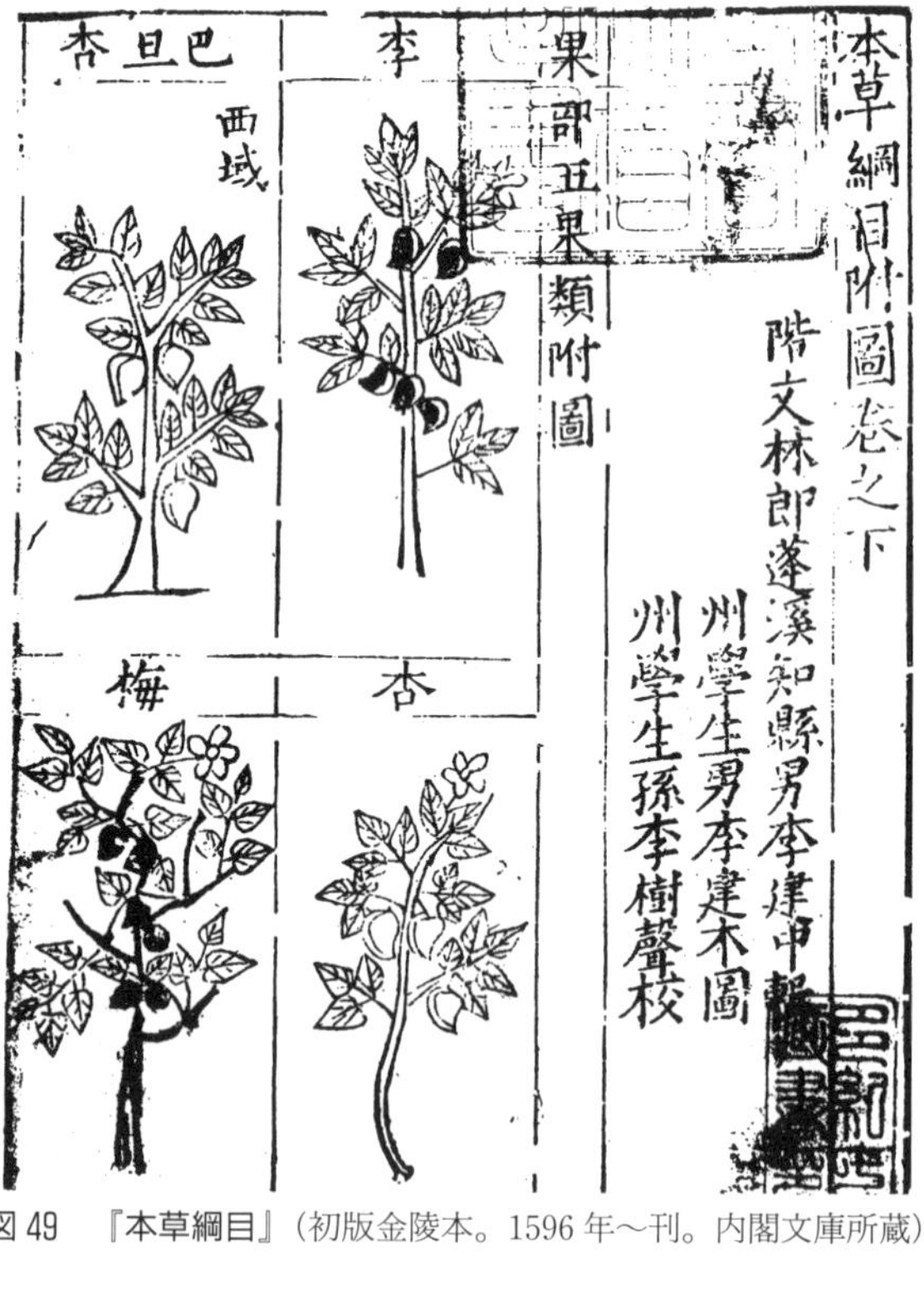

図 49　『本草綱目』（初版金陵本。1596 年～刊。内閣文庫所蔵）

目』(一五六五)、李梴《りてん》『医学入門』(一五七五)、呉崑《ごこん》『医方考』(一五八四)、龔廷賢《きょうていけん》の『古今医鑑《ここんいかん》』(一五七六)『種杏仙方』(一五八一)『万病回春』(一五八七)『雲林神彀《うんりんしんこう》』(一五九一)『魯府禁方』(一五九四)『寿世保元』(一六一五)『済生全書』(一六一六)、また王肯堂『証治準縄』(一六〇八)、聶尚恒『奇効医述・活幼心法』(一六一六)、陳実功『外科正宗』(一六一七)などがある。熊宗立と龔廷賢の影響については後述する。

『傷寒論』関係では、元末明初の王履が『医経溯洄集』を著し、『傷寒論』新解釈の糸口を作った。『傷寒論』のテキストとしては趙開美《ちょうかいび》が『仲景全書』(一五九九)を刊行。また方有執《ほうゆうしつ》が新論法をもって『傷寒論条弁《じょうべん》』(一五九三)を著し、清の喩嘉言《ゆかげん》『傷寒尚《しょう》論《ろん》篇』(一六四八)、程応旄《ていおうぼう》『傷寒論後条弁』(一六七〇)がこれを敷衍し、日本の古方派勃興の引き金となった。

針灸書では徐鳳《じょほう》『針灸大全』(一四三九)、高武《こうぶ》『針灸聚英《じゅえい》』(一五一九)、楊継州『針灸大成』(一六〇一)があるが、清代に

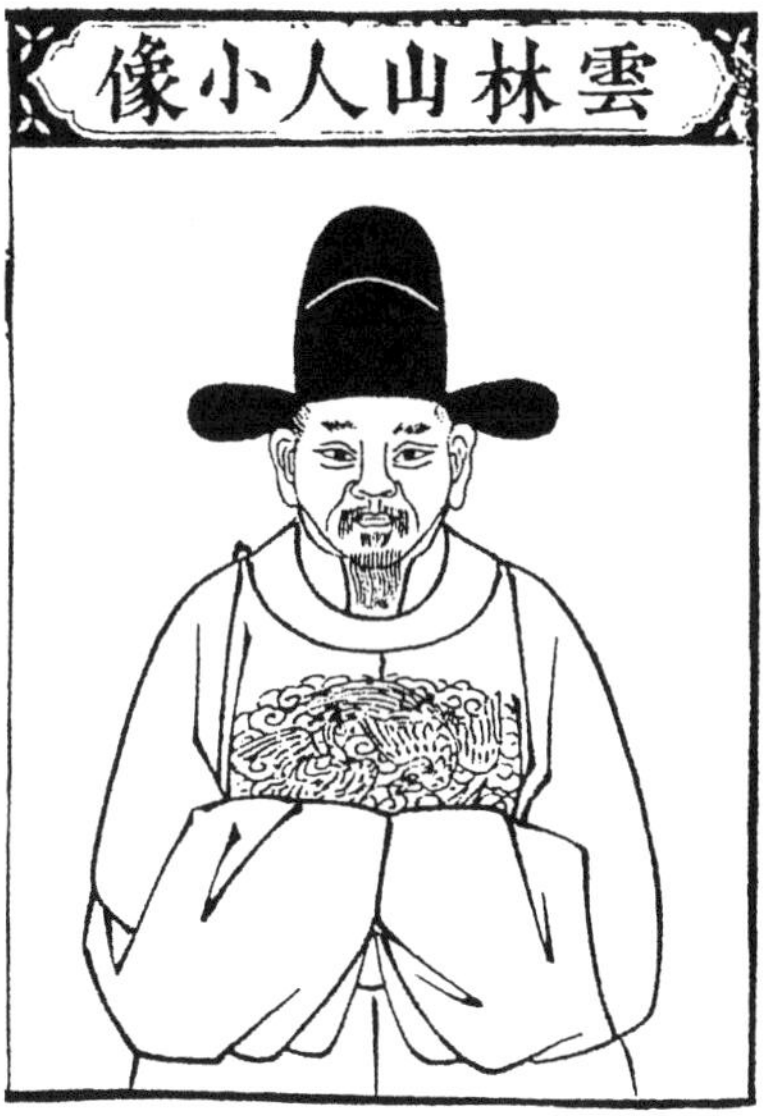

図50　龔廷賢(明万暦刊『種杏仙方』)

入ると中国では針灸は衰退し、かえって日本で盛んになった。

十四世紀後半に興り、永楽十九年（一四二一）には首都を北京に遷して繁栄した明王朝も、十七世紀に入ると疲弊を極め、李自成《りじせい》の農民反乱によって順治元年（一六四四）、北京は陥落。崇禎帝《すうてい》は自殺して明王朝は滅亡した。同年満州族の清軍が北京に入城してここを首都とし、以後清王朝が三百年にわたって中国を支配することとなった。ただ明の残存勢力の平定にはなお二十年を要した。

清代には勅命により医学全書『医宗金鑑《いそうきんかん》』（一七四二）が編刊された。また明の呉有性《ごゆうせい》『温疫《うんえき》論』（一六四二）に発し、葉天士《しょうてんし》『温熱論《うんねつろん》』（十八世紀前半）、呉鞠通《ごきくつう》『温病条弁《うんびょうじょうべん》』（一七九八）に代表される温病学理論も登場した。この学説は現代中医学理論の一角を形成している。清代にも多くの医薬書が出た。しかし明代と重なる清初の一部の書（『温疫論』など）は除くとしても、明のそれとは対照的といってよいほど、清代には日本の医界を根底から揺るがすような斬新な医薬書は何一つ現れなかった。それはややもすれば新鮮さを欠いた清の伝統医学にも原因があるが、元禄の頃にはすでに独自の方向性を踏み出しつつあった日本の医学状勢がもたらしめた結果といえる。

入明医師の活躍

室町時代前期の最先端医学は、明に留学し帰朝した医師たちによってリードされた。その先駆けをなしたのは竹田昌慶《たけだしょうけい》である。

竹田昌慶は太政大臣藤原公経《きんつね》の子で僧籍に入り、応安二年（一三六九）明に渡り、明室《めいしつ》と号し、金翁道士《きんおうどうし》について医を修得。秘伝を受け、その娘を妻とし、二子を儲けた。洪武帝（一三六八〜九八）の后が難産で衆医が治療したが効なく、昌慶が召されて薬剤を投与したところ、皇子を安産した。よって洪武帝より安国公に封ぜられたという。永和四年（一三七八）あまたの医書・本草書や針灸用の人体模型である銅人形を携え帰朝した。足利義満に仕え、法印《ほういん》に昇進。以後室町〜江戸時代を通じて栄えた医の名家・竹田家の祖となった。

洪武帝皇后を治した話が事実なら、日本人が医学をもって明の皇室に奉仕したという、すなわち日本→中国の初めての記録となるのだが、これは竹田家の伝承に基づく日本側のみの資料であるから、そのまま鵜呑みにするには問題があろうと思う。しかし南宋版の『外台秘要方』や貴重な銅人形を持ち帰った事実は、明朝の厚遇を得たことを証するものである。

十五世紀半ばには、入明して医名を博したと伝えられる日本の僧医の月湖《げっこ》という人物がいる。通説によると、月湖は明監寺《みょうかんじ》・潤徳斎《じゅんとくさい》と称し、渡明して銭塘《せんとう》に住み、医を行い、景泰三年（一四五二）に『全九集《ぜんくしゅう》』を、三年後に『済陰方《さいいんほう》』を著した。後述の田代三喜《たしろさんき》は入明して月湖に李朱医学を学び、帰国してこれを広めたという。『全九集』の日本伝本には景泰三年の維揚（揚州）陳叔舒《ちんしゅくじょ》の序が冠され、刊行された旨記されている。事実であれば、日本人の医書が十五世紀に中国で出版されたことになり、特筆すべき事件であるが、これは大いに怪しむべきである。日本にも中国にもその明刊本は現存しないし、かつ存在した記録もなく、それどころか中国側には月湖に関する伝承、『全九集』の伝本は皆無である。月湖は銭塘人ともいわれ、日本人であった確証もない。資料によっていうところはまちまちであり、伝説の域を出ない。同書は三喜を通じて曲直瀬道三《まなせどうさん》の手に渡り、再編・和訳され、江戸初期の重要な医学テキストの一つとして流布することとなった。

坂浄運《さかじょううん》は南北朝代からの医の名家・坂氏の後裔で、明応年間（一四九二～一五〇一）渡明。帰国後『続添鴻宝秘要抄《ぞくてんこうほうひようしょう》』（一五〇八）を著し、家学を完成。足利義政・後柏原天皇の侍医となり、子孫は吉田盛方院《よしだせいほういん》家として江戸時代に活躍した。

半井明親《なからいあきちか》は古来丹波氏と宮廷医の地位を二分した和気《わけ》氏の後裔。永正年間（一五〇四～二〇）に渡明し、熊宗立《ゆうそうりつ》（時代が合わないからその子孫か）について医を修め帰国。その間、武宗（在位一五〇六～二一）の病を治して驢馬《ろば》を下賜されたと伝える。中国皇帝の療治に与ったとなると、竹田昌慶以上に日本→中国文化交流史上、画期的なことであるが、これまた半井家由来の資料に基づくもので、むろん中国側の資料はなく、真相は不明である。驢馬下賜に因み、明親は驢庵《ろあん》と称し、後裔は歴代驢庵を襲称、江戸時代を通じ官医として最高の家格を保った。

若干時代は降るが、足利義晴の侍医、吉田宗桂《よしだそうけい》（意庵《いあん》）は天文八年（一五三九）高僧・策彦周《さくげんしゅう》良《りょう》に随い、遣明船で明に渡り、同十年帰国した。同十六年には再び策彦とともに渡明。明都で世宗

（在位一五二二～六六）に謁し、その病を治して効のあったことから、『聖済総録』二〇〇巻や数々の宝物を賜り、天下に鳴ったという。同十九年、多くの医書を携えて帰国。以後同家は大いに栄えた。息子兄弟が豪商角倉《すみのくら》了以《りょうい》と名医吉田宗恂《そうじゅん》といえば、いかに偉大な父であったか想像がつこう。

以上のごとく渡明した医師達はいずれも中国で名声を博したと伝え、皇帝・皇后の療治に卓効を奏して（あるいは奏したと称して）帰国した医家はこぞって法印の位に就き、家系は累世最高格の医家となった。あくまで中国は最先端医学の国であり、地位の確保にはその権威が何よりも役立ち、また必要だったのである。

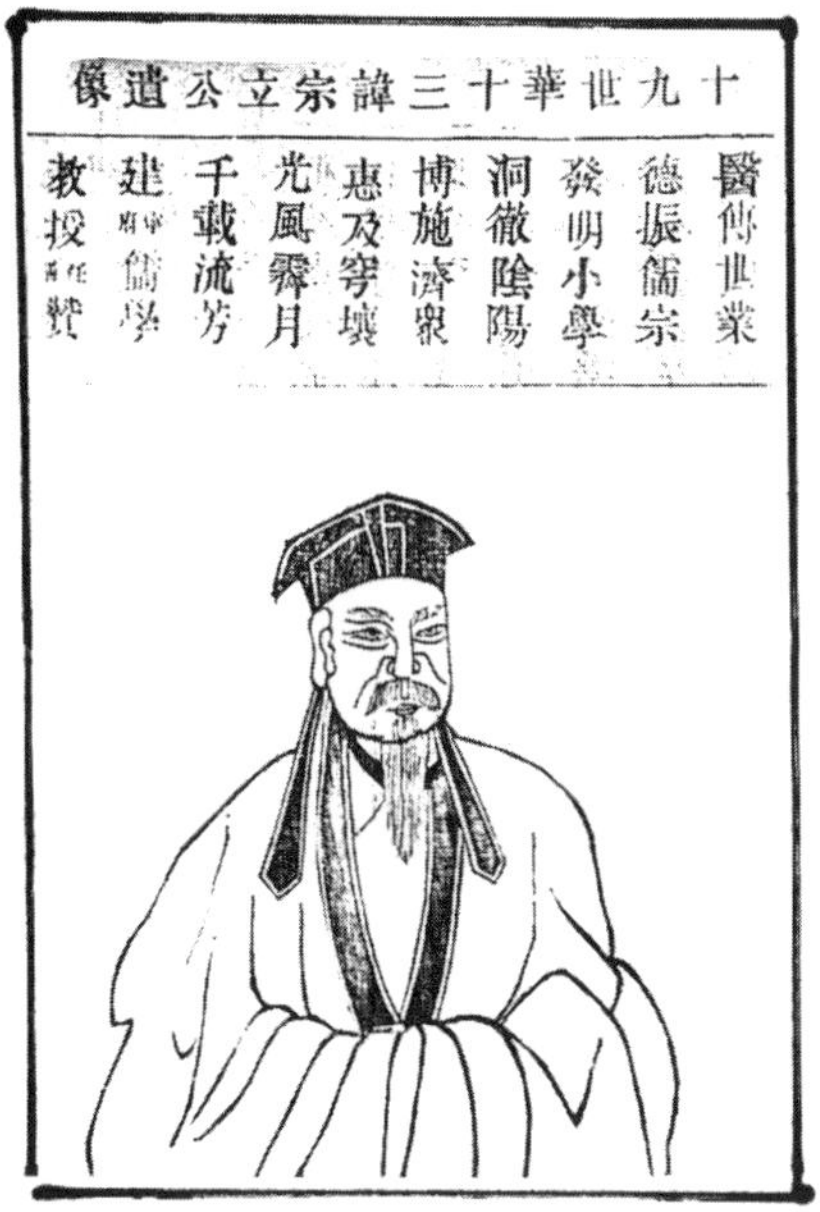

図51　熊宗立（清刊『潭陽熊氏宗譜』）

日本最初の医書出版と禅僧

入明医家をはじめとする当時の知識階級の医師達は、最新の明医学を競って導入し、門派・交流社会内での普及につとめた。その機運の高ま

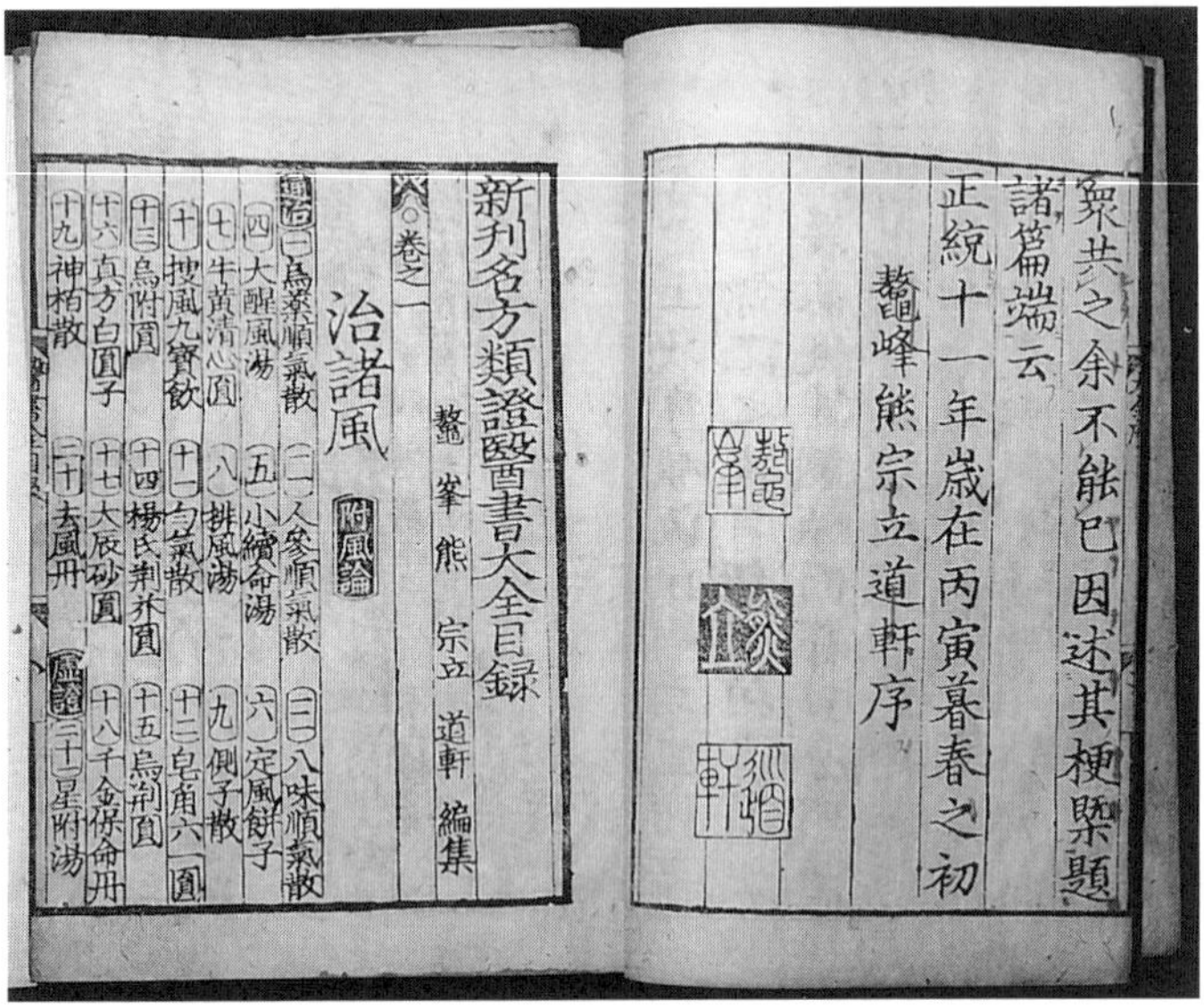

図52　日本最初の印刷医書『医書大全』（大永8年、阿佐井野版）

りのなかで、大永八年（一五二八）、日本で初めて医学書が印刷出版された。刊行者は堺の豪商で医を兼ねた阿《あ》佐《さ》井《い》野《の》宗瑞《そうずい》、対象となった書は明の熊宗立の編著になる『医書大全』である（図52）。

宋の医書校刊のところでも説いたように、文化的影響力において書物の出版はきわめて大きな意味をもつ。写本に比して、同じものが同時に作れるという点、数百倍の情報伝達力を有するからである。中国の医書印刷に遅れること五百年にして、ようやくここに日本の医書出版文化の萌芽をみたのであった。

当時の堺商人は財力をもって遣明貿

易の実権を握り、堺港は明との交易の窓口となった。宗瑞はその有力者の一人で、文化事業に意を注ぎ、『医書大全』以外にもいくつかの出版を行っている。吉田宗桂入明の十年前、その子角倉了以・吉田宗恂の活躍する約七十年前のことである。

『医書大全』の原本は正統十一年（一四四六）建陽（福建省）で初刊、成化三年（一四六七）に重刊された。出版者は編著者自身の熊宗立（一四〇九～八一）である。すなわち熊宗立は種徳堂《しゅとくどう》と称し、儒家・医家でもあり、出版事業家でもあった。宗立は医書・儒書など自己の著述も含め、すこぶる多くの書物を刊行した。子孫の熊氏一族も福建における屈指の出版家として活躍した。十五～十六世紀、日本の医学に影響を与えた人物として、熊宗立に比肩しうるものはいない。福建は日明貿易の一大拠点であり、日本に対する文化的影響は大きく、熊宗立の所業も当の中国よりはむしろ日本の医学に色濃く反映されることとなった。医学・儒学・出版事業を兼ねた熊宗立の職業形態までもが、阿佐井野宗瑞の手本とするところとなり、ひいては吉田宗恂や曲直瀬玄朔《まなせげんさく》らの活字医書出版活動へとつながっていったのである。

これと連携する五山僧の学術研究活動も見逃すことはできない。来朝僧や留学僧を中心に鎌倉時代から育まれた五山文学はこの頃爛熟の域に達し、その学問は多領域にわたり、医学知識に精通する学者もいた。月舟寿桂《げっしゅうじゅけい》や谷野《たにの》一栢《いっぱく》らである。

月舟は実はさきの大永版『医書大全』に跋を付した高僧で、医書にもきわめて造詣が深かった。

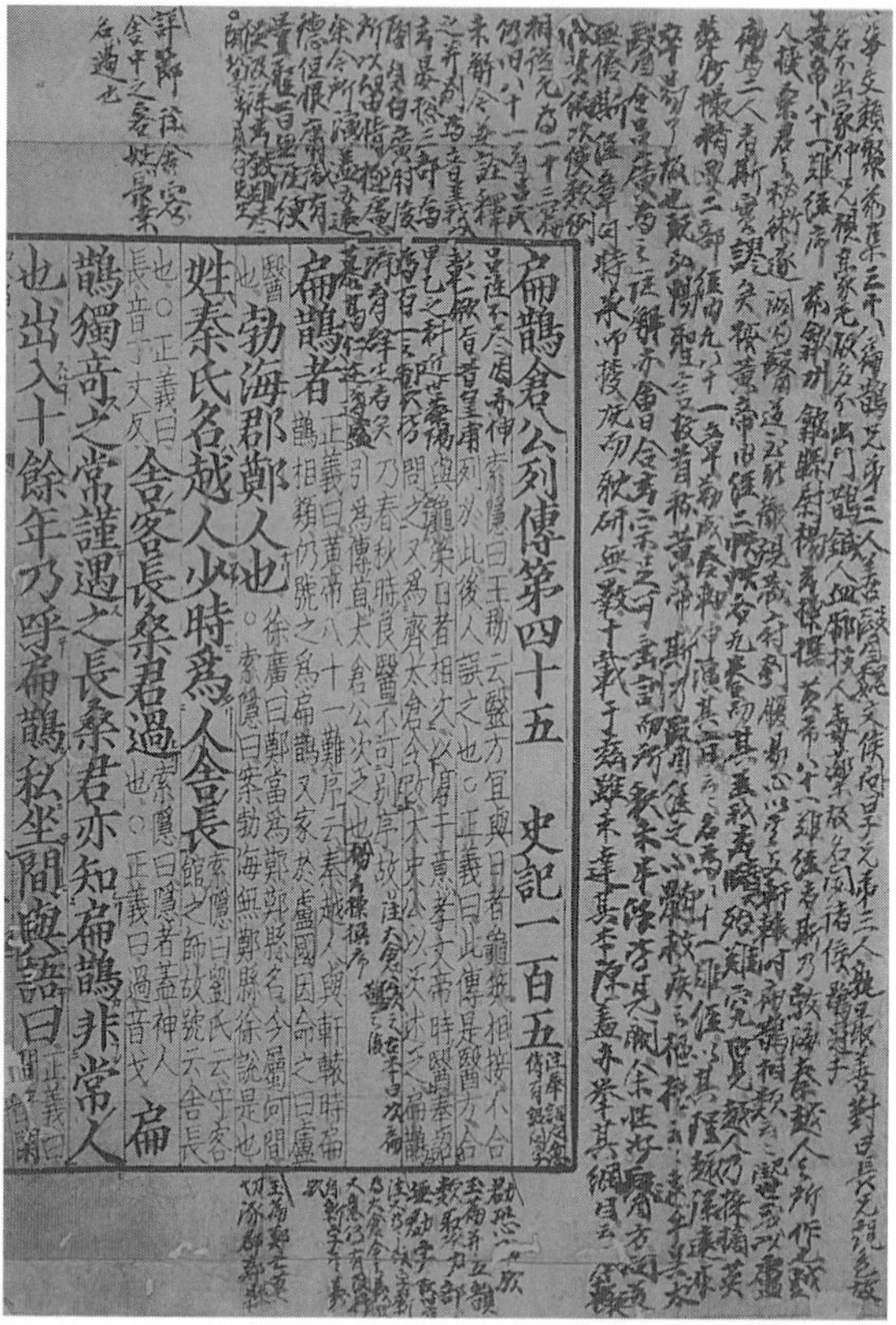

扁鵲倉公列傳第四十五　史記一百五

扁鵲者勃海郡鄭人也姓秦氏名越人少時爲人舍長舍客長桑君過扁鵲獨奇之常謹遇之長桑君亦知扁鵲非常人也出入十餘年乃呼扁鵲私坐間與語曰

図 53　月舟寿桂の詳細な書入れのある宋版『史記』扁鵲倉公伝（国宝）

その知識の深遠さは現存する宋版『史記』（国立歴史民俗博物館所蔵・国宝）扁鵲倉公伝《へんじゃくそうこうでん》の標注に現れており、驚嘆に値する（図53）。そこに引用された新渡来医書の多くは熊宗立本であり、ここにも宗立の影響を見て取ることができる。

越前朝倉氏の一乗谷に住した一栢も月舟と親交をもち、医学に通じた。一栢は天文五年（一五三六）、『医書大全』に続く第二の日本印刷医書『勿聴子俗解八十一難経《ふっちょうしぞくかいはちじゅういちなんぎょう》』を、朝倉氏の援助を得て一乗谷の地で開版した。勿聴子とは熊宗立の号、これまた宗立の注解・刊行にかかる医書であった。また近年福井の一乗谷遺跡から医書（『湯液本草』）の焼片が出土したが、これも熊宗立の刊行した『東垣十書《とうえんじっしょ》』に由来することが明らかにされている。すでに地方都市・一乗谷にも最新の明医学が伝播し行われていたのである。

月舟の『幻雲文集《げんうんもんじゅう》』を見ると、前述の渡明医家・竹田昌慶の子孫たちや、坂氏ほか有力医師との太い絆がうかがえる。そのうちには陳外郎《ちんういろう》の名で知られる帰化中国人の子孫、有年《ゆうねん》や周晦《しゅうかい》もいる。祖の宗敬《そうけい》は元の滅亡に伴い日本に逃れた官僚・医師（礼部員外郎・太医院）。その子大年《たいねん》は遣明船の一員として渡明した。月舟の師・桃源《とうげん》の学統を承けた策彦周良はのちに曲直瀬道三と交流を結び、道三の著『啓迪集《けいてきしゅう》』に序を書いた。遣明の際得た医書の提供も行ったらしい。このような知識人社会の中で明の新医学は受容され、しだいに次の時代へと浸透し、やがて日本風の定着のしかたをみせることとなった。

熊宗立医学の影響、当時の上流階級の医師と、禅僧・豪商との交流、その動向を探ることは、室町～江戸初期の医学史研究上必須の課題であるが、これまであまり研究が進んでいない。今後の究明がまたれる分野である。

曲直瀬道三の登場

室町末期から安土桃山時代に活躍した最も著名な医師といえば、曲直瀬道三《まなせどうさん》（一五〇七～九四）の右に出る人はいない。道三は当時の中国医学（嘉靖間に行われた医学）を日本に導入し、根づかせた功労者で、日本医学中興の祖と称される。道三は京都の人で臨済宗の僧籍にあったが、享禄元年（一五二八）関東足利学校に学び、同四年、田代三喜《たしろさんき》に会い、医学を専攻した。天文十四年（一五四五）帰洛。学舎啓迪院《けいてきいん》を創建して医学教育活動に従事するとともに、時の権力者、足利義輝・毛利元就《もうりもとなり》・織田信長・豊臣秀吉・稲葉一鉄らの信任を次々と得、その医療を担当し、また千利休《せんのりきゅう》などの文化人と親交を結び、医療のみならず、広く文化活動を通じ、そのブレーンとなって政治を陰から動かした。

天正二年（一五七四）、六十八歳の道三は、当時日本に輸入された金・元・明の中国医書をわかりやすく整理し直して『啓迪集』八巻を編述し、時の正親町《おおぎまち》天皇に献上した。天皇はこの書を高く評価し、信頼の厚かった学僧、天龍寺の策彦周良《さくげんしゅうりょう》（遣明大使）に命じて題辞（序文）を書かせた。

これによって道三は医家として最高の地位を得、以後、七十五歳で隠居し、養嗣子の曲直瀬玄朔《げんさく》（一五四九～一六三一）にあとを譲るまで、正親町天皇の侍医を務めた。『啓迪集』はいわば平安時代の『医心方』（唐医学）、鎌倉時代の『万安方』（宋医学）と手法を同じくし、当代の中国医学の要をまとめたものである。通説では『啓迪集』は金元李朱医学の抜粋といわれるが、それは間接的にであって、実は明嘉靖以前（一三六八～一五六七）の医学の集約というべきであろう。医学は実用学で、いつの時代も先端情報の導入が望まれる。田代三喜の明よりの帰国は十五世紀末（一四九八）とされる。私の考察では『啓迪集』の執筆には多く嘉靖版医書の使用が認められる。道三の医学姿勢は三喜によって決定づけられたにせよ、道三は帰洛後、新刊の中国医書を広く求めて研究を重ね、『啓迪集』を著したのであった（図54）。この時代、まだ医学書の印刷出版は一般には行われておらず、『啓迪集』は道三自筆本により、認められた門人のみが写本を許され、公開されることはなかった。

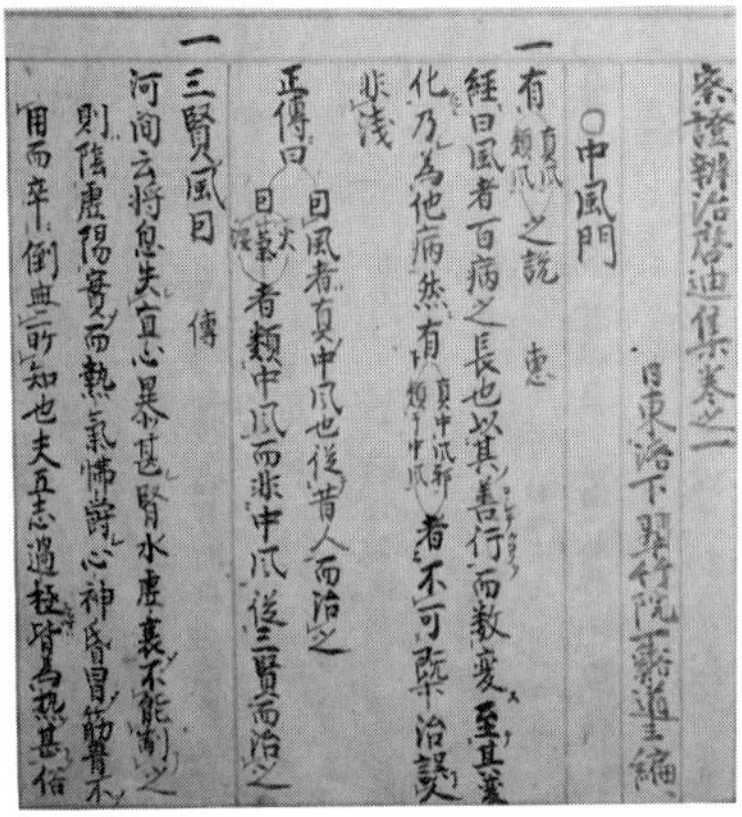

図54　『啓迪集』（道三自筆。三原市立図書館所蔵）

　名医道三に関する逸話は多く残っている。天文十五年（一五四六）には将軍足利義輝の病を治してその寵遇を受け、数々の茶道の名器（碾壺《てんこ》茶碗、富士茄子の茶入、蓼冷汁という名の天目引両釜）を賜ったという。細川清元、三好長慶、松永久秀らの名将の医療も行った。

永禄九年（一五六六）毛利元就が尼子氏討滅のため出雲に出征中、その中風《ちゅうぶ》の治療に往診したときのこと。元就は当時七十歳。道三に聞いた。

「あと五年あったら自分は天下を支配できるだろう。しかしすでに老いた。あと何年生きられるか、教えてくだされ」。

「貴殿の脈を診るに、その運気から、五年後の辛未の年の六月上旬に寿命が終わるとわかります。それまで身体に気をつけて、有効な戦略を練るべきです」と道三は答えた。

はたして予言は的中。元亀二年（一五七一）六月十四日、元就は命脈絶えた。戦陣に出張中も、その名声を慕って弟子達が道三のもとに集まり、道三は毎夜、弟子達に医学の講義を行った。出雲の出陣での講義録は『雲陣夜話《うんじんやわ》』と題して今日まで伝わっている。

元就は医学のみならず、十歳年少の道三に人生訓まで求めた。道三がこれに応え、永禄十年（一五六七）毛利元就、毛利輝元、小早川隆景、吉川《きっかわ》元春、椙杜《すぎもり》元秋に示した自筆の訓戒書も伝えられている。道三の人望がいかに厚かったかを示している。武将達の心をとらえて離さなかった道三の魅力はここにある。道三は、人間性こそが名医たる必須条件であることを良く知っていた。「医は仁術」。それは昔も今もかわることのない条理である。

天正三年（一五七五）十月十四日には、天下人・織田信長がじきじきに道三の邸宅を訪問した。そして天下絶品の名宝、蘭奢待《らんじゃたい》を道三に与えたのである。蘭奢待とは八世紀に中国から伝えられた名香木で、正倉院に伝わる聖武天皇の遺品。信長は前年の三月二十八日、正親町天皇の勅許《ちょっきょ》をとりつけ、奈良の多聞城にこれを持ち出し、勅使立ち会いのもと、五・五センチほどを切り取った。これを道三に与えたということは、信長がいかに道三の歓心を買い、ブレーンとしてわがものにしようとしたかを示す事実にほかならない。

もう一度整理しておこう。近世日本漢方の基盤は、田代三喜が明よりはじめて李朱医学を持ち帰り、道三がこれを広めたというのが通説である。しかし、いまはまだ歴史の陰にかくれて浮彫りにはされていないが、そこには幾多の入明医師の活動や、知識人による医学文化事業があった。禅僧によって究められた高度の漢学もあった。これらの醸成された社会背景があってこそ、はじめて道三の出現が可能となったのである。それはあたかも明治の新文化が江戸の厚い文化基盤によって支えられたのと似ている。曲直瀬家は道三以降、今大路・養安院・亨徳院・寿徳院の四家に分かれ、江戸時代末まで継続した。

曲直瀬四家の系統

道三（正盛）

- 延寿院（今大路）：玄朔—玄鑑—玄鎮—玄淵—玄寅—玄耆—玄佐—玄魯—玄実—玄湛—玄恭
- 養安院：正琳—正円—玄理—正璆—正珪—正山—正雄—正隆—正貞—正健
- 亨徳院：正純—正因—正専—玄与—玄承—正淵—正格—玄迪—玄信—玄承—正元—道策
- 寿徳院：玄由—玄順—正恩—正育—正栄—正琢—正意—正焉—正英—正俊

第九章

江戸時代の医学

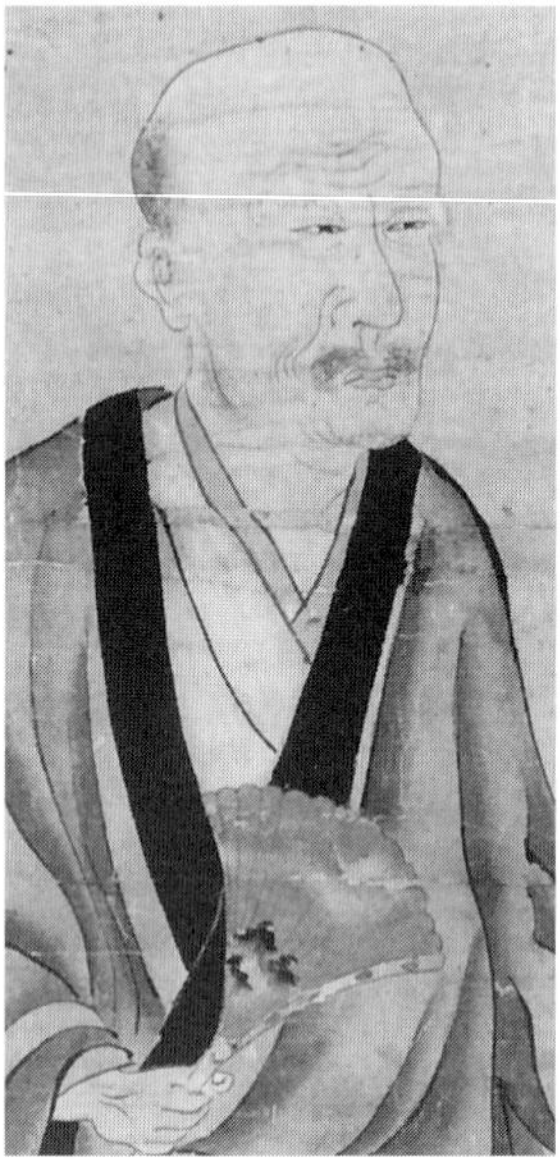

図55　曲直瀬流医学を確立・普及した玄朔

関ヶ原の合戦で勝利を得た徳川家康は、慶長八年（一六〇三）征夷大将軍を任じ、名実ともに日本の覇者となって江戸幕府を開いた。

時代は安土桃山から江戸へと移る。象徴的にいえば道三からその養嗣子玄《げん》朔《さく》（一五四九～一六三二）の時代へとなる。この道三の活躍した時代（十六世紀半ば～）と玄朔のそれ（～十七世紀前半）とは、今日の医史学上の通念ではほぼ同類のものと見做されがちである。しかし、道三没（一五九四）や江戸開幕（一六〇三）の一六〇〇年頃を境に、医学文化の様相は一線を画すると私は考えている。それは活字印刷技術の伝来と普及、またたとえば『医学入門』『万病回春』『本草綱目』といった嘉靖にかわる万暦新刊医書の渡来、あるいはさきにも述べたごとく学問の禅宗からの解放（藤原惺《せい》窩《か》門の活動）など、いくつもの歴史的条件がもたらしめた変化といえる。ことに『万病回春』をはじめとする龔廷賢の一連の医方書は、日本漢方の処方運用を大きく左右することになった。『本草綱目』の登場は従来の本草学を一変させた。

曲直瀬玄朔の手腕

玄朔は道三の妹の子で、名は正紹、号は東井と称した。天正九年（一五八一）道三の孫娘を娶って曲直瀬家を継ぎ、二代目道三を襲名した。

曲直瀬玄朔の名医ぶりを伝える『医学天正記《いがくてんしょうき》』（一六〇七年著）という書が残っている。これは玄朔が行った治験を収録したカルテ集で、寛永四年（一六二七）に出版された。ここには正親町天皇・御陽成天皇・豊臣秀次・毛利輝元・徳川家光・佐竹義宣・淀君・小早川秀秋など、当時の有名人三四七例の治療経験が克明に描写され、歴史資料としても興味深い。

天正十一年（一五八三）正月二日、六十五歳の正親町天皇は突如、脳卒中で倒れ、周囲を心配させたが、侍医の一人、当時三十五歳の曲直瀬玄朔は見事その治療に成功し、医名を不動のものとした。玄朔はそのときのことを『医学天正記』に次のように記している。

天皇は突然中風で倒れ、人事不省に陥り、ゼイゼイと痰まじりの声（呼吸）を発した。身は温かく、脈は浮いて緩やかである。侍医の竹田定加《たけだじょうか》（光英）はこれを傷寒という病であるといい、侍医の半井《なからい》通仙《つうせん》（成信）は中風といい、二人の診断は異なった。私は通仙と同じく中風と診断。まず通仙が御薬を差し上げたが、一日一夜まったく意識不明。そこで私が命を受けて御薬を差し上げたところ、翌日の正月四日に意識が戻り、だんだんと食事も進むようになって回復した。私がまず差し上げたのは蘇合香円《そごうこうえん》で、これを生姜の汁で溶解して服用。その後、小続命湯を二包服用して治癒に至った。

蘇合香円とは『和剤局方』を出典とし、蘇合香・薫陸香《くんりくこう》・青木香《せいもくこう》・白檀《びゃくだん》・丁香《ちょうこう》・沈香《じんこう》・安息香《あんそくこう》などの香薬や麝香などの動物生薬を組み合わせた一五味の丸剤。揮発性の芳香精油成分を多く含み、身体の停滞した気を順《めぐ》らす、つまり気付《きつ》け（覚醒）の作用がある。沈香は香木として有名だが、特に良質のものを伽羅《きゃら》といい、その絶品が正倉院の蘭奢待である。このとき使われた沈香は、かつて正親町天皇の勅許のもと、織田信長が正倉院から切り取り、曲直瀬道三に与えたあの蘭奢待だったのではなかろうか。

ついで正親町天皇が服用した小続命湯は、古くは中国の六朝《りくちょう》時代（五世紀）から用いられる煎じ薬。続命湯とも呼ばれ、現代でも脳溢血による半身不随や言語障害によく用いられる処方で、しばしば卓効を奏すことが知られている。

玄朔は天皇の病状をつぶさに観察し、自家薬籠《やくろう》、まさにオーダーメイドの処方によって効を得た。漢方薬は体質改善、緩和で副作用がなく、慢性病に徐々に効くものだというイメージが現代にあるが、決してそうではない。急性病に即効のある漢方薬はいくらでもある。ましてや化学合成物質にまみれていない時代、しかも五感のすぐれた名医による治療は、より効果があったろう。間違えば副作用も当然ある。

宮中や将軍家では名医を集めて腕（治療成果）を競わせた。竹田定加はすでに何度も正親町天皇を治療した実績があり、医師としては最高の法印の位についていた。豊臣秀吉、のちに徳川家康・秀忠の信任を得た名医である。半井通仙は和気氏の家系を継ぐ日本古来の名医。同様に秀吉・家康から重用された。当時玄朔は三十五歳。定加・通仙は年上の先輩であった。こうしたライバルとの腕くらべによって玄朔は名医としての評価と地位を着々と築いていった。法眼（医師の二番目の位）であった玄朔はついに最高位の法印の位を手に入れた。

天正十五年（一五八七）、豊臣秀吉は島津征討のため毛利輝元を九州に送るが、輝元は小倉で病気に倒れた。秀吉は輝元の治療のため、曲直瀬玄朔を小倉に差し向けた。そのときのことを、玄朔は次のように述べている。

　春、私は秀吉公の命で小倉に行き、病の床に臥していた輝元公の治療にあたった。輝元公は下痢・下血が激しく、みぞおちにしこりがあり、左の脚の脛《すね》が腫れ、くるぶしが痛んで歩けない。私は種々の薬を使って治療すること十数日にして、脚の痛みは半減した。私は輝元公に随《したが》って豊前から豊後、日向へと進み、島津降伏の後には馬をもらい、輝元公の安芸吉田帰国に従い、秋には輝元公がすっぱり治癒したので、京都に帰った。

輝元はこの九州平定の功により、翌天正十六年七月には京都で秀吉や正親町天皇から数々の褒賞を賜《たまわ》った。病に勝てなければ敵と戦うどころではない。玄朔のような優れた従軍医がいてこそ、輝元は戦功を得ることができたのである。優秀な医療スタッフを多く抱えていること。それは天下人たる条件の一つであった。

文禄元年（一五九二）、秀吉は中国を征服しようと自ら軍を率いて肥前国名護屋に赴き、玄朔も従った。そこに先に朝鮮に進軍していた毛利輝元から病気の知らせが届いた。秀吉はそれを治療させるため、こんどは玄朔を朝鮮に送り、玄朔は朝鮮で医療活動を行った。名医も武将と同様、命がけであった。

文禄四年（一五九五）、豊臣秀次は秀吉の怒りをかって切腹させられる。秀次の侍医であった玄朔はそのブレーンとみなされ、常陸《ひたち》の佐竹義宣《さたけよしのぶ》に預けられた。出世と失脚とは紙一重の時代であった。しかし玄朔の技量はかけがえのないものであった。

慶長三年（一五九八）九月、後陽成天皇が眩暈《めまい》で倒れ、人事不省。竹田定加ほか数名の御典医が治療したがいっこうに効果なく、ついに危篤。十月朝廷は勅旨を発して玄朔の罪を許し、水戸から京都に呼び戻した。玄朔は勝負にでた。玄朔は真珠丸・麝香丸《じゃこうがん》・蘇合香円・安胃湯・大蕾散・養胃湯など秘方をつぎつぎとくり出し、ついに天皇を全快させ、病との戦いに勝利を得た。喜んだ天皇は玄朔に黄金の花瓶と白銀一千両という破格の褒美を与えた。玄朔は五十歳にして再び絶大な医名をほしいままにすることになったのである。

江戸幕府が開かれたのち徳川家が玄朔を重用しないはずがない。慶長十三年（一六〇八）、徳川秀忠は治療のため玄朔を江戸に招き、邸宅を賜り、以後玄朔は一年ごとに江戸と京都に居住。幕府と朝廷の医療を担当し、寛永八年（一六三一）、八十三歳の長寿を全うした。

徳川家康と医療

長年の忍耐の末、徳川家康は織田信長・豊臣秀吉のあと、ついに天下を我がものとした。その強い精神力を支えたのは何だったのだろう。それは健康にほかならない。生命そして元気あってこそ夢は叶うもの。戦国時代にあって、武将たちは競って長寿と健康を求めた。なかでも家康の健康志向は人並みはずれていた。だからこそ最後に天下を手に入れることができたのである。

有名な戦国大名の長寿番付表を作ってみた（表）。最長が徳川家康と毛利元就でともに七十五歳。そして伊達政宗七十歳、豊臣秀吉六十二歳。前田利家六十一歳と続く。人生五十年といわれた時代、六十歳を越せば長寿といえるだろう。家康や元就は当時の名医を主治医として抱えていた。元就は病気がちであったが、名医曲直瀬道三の治療によって生き長らえ、中国地方の覇者になったことは、医学史上でよく知られた話である。家康は戦国大名のうちでもことに学問好きの文化人で、とりわけ医薬に関しては専門医書を読み、みずから手を下して薬を作り服用し、健康維持すなわち養生に努めた。

徳川家康	75歳
毛利元就	75歳
伊達政宗	70歳
豊臣秀吉	62歳
前田利家	61歳
武田信玄	53歳
加藤清正	50歳
上杉謙信	49歳
織田信長	49歳

戦国大名長寿番付

家康は晩年、駿府城に隠居し、近くに薬園を開設して薬草を栽培させた。また国内外から上質の薬物を集めて調剤し、家臣らにも分け与えるのを楽しみとしていた。当時の古文献によると、家康は紫雪《しせつ》・万病円・銀液丹・万臓円・烏犀円《うさいえん》・八之字薬・清心円などを調剤したことが知られる。

家康は臨終に際し、自分の遺骸は久能山（静岡県根古屋）に納め、一周忌ののちには日光に祀るよう遺言した。神となって徳川政権を守ろうとしたのである。死後、望みどおり朝廷から「東照大権現」の神号を贈られ、久能山には久能山東照宮が造営された。現在、国宝に指定されており、家康が使ったとされる医薬関係の遺品、調剤用の青磁鉢、乳棒、びいどろ（ガラス）薬壺、薬箱ほかが伝えられている。薬壺の中には当時の薬がそのまま残っているが、何の薬なのかはわかっていない。

家康が作った薬は実は他にも伝わっている。一九九二年、家康の生誕四五〇年を記念して徳川美術館・徳川博物館の共催特別展が開催されたが、その際の調査で、水戸の徳川博物館（水府明徳会）から家康の遺品である薬壺二つが発見された。その一つには「烏犀円」と書かれたラベルが貼られており、封印の紙を外して蓋を開けたところ、ペースト状をしたねばりのある丸薬のもとが入っていた。さっそく国立衛生試験所に持ち込まれて薬物鑑定が行われたところ、烏犀円の実物であることがほぼ確認された。この二つの薬壺は二〇一四年春、上野の国立科学博物館「医は仁術」展でも展示された。

烏犀円は『和剤局方』に出てくる方剤で、全部で五八種もの生薬からなる丸薬である。名称からすれば烏犀（クロサイの角）が主薬ということになるが、牛黄・麝香・羚羊角をはじめとする動物生薬、また鉱物・植物生薬が配合されている。

烏犀円は東照大権現様の御愛用というふれこみもあって、日本では江戸時代を通じ、救急（気付け）、あるいは滋養強壮の常備薬として広く知られる名薬となった。『和剤局方』の原処方には珍稀な生薬が入っているが、市販の烏犀円は、入手の容易ではない、あるいは副作用のおそれのある薬物は除かれ、簡素化されたものになっていった。処方内容こそ違え、現在でも烏犀円という薬は医薬品として生き残っている。伝統生薬にはそれなりの意義がある。

久能山東照宮には家康が手にとり調剤に用いた朝鮮の役将来の『和剤局方』も現存している。

古活字版医書の盛行

慶長年間（一五九六〜一六一五）は医学文化の一大変革期となった。その最大要因は、朝鮮からの活字印刷の導入である。

古来、印刷法には整版印刷と活字印刷とがある。整版とは一枚の板に一葉全体を彫刻するもの。活字版とは一字一字の字型（活字）を木・金属・陶などで作り、それを組み合わせて版面を作るものである。いずれも中国で発明されたものだが、活字版は当の中国ではあまり定着せず、東漸して朝鮮で発達を遂げ、すこぶる活用された。また西漸してグーテンベルクの活字につながったことは有名である。

朝鮮では活字印刷技術がずば抜けた発達を遂げていた。豊臣秀吉の朝鮮出兵、すなわち文禄・慶長の役（一五九二〜九八）の六年にわたる朝鮮侵略は悲惨な状況を生み出したが、一方で侵略側の日本は略奪した李朝文化の恩恵にも浴した。秀吉の武将らは多数の書籍とともに当地の活字印刷機具を戦利品とし、持ち帰ったのである。活字版は整版に比べるとはなはだ軽便である。版を解けばまた活字は何度でも使用できる。たちまちわが国では活字印刷が盛行するようになった。

それ以前は中国からの輸入医書とその写本に頼るしかなかった。当時の舶来書は数の少なさ、価格からして特殊な立場にいなければ手に入れることなどできない。十六世紀前半に整版医書の印刷が始まったとはいえ、それは前述の『医書大全』『勿聴子俗解八十一難経』と、五山版『察病指南《さつびょうしなん》』のわずか三点に過ぎなかった。和刻本医書の需要が頂点に達していたところへ、折しもこの技術が入ったのである。古活字印刷の技法は、西洋きりしたん版の継承とみるむきもあるが、医書から見る限り、朝鮮活字版技法の強い影響を認めないわけにはいかない。

古活字出版の対象は広い分野に及んだが、なかんずく医書の割合は多い。なぜか。それは活字印刷活動に、当時、政治経済分野で力を伸ばしていた医師が深く関与していたからである。小瀬甫庵《おぜほあん》（秀吉の侍医）、曲直瀬玄朔、吉田宗恂、五十川了庵《いそかわりょうあん》（道三・吉田宗恂の弟子）、斎藤松印《しょういん》（玄朔の弟子）、如庵宗乾《じょあんそうけん》、医徳堂守三《いとくどうしゅさん》（松印の子、宗恂の弟子）、梅寿《ばいじゅ》（宗恂の弟子）らがいる。この古活字版医書の刊行は文禄五年（一五九六）を皮切りに、慶長〜寛永間にわたって続いた。私見によれば、刊行をみた版種は二〇〇版種は下るまいと思われ、その多くは中国医書、拠った底本は初期は朝鮮版もあるが、大半は中国新版書による翻印であった。元和頃からは需要が増え続け、手間はかかるが大量出版の可能な整版に移行、そしてほとんどが整版の時代になるが、この活版印刷が中国医学文化の受容に果たした役割はきわめて大きく、江戸時代の日本医学を醸成する母体ともなったのである。

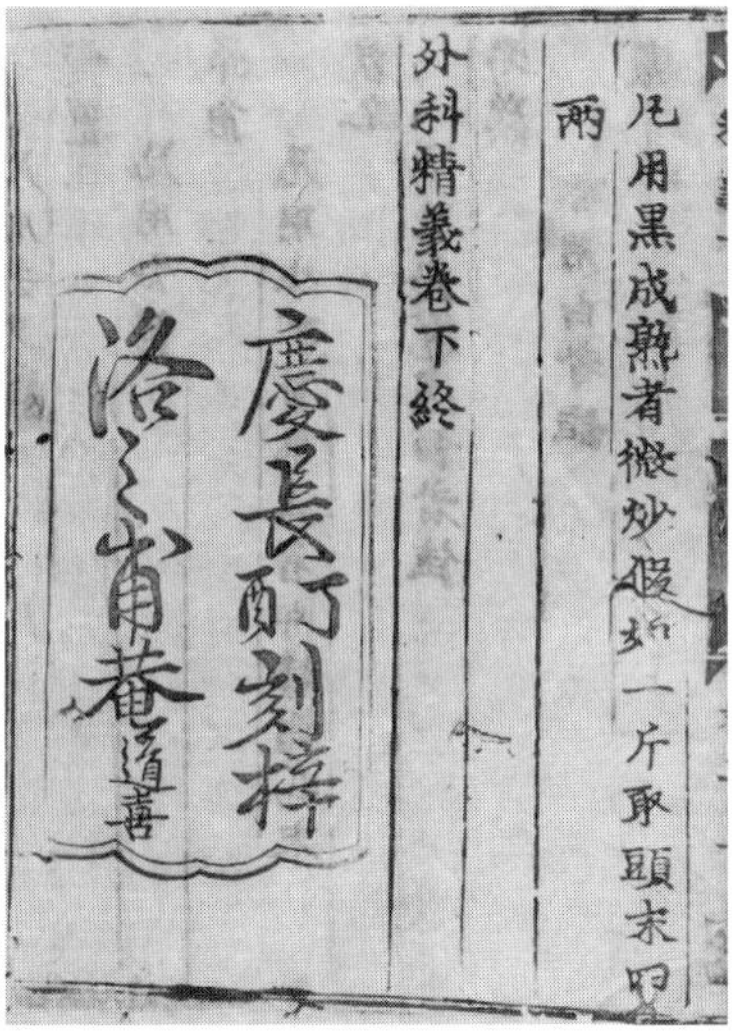

図56　慶長2年小瀬甫庵刊、古活字版『外科精義』

日本に帰化した中国人医師

江戸前期の寛永末年（一六四四）、中国では明朝が亡び、満州族清朝の支配となった。清朝は順治・康熙・雍正・乾隆帝などの名帝のもと、ラストエンペラー宣統帝溥儀に終わる一九一二年まで続く。明の滅亡時、戦乱を避け、あるいは清朝への服従を拒否して明の遺民が次々と日本に逃れてきた。そのうちには医療関係者も少なくなかった。以下日本の医療に影響を及ぼした代表的人物を掲げる。

王鞬南《おうけんなん》（?〜一六四五）は福建の人。寛永十年（一六三三）渡来し、京都に居住。文芸に長け、千《せんの》宗旦《そうたん》・半井古庵《なからいこあん》・本阿弥光悦《ほんあみこうえつ》ら文人と交わり、医療を行い、名声を博した。俵屋宗達《たわらやそうたつ》描くところの神農《しんのう》像に賛なども付している。

王寧宇《おうねいう》五雲子《ごうんし》（一五五八〜一六六〇）は太原《たいげん》の人。父は太原の守であったが、戦いに敗れ、寧宇は朝鮮を経て長崎に到着。江戸に出て医をもって鳴り、門人の森友益《もりゆうえき》や森雲仙《もりうんせん》は幕府医官森家の祖となったからその人脈的影響は強い。ただその五雲子流と伝える医術は日本流の色が濃く、後に形成されたものらしい。また、寧宇がかつて学んだという叔父の陽雲子《よううんし》は龔廷賢《きょうていけん》（『万病回春』の著者）の子孫と伝えるが、これは日本における龔廷賢の名声に託された疑いもある。

馬栄宇《ばえいう》（?〜一六五四）は福建の人。元和寛永間に長崎に渡来。先祖は後漢の馬援《ばえん》といい、また江戸前期日本で流布した『素問霊枢註証発微』の著者・馬玄台の孫とも伝えるが、そのまま信ずるわけにはいかない。栄宇の経歴は不詳だが、長崎の遊女との間に儲けた子は、日本漢方の歴史に大きな足跡を残す名医となった。北山友松子《きたやまゆうしょうし》（道長・寿安、?〜一七〇一）である。友松子は幼くして中国語をよくし、父のあと明より亡命してきた帰化僧、化林《かりん》と次掲の独立《どくりゅう》に医を学んだ。のち大坂に住し、医業大いに栄えた。著書に『北山医案《きたやまいあん》』『増広医方口訣集《ぞうこういほうくけつしゅう》』『医方考縄愆《じょうけん》』『纂言方考《さんげんほうこう》評議《ひょうぎ》』などがあり、いずれも刊行されて江戸中期の医界で行われた。栄宇の別系子孫は長崎唐通《つう》事《じ》の中山家となった。

独立性易《しょうえき》（戴曼公《たいまんこう》、一五九六～一六七三）は渡来中国人として江戸時代の医界に最も強い影響を与えた人物である。杭州の人。龔廷賢について医を修得。承応二年（一六五三）長崎に来航。翌年来朝した黄檗《おうばく》宗の隠元《いんげん》に入門し、禅僧となった。医術のほかに書画・詩文・篆刻《てんこく》にも長じ世に聞こえた。痘科に秀で、岩国で池田正直《いけだせいちょく》にその術を伝授。正直の四代瑞仙《ずいせん》は痘科をもって幕府医官となり、独立の術は流伝した。瑞仙の後継者京水《きょうすい》の門にはのちに考証学者として知られた渋《しぶ》江抽《えちゅう》斎《さい》・山田業広《やまだなりひろ》がいる。独立の儒の門人には高《こう》（深《ふか》見《み》）玄岱《げんたい》がいる。

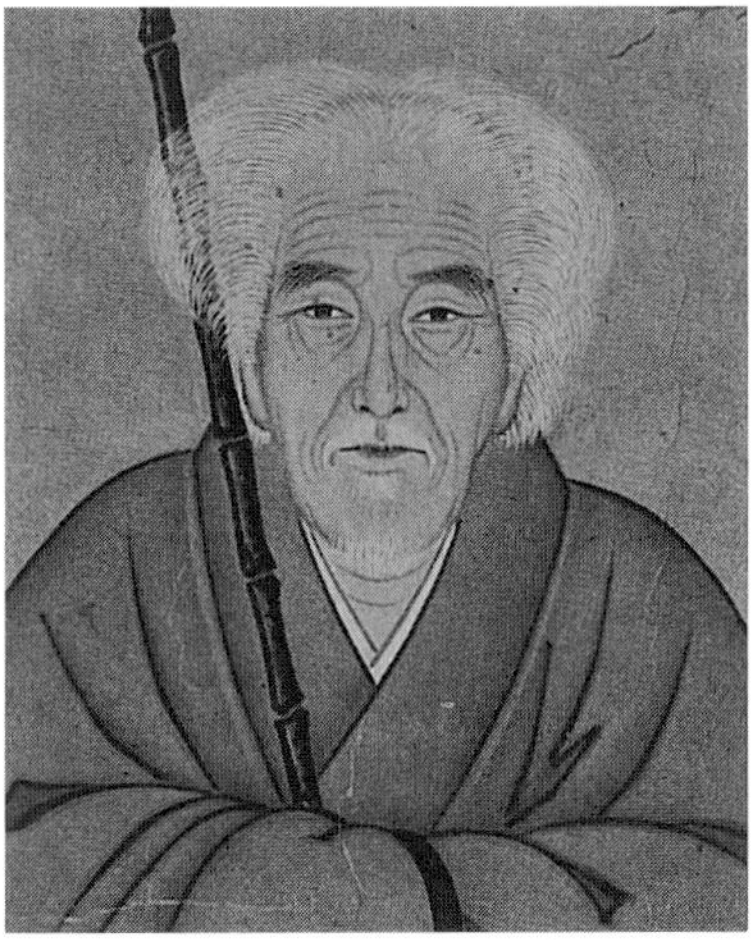

図57　日本に帰化し治痘方を伝えた独立性易（戴曼公）

このほか臨床家として知られた杭州人・陳明徳《ちんめいとく》（頴川入徳《えがわにゅうとく》）や、竹節人参の発見者として知られる広東人・何欽吉《かきんきつ》などもいた。

日本漢方の独自化

明の完全滅亡に先立つ寛永十六年（一六三九）徳川家光はいわゆる鎖国政策を確立。オランダ・

中国・朝鮮を除く外国との通交を断ち、貿易港は長崎一港に限った。中国が明朝から清朝となった（一六四四）のちも、長崎を通じて中国医薬書は輸入され続け、江戸時代全般を通じて漢籍医書の翻刻は行われた。しかし明医書の絶大な影響力からすれば清のそれは及ぶべくもなかった。

私の調査によれば、江戸時代までに日本で翻刻された中国医薬書、つまり和刻漢籍医書のうち、清の医薬書が占める割合は一割五分程度にすぎない。江戸時代のうち八割五分は清朝の時代と重なる。しかも日本で翻刻された清朝の医書は清初のものを除くと、痘瘮のように特殊な分野にかかわるものが多く、その重版回数も少ない。これらを考えると、清医学の影響の些少《さしょう》さが知れよう。さきに「清代には日本の医界を根底から揺るがすような斬新な医薬書は何一つ現れなかった」と説いたゆえんである。

なぜであろう。一つには清朝の医学文化にも問題があるが、何よりも蘭方《らんぽう》の影響も含めた日本医学の独自化にある。

その時期はといえば、元禄時代。すなわち十七世紀後半を境に一気に日本化が進んだといえる。それ以前は曲直瀬道三・玄朔およびその一門の学統が医学界を風靡したといっても過言ではない。元禄時代を迎えると、いわゆる太平の世を背景とした元禄文化の開花とともに、医学文化も幅を広げた。一般向けの啓蒙医書、日本人独自の中国医籍注釈書、あるいは養生・針灸・本草・博物学へと展開し、それらが江戸時代の医学文化を織り成しはじめたのである。当時最大のブックメーカーに岡本一抱《おかもといっぽう》（一六五四〜一七一六）がいる。一抱は近松門左衛門《ちかまつもんざえもん》の弟で、数多くの中国医籍の諺解《げんかい》（日本語注解）を行い、また入門書を著述し、中国医書の日本化を促進した。主著に『医学三蔵弁解』『医経溯洄集倭語鈔』『十四経絡発揮和解』『医方大成論諺解』『方意弁義』『素問諺解』ほか多数がある。

出版事業の隆盛にともない、以後日本医書の刊行数は爆発的に増加、まさに汗牛充棟《かんぎゅうじゅうとう》ともいうべく、中国新刊医書を圧倒する。江戸中期以降、世に出た医書の数は、あるいは同時代の中国のそれを凌ぐのではあるまいか。中国の広大さ、人口に比べると、日本の医学文化密度ははるかに高まり、ここに至って日中逆転の様相を呈した。

本草学についていえば、慶長年間に渡来した『本草綱目』（図49）は、江戸時代を通じて翻刻を重ね、本草学の基本文献として江戸博物学の形成にはかり知れない影響を及ぼした。江戸時代の日本の本草書には曲直瀬道三の『薬性能毒《やくしょうのうどく》』（一五六六）、名古屋玄医《なごやげんい》の『閲甫《えっぽ》食物本草』（一六六九）、向井元《むかいげん》升《しょう》の『庖厨《ほうちゅう》備用本草』（一六七一）、遠藤元理《えんどうげんり》の『本草弁疑《べんぎ》』（一六八一）、稲生若水《いのうじゃくすい》の『炮炙《ほうしゃ》全書』（一六八九）、人見必大《ひとみひつだい》の『本朝食鑑』（一六九二）、

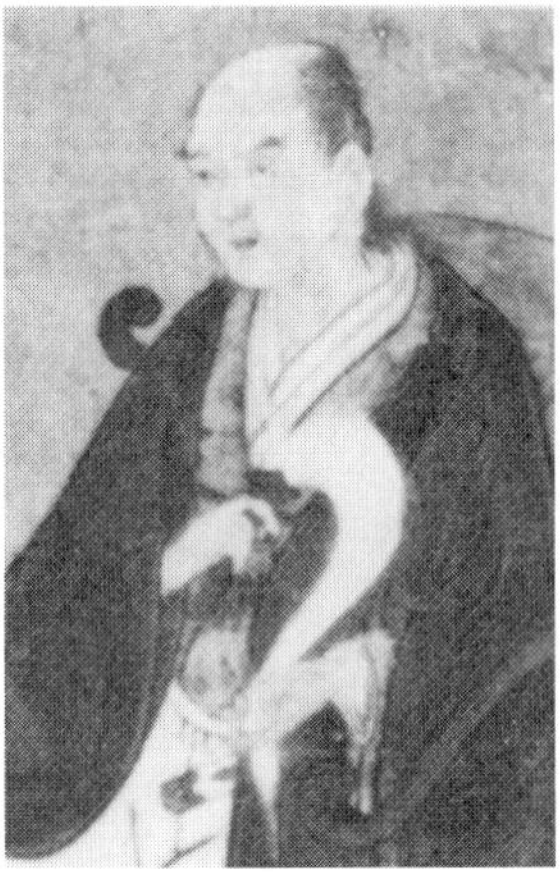
図58　江戸時代最大のブックメーカー・岡本一抱

岡本一抱《おかもといっぽう》の『広益《こうえき》本草大成（和語本草綱目）』（一六九八）、貝原益軒《かいばらえきけん》の『大和《やまと》本草』（一七〇八）、松《まつ》岡玄達《おかげんたつ》の『用薬須知《ようやくすち》』（一七二六）、香月牛山《かつきぎゅうざん》の『薬籠《やくろう》本草』（一七二七）、香川修庵《かがわしゅうあん》の『一本堂薬《いっぽんどうやく》選《せん》』（一七三二）、吉益東洞《よしますとうどう》の『薬徴《やくちょう》』（一七七一）、小野蘭山《おのらんざん》の『本草綱目啓蒙《けいもう》』（一八〇五）、岩崎灌《いわさきかん》園《えん》の『本草図譜』（一八二八）、内藤尚賢《ないとうなおかた》の『古方《こほう》薬品考』（一八四〇）ほかがある。なかでも小野蘭山（一七二九〜一八一〇）は本草家として著名である。京都の人で、松岡玄達の門人。寛政十一年（一七九九）に幕府に召されて江戸に出、医学館で本草を講じ、諸国を回って採薬調査を行った。また飯沼慾斎・山本亡羊・岩崎灌園など多くの弟子を育てるなど、日本の本草学発展に寄与した。さらに江戸時代には博物学の範囲を越えた百科事典も作られた。大坂の医師で法橋の官位にあった寺島良安（一六五二〜?、字は尚順）の『和漢三才図会《さんさいずえ》』一〇五巻八一冊である。ちなみに近代の博物学者として有名な南方熊楠《みなかたくまぐす》が、まだ十歳のとき、知人の家にあった『和漢三才図会』を見てすっかり魅せられ、数年がかりで全一〇五巻を手で書き写し、それが大学者となる素養となったことは、その筋ではよく知られた話である。

　養生の分野では、江戸時代を通じて貝原益軒（一六三〇〜一七一四）の『養生訓』（一七一三）が最もよく読まれた。益軒は筑前福岡藩士で、名は篤信《しげのぶ》、字は子誠《しせい》。損軒《そんけん》と号したが、晩年益軒と改めた。父寛斎《かんさい》・兄存斎《そんさい》に医学・漢学を学び、黒田光之《くろだみつゆき》に藩医として仕えた。京都に遊学して儒者や、向井元升・稲生若水ら本草学者と交わった。『養生訓』は広く一般庶民を対象として変体仮名を用いて記された啓蒙的養生書で、巻一〜二は総論、次いで飲食・飲茶・煙草・慎色欲・五官・二便・洗浴・慎病・択医・用薬・養老・育幼・針法・灸法の各項目について要領よくかつ具体的に解説されている。

後世方派の様相

金元・明の医書に準拠する曲直瀬流の医学を後世方派（後世派あるいは新方派）と称している。とはいえ依るところの中国医書によっていささか思想を異にする学派に分かれる。劉・張・李・朱の金元四大家のうち、前二者を劉張医学、後二者を李朱医学という。日本では劉張を奉ずる学派もあったが、道三が宗としたのは李朱、とくに朱丹渓の医学であった。

貝原益軒に儒を、鶴原玄益《つるはらげんえき》に医を学んだ香月牛山（一六五六〜一七四〇）は江戸中期の代表的後世方派医家である。牛山は筑前の人で、通称は啓益《けいえき》。元禄二年（一六八九）京都に上り、二条高倉に医を営んで大いに名声を博し、かたわら文人と交流したが、六十一歳のとき小倉に帰り、八十五歳で没するまで悠々自適の生活を送った。主著に『牛山活套《かっとう》』『牛山方考』『小児必用養育草《そだてぐさ》』『医学鉤玄』『老人必用養草《やしないぐさ》』『巻懐食鏡』『運気論奥算法俗解』『蛍雪余話』『薬籠本草』『習医先入』『遊豊司命録』など多数の著書がある。牛山など日本の一流医家は中国の医書をそのまま盲信したわけではない。みなそれなりに受容し、持論を展開したのであった。

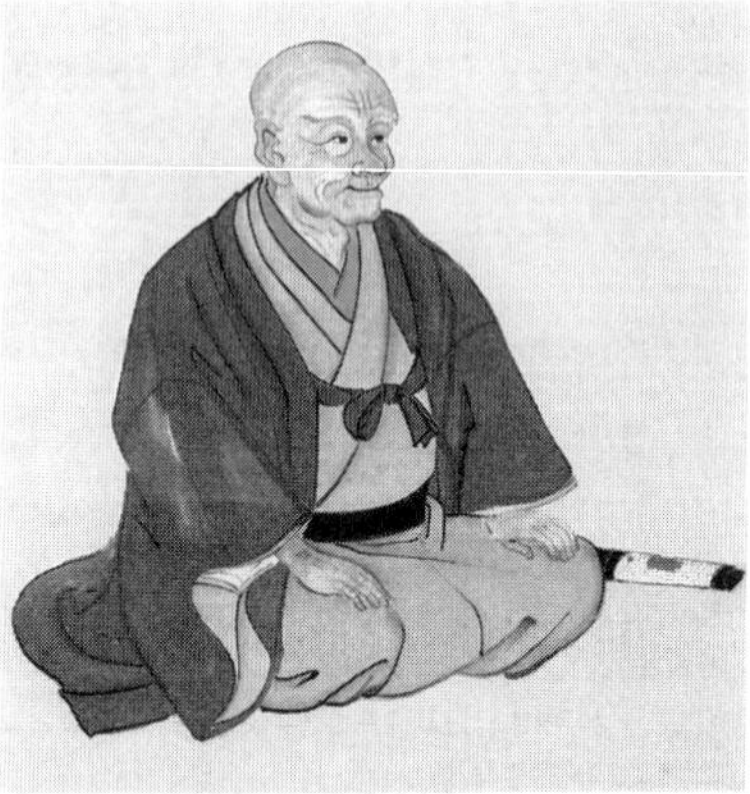

図59　後世方を継承した香月牛山

日本の漢方は曲直瀬道三以来、医学の基本規準を薬剤処方におき、その運用を第一義として医学を展開した傾向が強いようである。すなわち、中国が理屈を重んじたのと対照的に、日本は実践を重んじたとされる（中川修亭『医方新古弁』説）。『衆方規矩』（曲直瀬道三、一六三六刊）、『医方口訣集』（長沢道寿原著・中川三柳増補・北山友松子頭注、一六八一刊）、『古今方彙』（甲賀通元、一七四七刊）は道三流の敷衍である。江戸中期まで、中国の医書では明の『医学正伝』『医学入門』『万病回春』『寿世保元』などがよく読まれた。『医学正伝』の一部を単行した『正伝或問』、そして『医書大全』の医論のみを抄出した『医方大成論』、さらに『十四経発揮』『難経本義』『素問入式運気論奥』『医経溯洄集』『局方発揮』『格致余論』『本草序例』（『証類本草』の序例部分の単行）、『素問玄機原病式』などを取り合わせた「医家七部書」が流行した。著名な医家としては曲直瀬玄朔（『医学天正記』『医法明鑑』『延寿撮要』など）以下、岡本玄冶《げんや》（一五八七～一六四五、『家伝預薬集』『玄冶方考』『灯下集』など）、古林見宜《けんぎ》（一五七九～一六五七、『日記中揀方』『妙薬速効方』など）、長沢道寿（?～一六三七、『医方口訣集』『増補能毒』など）、北山友松子（?～一七〇一、『北山医案』『医方考縄愆』など）、中山三柳（一六一四〜八四、『遂生雑記』『病家要覧』など）、そして先に述べた香月牛山、また加藤謙斎（一六六九〜一七二四、『医療手引草』『片玉六八本草』『方的』など）、津田玄仙（一七三七〜一八〇九、『勧学治体』『積山遺言』など）、さらには北尾春圃（一六五八〜一七四一、『提耳談』『当壮庵家方口解』『桑韓医談』など）、福井楓亭（一七二五〜九二、『崇蘭館集験方』『方読弁解』『瀕湖派解』など）、下っては和田東郭、原南陽（後述）、高階枳園（一七七三〜一八四三、『求古館医譜』『求古館方譜』『伝家歴験方』など）らがいる。

古方派の出現

江戸中期、日本の漢方界にはその方向性を決定づける新たな潮流が興った。古方《こほう》派の出現である。古方派とは漢代に張仲景が作ったとされる『傷寒論』を聖典視し、そこに医学の理想を求めようとする学派である。この古方派に対し、宋金元医学を基盤とする従来の道三流学派は後世方派《ごせいほうは》と称される。以後現在に至るまで、日本の漢方の大勢は古方派の握るところとなった。したがって日本近世漢方の特徴は『傷寒論』に基づく日本独自の古方派にあるように今日理解されている。しかし実は古方派のルーツとて中国にある。明清代の医薬書の項で述べた方有執《ほうゆうしつ》・喩嘉言《ゆかげん》・程応旄《ていおうぼう》らの『傷寒論』に関する著書がそれである。彼らは復古と称し、『傷寒論』を自己流に解析し、自説に合う経文を張仲景の旧文とし、都合の悪い部分を王叔和《おうしゅくか》など後人の竄入として排除する手法を編み出した。それは元末明初の王履《おうり》『医経溯洄集《いけいそかいしゅう》』に始まる。日本の古方派はこれに触発され追従したのである。古方派に属する医家として、名古屋玄医《なごやげんい》・後藤艮山《ごとうこんざん》・香川修庵《かがわしゅうあん》・内藤希哲《ないとうきてつ》・山脇東洋《やまわきとうよう》・吉益東洞《よしますとうどう》・永富独嘯庵《ながとみどくしょうあん》・尾台榕堂《おだいようどう》などが挙げられるが、それぞれ異なった視点をもっていた。

名古屋玄医（一六二八〜九六）、字は閲甫《えっぽ》・富潤《ふじゅん》。号は丹水子《たんすいし》・宜春庵《ぎしゅんあん》。京都の人。羽州宗純《うしゅうそうじゅん》に学び、経学・易学に通暁。歴代中国医書を読破し、とくに『黄帝内経』『難経』『傷寒論』『金匱要略』『本草』などの古典籍を研究した。王履、ついで張介賓《ちょうかいひん》・喩嘉言《ゆかげん》・程応旄などの著述に啓発され、数々の著作をなし、古典の重要性を説いた。その背景には伊藤仁斎《じんさい》の古義学と通じるものがある。京都を中心とする名士と交流し、江戸中期の医学に強い影響を及ぼした。主著に『医方問余《いほうもんよ》』『金匱要略注解』『医経溯洄集抄』『難経注疏《ちゅうそ》』『纂言方考《さんげんほうこう》』『丹水子《たんすいし》』『丹水家訓』『閲甫食物本草《えっぽしょくもつほんぞう》』ほかがある。

後藤艮山（一六五九〜一七三三）、名は達《たつ》、字は有成《ゆうせい》、通称左一郎《さいちろう》、別号養庵《ようあん》。江戸に生まれ、昌平黌《しょうへいこう》で経学を受け、牧村卜寿《まきむらぼくじゅ》に医を学ぶ。貞享二年（一六八五）京都に移り、次第に医名を博した。門人は二百名を越え、香川修庵・山脇東洋らが輩出。一気留滞説を提唱し、百病は一気の留滞から生じるといい、順気をもって治病の綱要とすべきことを説いた。古方派の祖とされるが、唐代の医書にも重きを置き、灸・熊胆《ゆうたん》《くまのい》・温泉などの効用も重視した。門人の筆録した『師説筆記《しせつひっき》』にその思想がうかがえる。

香川修庵（一六八三〜一七五五）、名は修徳《しゅうとく》、字は太冲《たいちゅう》。姫路生まれ。十八歳で京に上り、伊藤仁斎の門で古学を修め、また後藤艮山に就いて医学を研究。五年間にわたり艮山の薫陶を受けるかたわら、『素問』『霊枢』『難経』以下、歴代医家の著書を渉猟したものの、これらすべてが信をおくに足らないことを知った。その中でただひとつ『傷寒論』のみが群書に勝って優れてはいるが、それでもなお『素問』流の陰陽論の影響を受けていることを批判している。結局二千年の歴史を通じてついに師表と仰ぐ先人も、規範と仰ぐ書物も見いだしえなかったと嘆じる。一方、仁斎に古学を学んだ修庵は熱心な孔子・孟子の崇拝者で、孔孟の教えを十分に学べば医学上の基本的な原理はことごとく得られるとの考えを持ち、そのうえで、本草や古今の医書を学んで採るべきところを採り、これを親試《しんし》実験によって確かめれば新しい医療の道が開かれる、というい わゆる儒医一本論《じゅいいっぽんろん》を唱えた。これは修庵の独創にかかるもので、修庵は「我より古《いにしえ》を作る」とまでいった。著書に『一本堂薬選《いっぽんどうやくせん》』『一本堂薬選続編』『一本堂行余医言《こうよいげん》』ほかがある。

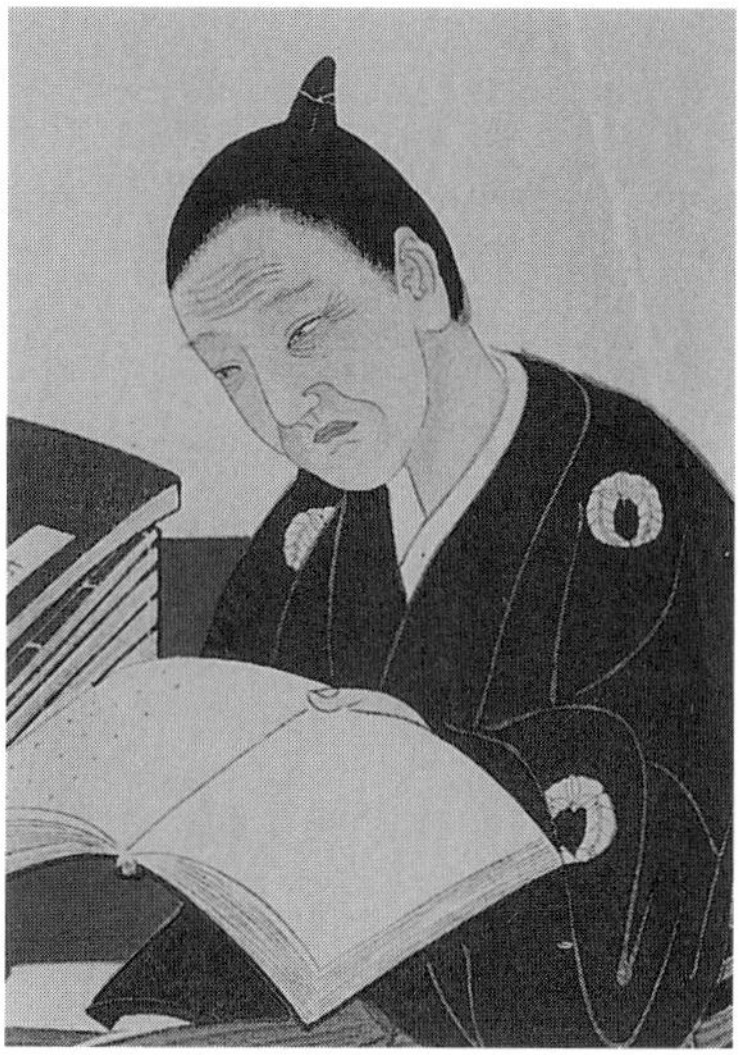

図60　一気留滞説を唱えた後藤艮山

内藤希哲（一七〇一〜三五）、字は師道《しどう》、通

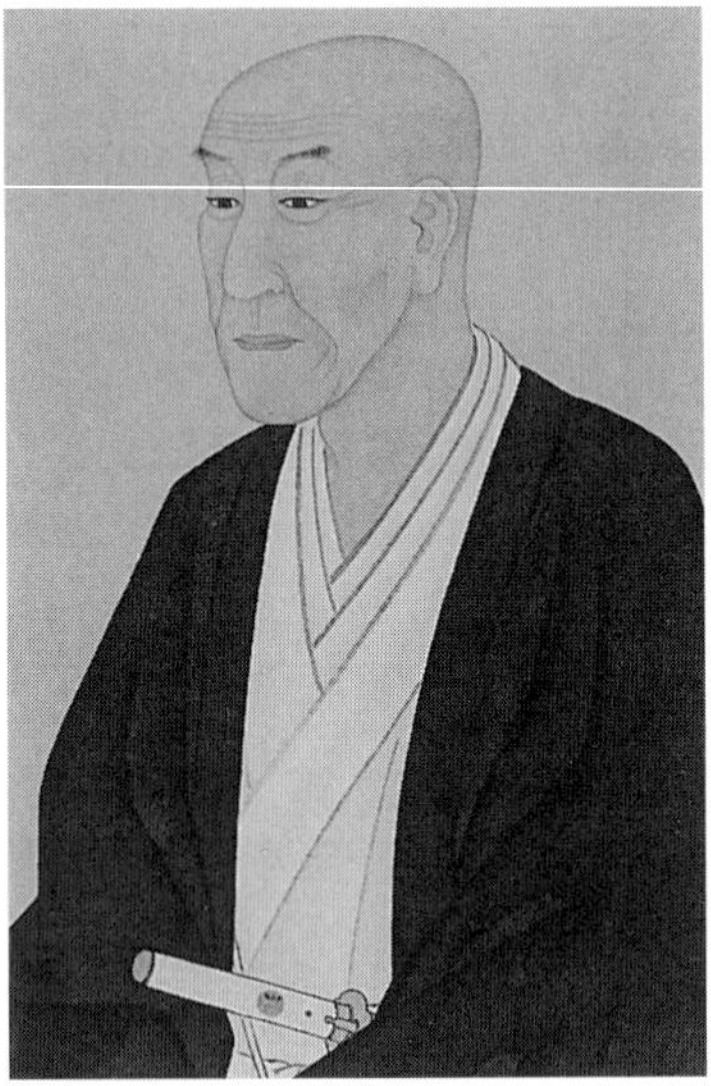

図61　古方派で人体解剖を行った山脇東洋

称泉庵《せんあん》。信州松本の人。幼時より同郷の医師（清水某）について医を学び、後に江戸に出て開業した。他の古方家と同じく『傷寒論』を重視したが、『内経』や『難経』に基づいて古方を理解することが必要であるとし、『医経解惑論《いけいかいわくろん》』を著した。遺稿を弟子たちが継いで完成させた『傷寒雑病論類編《るいへん》』もある。

山脇東洋（一七〇六〜六二）、名は尚徳《なおのり》。字は玄飛《げんひ》・子樹《しじゅ》。通称は道作《どうさく》。山脇玄修《げんしゅう》の門人・清水立安《しみずりゅうあん》の子として京都に生まれ、玄修に請われて山脇家の養嗣子となった。享保十四年（一七二九）法眼《ほうげん》に叙せられ、養祖父山脇玄心《げんしん》（法印）の院号を襲って養寿院《ようじゅいん》と称した。玄心は曲直瀬玄朔の門人でいわゆる後世方医学を行ったが、東洋は後藤艮山に学んで啓発され、古医方を尊び、『傷寒論』をはじめとする唐以前の医方書を研究した。延享三年（一七四六）には明版の『外台秘要方』を翻刻して幕府に献上、また長崎を通じて清国へも贈られた。宝暦四年（一七五四）には京都六角獄舎で男子処刑囚の屍体を解剖。その記録を『蔵志』にまとめて刊行した。これは日本初の学術的解剖とされ、解剖学史上高く評価される。古方派は従来の後世方派による『黄帝内経』流の学説（五行・運気学説）を批判した。当時タブー視ないしは蔑視されていた解剖を刊行したことは、古方派の実証精神の表れであり、のちの杉田玄白らの『解体新書』（『ターヘル・アナトミア』の翻訳）、ひいては明治の円滑な西洋医学受容へとつながったとされる。つまり日本の古方派に近代科学精神の芽生えを認める解釈である。確かにその面は否定できないまでも、古方派が蘭方派と結びつき、洋方医へと変貌していったわけではない。古方（漢方）と洋方（西医）は一線を画し、趣を異にするものであった。東洋自身、荻生徂徠《おぎゅうそらい》の蘐園《けんえん》学にあこがれ、儒医たることを任じたのである。子に東門《とうもん》、孫に東海《とうかい》、門人に永富独嘯庵らがいる。

吉益東洞（一七〇二〜七三）、名は為則《ためのり》。字は公言《こうげん》。通称は周助《しゅうすけ》。安芸広島の人。畠山姓。十九歳で医を志し、のち曽祖父の吉益姓を襲った。張仲景の医方の研究に傾注し、元文三年（一七三八）京都に上り医を行い、四十歳過ぎて山脇東洋に認められてからは大いに名声を博し、古方派の雄として当時の医界を煽った。主著に『類聚方《るいじゅほう》』『薬徴《やくちょう》』『方極《ほうきょく》』『古書医言《こしょいげん》』ほかがある。古方派のなかでも吉益東洞の考えは最もきわだっており、アジテーターとしての影響力は言に尽くせぬほど大きなものがあった。

東洞は万病一毒説なるものを考え出した。病気はすべて一つの毒に由来する、毒のある場所によって病態の発現が異なるにすぎないというのである。また、薬というものはすべて毒、病気も毒によるものだから、毒をもって毒を制する、これが治病だと説いた。いきおい治療は攻撃的なものとなる。そして医者は病邪を叩くのみで、患者の生死は天命であると言い切った（天命説）。これは三品分類の『神農本草経』、陰陽五行のバランスの回復を主眼とする『黄帝内経』、それに基づく李朱医学など、中国伝統医学の基本理念に真向から相反するもので、東洞の考える薬はまさに西洋医学的な薬の発想そのものであった。陰陽五行説を否定した東洞の簡明な医説は後学の多くの医師を魅了し、医界を風

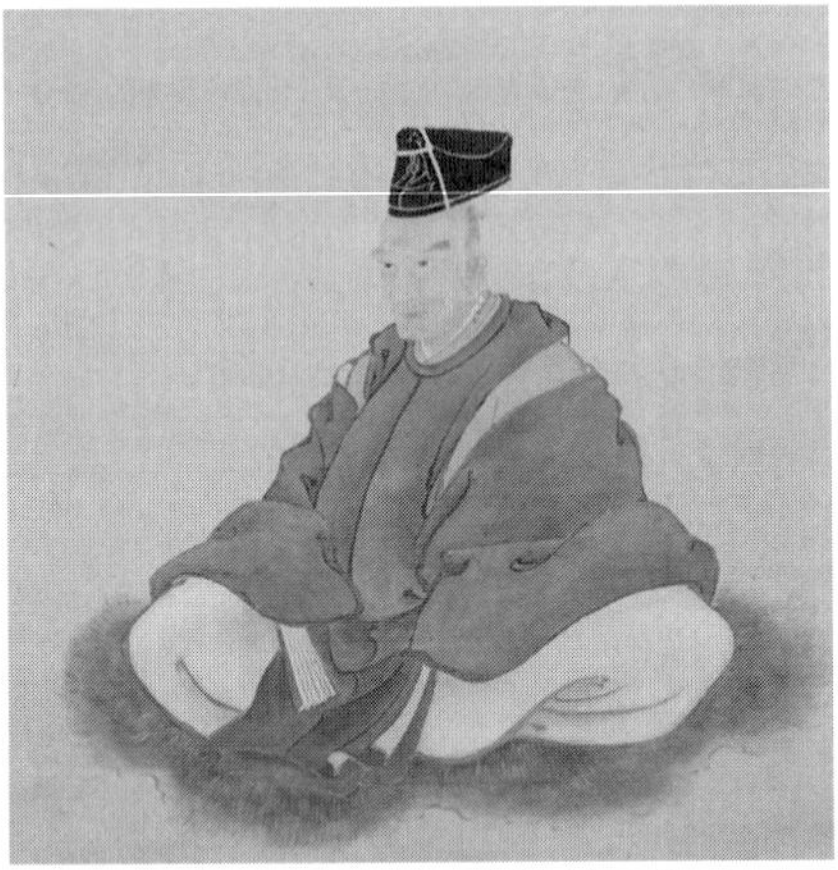

図62　古方派の急先鋒・吉益東洞（日本大学医学部図書館所蔵）

靡した。東洞の長男には南涯《なんがい》（一七五〇〜一八一三）、三男には羸斎《らさい》（一七六七〜一八一六）、南涯の養嗣子には北洲《ほくしゅう》（一七八六〜一八五七）がいる。門人には、『傷寒論弁正』『傷寒名数解』を著した京都の中西深斎《しんさい》（一七二四〜一八〇三）、熊本医学校再春館を興した村井琴山《きんざん》（一七四三〜一八一五）、江戸で活躍した岑少翁《みねしょうおう》（一七三二〜一八一八）、瀬丘長圭《せおかちょうけい》（『診極図説』の著者、一七三二〜八二）、二宮桃亭《とうてい》（一七五一〜一八二九）などがいる。中神琴渓《なかがみきんけい》（一七四四〜一八三三）は東洞の最晩年の弟子であるが、『生々堂医譚』ほかの著書で独自の医論を展開し、臨床に長けた。東洞の弟子ではな

いが、江戸で『傷寒論』研究に没頭し『傷寒論集成』を著した儒医に山田図南《となん》（一七四九～八七）がいる。

永富独嘯庵（一七三二～六六）は長門国赤馬関（下関市）の人で、名は鳳《ほう》、字は朝陽《ちょうよう》、通称昌《しょう》安《あん》、のち鳳介《ほうすけ》。医師永富氏の養子となり、十八歳のとき京の山脇東洋に入門。東洋は古方の汗・下法に巧みであったが、吐方に通ずるため、当時吐方に詳しかった越前の奥村良竹《おくむらりょうちく》のもとに、独嘯庵と嫡男の東門《とうもん》を派遣し、学ばせた。著書『吐方考』はその成果である。『吐方考』を執筆した宝暦十二年（一七六二）には長崎に遊び、吉雄耕牛《よしおこうぎゅう》について蘭学も修めた。偏見を排し、東洋流の古方を軸としつつも、他流の採るべきところは採り、蘭方にも深い興味と理解を示した。医学のほかに製糖に関する仕事も残しており、早逝したが、門人・著書を通じて後世少なからぬ影響を及ぼした。ほかに『漫游雑記《まんゆうざっき》』『嚢語《のうご》』『葆光秘録《ほこうひろく》』『黴瘡口訣《ばいそうくけつ》』などの著書があり、門人に儒者亀井南冥《かめいなんめい》や蘭方医小石元俊《こいしげんしゅん》などがいる。

尾台榕堂（一七九九～一八七〇）は東洞の伝統を承け、幕末の江戸にあって浅田宗伯と名声を二分した大家であった。越後魚沼郡中条村（現十日町市）の医師小杉家に出生。名は元逸、字は士超、通称良作。十六歳で江戸に出、尾台浅岳に医を学び、いったん帰郷したが、三十六歳のとき再び江戸に出て師家を継いだ。著書『類聚方広義』（一八五六）は臨床的知見に富み、今日の日本漢方界にも大きな影響力を及ぼしている。ほかに『橘黄医談《きっこういだん》』（一八三一）『重校薬徴』（一八五三）『医余』

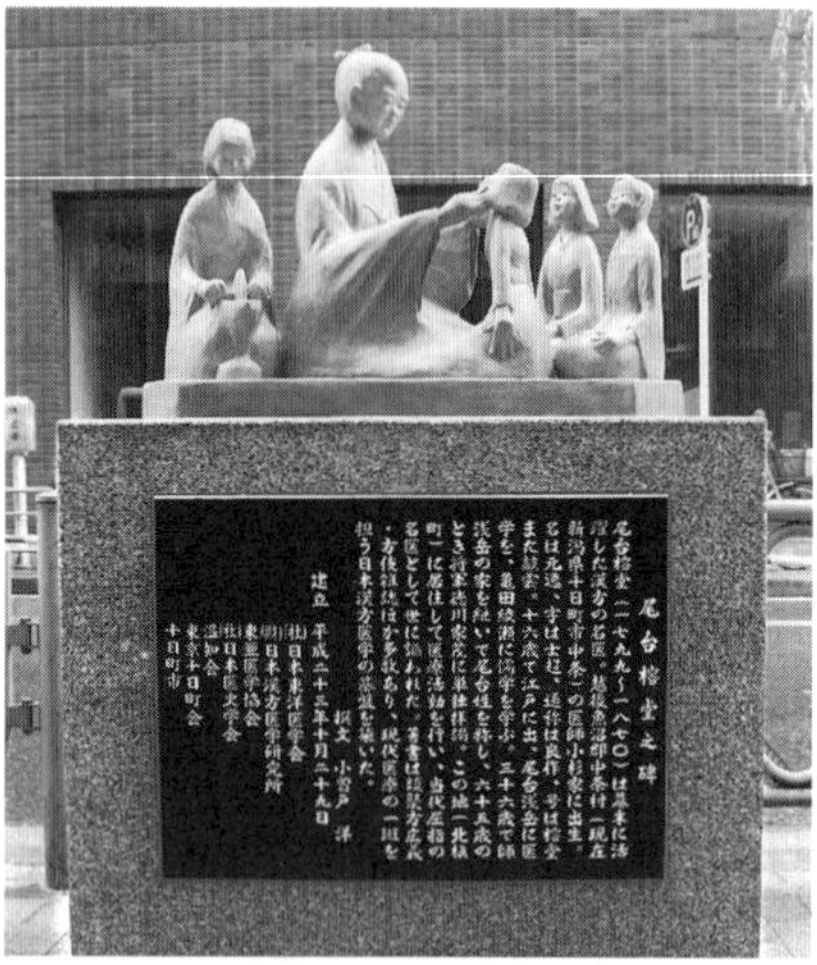

図63　尾台榕堂の顕彰碑

（一八六三）『霍乱治略』（一八六四）『井観《せいかん》医言』（一八六七）『方伎《ほうぎ》雑誌』（一八六九）などの著がある。平成二十三年には診療所の跡地、東京駅八重洲前（京橋柳通り）に記念碑（図63）が建立され、現在顕彰の気運が高まっている。

折衷派の人々

中国人は論理性、いわば抽象的理屈を好み、これに対し日本人は実用性を優先する傾向にあるといわれる。これは医学でも同じで、東洞の極端な医説は、気血水説を唱えた息子の南涯によって修正の方向に向かい、論理よりも有用性を重んじ、臨床第一義とする流派も多く現われた。こういった立場をとる人々を総称して折衷《せっちゅう》派と呼んでいる。和田《わだ》東郭《とうかく》や原南陽《はらなんよう》などはその代表的人物で、蘭学外科と漢方の結合に成功した華岡青洲《はなおかせいしゅう》・本《ほん》間《ま》棗軒《そうけん》などもそれに含めることができよう。幕末から明治前期の漢方界の巨頭となった浅田宗伯《そうはく》も学術においては折衷派に属する。

和田東郭（一七四四〜一八〇三）、名は璞《はく》、字は韞卿《うんけい》または泰純《たいじゅん》、別号は含章斎《がんしょうさい》。摂津高槻の出身。竹中節斎《たけなかせっさい》、次いで戸田旭山《とだきょくざん》に医を学び、二十六歳にして吉益東洞の門に入った。「一切の治病は、古方を主とし、その不足を後世方をもって補うべし」と唱え、折衷派の泰斗として世に知られた。寛政九年（一七九七）、法橋《ほっきょう》となり、翌々年には法眼《ほうげん》に叙せられた。東郭は著述を好まなかったため、自らの著作はないが、門人の筆録・編纂にかかるものに『蕉窓雑話《しょうそうざつわ》』『導水瑣言《どうすいさげん》』をはじめ『蕉窓方意解《しょうそうほういかい》』『東郭医談《とうかくいだん》』『傷寒論正文解《しょうかんろんせいぶんかい》』『東郭腹診録《とうかくふくしんろく》』などがある。

原南陽（一七五三～一八二〇）、名は昌克《まさかつ》、字は子柔《しじゅう》、通称玄璵《げんよ》。水戸藩医の家に生まれ、京都に遊学して山脇東門や産科の賀川玄迪《かがわげんてき》に学び、江戸で開業。のち父の跡を継いで水戸藩医となって臨床・学問に腕をふるった。主著に『叢桂亭《そうけいてい》医事小言』『叢桂偶記』『寄奇《きき》方記』『砦草《とりでぐさ》』『経穴彙解』ほかがある。

華岡青洲（一七六〇～一八三五）、名は震《ふるう》、字は伯行《はくこう》、通称随賢《ずいけん》（三代）、俗名雲平《うんぺい》。紀伊国那賀郡名手庄に生まれ、天明二年（一七八二）京都に赴き、吉益南涯に古医方を、大和見立《やまとけんりゅう》にオランダ流外科を学んだ。同五年父の死去により帰郷して家業を継承。内科も外科もともに一致して生体の理を究めるべきであるとする「内外合一活物究理《かつぶつきゅうり》」を主張し、広く民間療法も採用して和漢蘭折衷の医方を実践した。寛政七年（一七九五）再び上洛して製薬などの研究に努め、接骨医の用いていた麻酔剤を改良して経口麻酔剤の麻沸湯《まふっとう》（通仙散《つうせんさん》）を創案。文化元年（一八〇四）これを用いて全身麻酔下での乳癌摘出手術に世界ではじめて成功した。従来の外科手技が外傷の縫合や腫瘍の切開にとどまっていたのに対し、青洲は関節離断・尿路結石摘出をはじめ多数の外科手術を敢行し成果をあげた。紀州侯の招きを再三辞退したが特旨により在野を許されて藩の侍医となり、僻村に暮らして民衆の医療に尽力。家塾春林軒《しゅんりんけん》に全国から集まった門人は千人を越え、数多くの名医を輩出した。青洲の麻酔実験をめぐって献身する嫁姑の葛藤を描いた有吉佐和子の小説『華岡青洲の妻』は有名である。

本間棗軒（一八〇四〜七二）、名は資章《すけあき》、字は和卿《わけい》、通称玄調《げんちょう》。棗軒は号。水戸の人。漢方を原南陽に学び、蘭方を杉田立卿《すぎたりゅうけい》に学んだ。さらに大田錦城《おおたきんじょう》に経書を受け、長崎に赴いてシーボルト

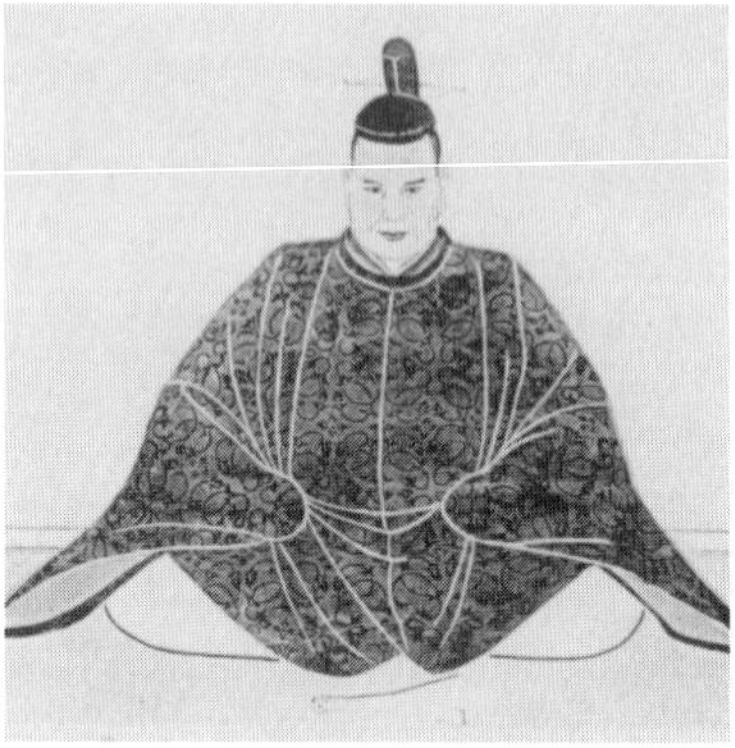

図 64　折衷派の泰斗・和田東郭

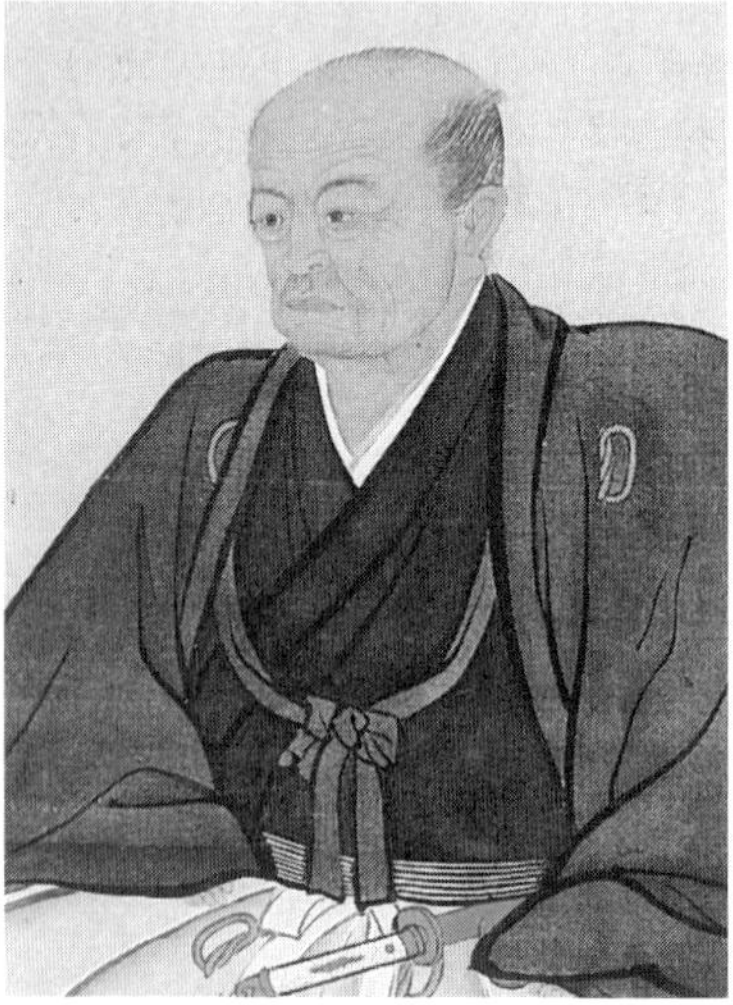

図 65　漢蘭折衷して外科手術に成果をあげた華岡青洲

を師とし、続いて京都の高階枳園《たかしなきえん》に学び、紀州で華岡青洲門に入り、外科を習得した。江戸で開業して華岡流医術を行い、はじめて大腿切断手術に成功した。主著に『瘍科秘録《ようかひろく》』『続瘍科秘録』『内科秘録』ほかがある。

幕末明治の巨頭・浅田宗伯

浅田宗伯（一八一五〜九四）、名は直民《なおたみ》のち惟常《これつね》。字は識此《しきし》。通称宗伯。栗園《りつえん》と号した。信濃筑摩郡出身。中村中倧《なかむらちゅうそう》・中西深斎《なかにししんさい》に医を、猪飼敬所《いかいけいしょ》・頼山陽《らいさんよう》に文を学んだ。江戸を出て医家・儒家の名流と交わり、臨床医として世間の高い評価を得た。幕末にはコレラや麻疹の治療に腕をふるい、幕府の御目見《おめみえ》医師に抜擢。維新後は皇室の侍医として漢方をもって診療にあたり、漢方医界の巨頭として石黒忠悳《いしぐろただのり》ら西洋医の勢力と対峙した。その著『橘窓書影《きっそうしょえい》』から、当時の駐日フランス公使、レオン・ロッシュの治療を紹介しよう。

慶応元年（一八六五）秋、八月二十日、ロッシュが病気で治らないので、幕府に医師を求めてきた。幕府は協議の結果、私と針医の和田を派遣することにし、私に通達が来た。私はすぐに横浜に向かい、幕府の担当者の案内で公使館に行き、ロッシュの診療をした。私の見立ては次のようである。ロッシュは頑強な体質ではあるが、戦闘などで長年疲労が重なり、筋骨が緩んでいて、血《けつ》と気《き》のそれぞれの機能がうまくいかず、脈は遅・緩で、皮肉のつやも年齢のわりにはよく

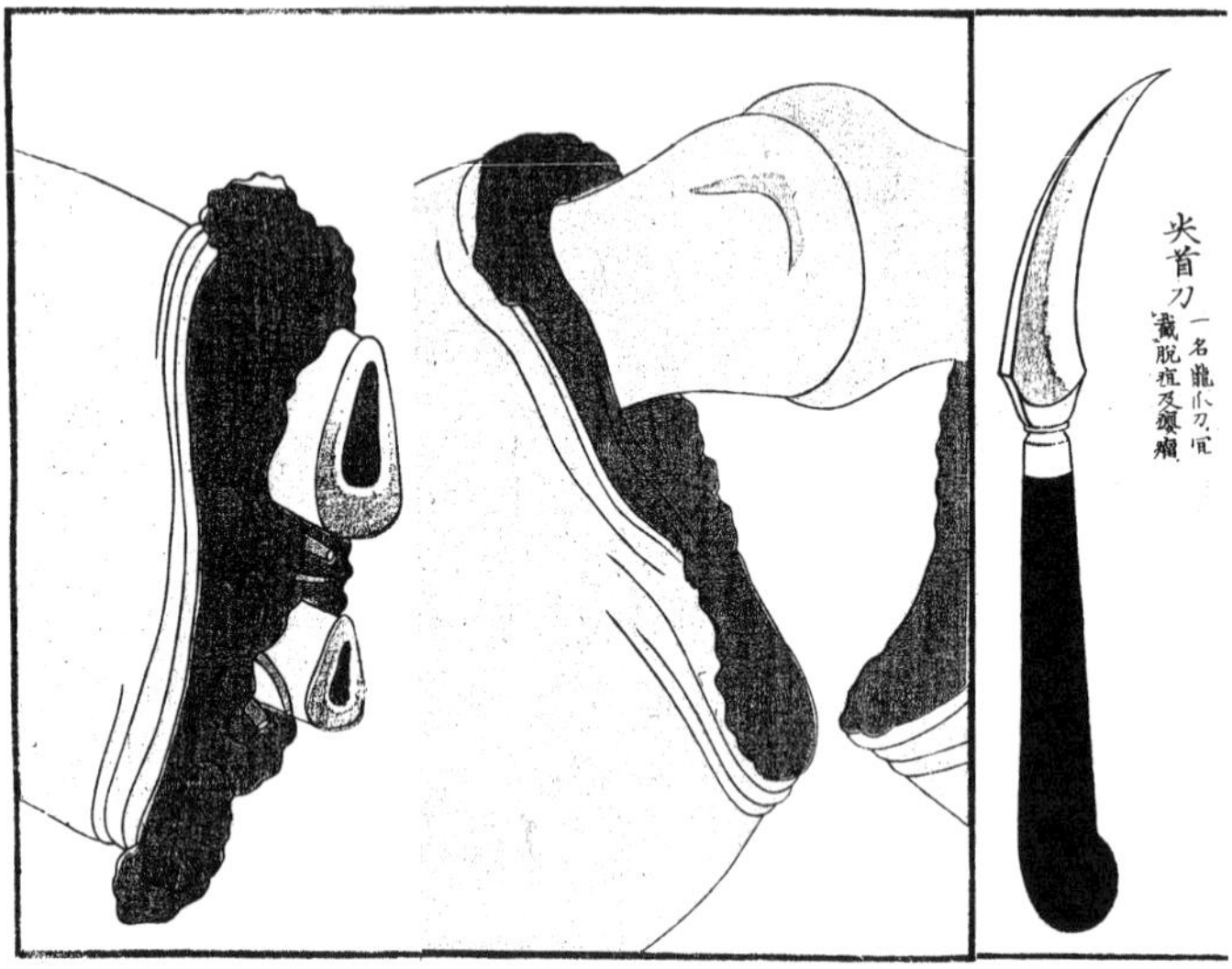

図 66　本間棗軒の手術図（『続瘍科秘録』、部分）

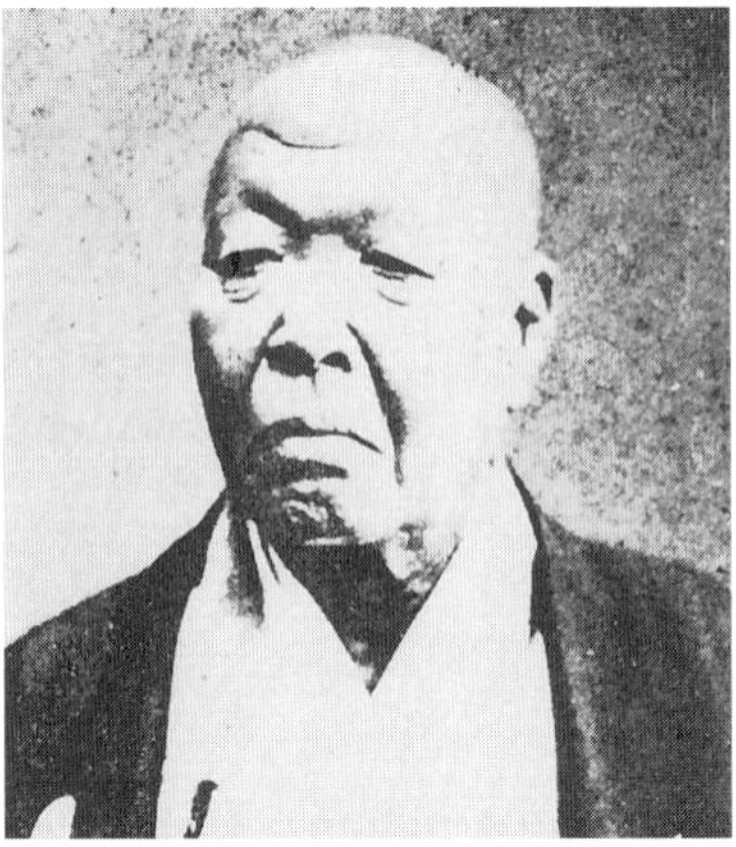

図 67　幕末〜明治前期の漢方界の巨頭・浅田宗伯

ない。しかも左の腰に打撲の痕があって、臀《しり》の肉は左のほうが痩せている。腰は身体の要《かなめ》であり、運動するところであるから、血・気の各機能が悪くなると苦痛が出るのである。この病気は放っておくとだんだん腰以下が利《き》かなくなり、歩行困難になるものである。内側から血・気の機能を回復させ腰骨を強くする薬を与え、外側から経絡《けいらく》の流れをよくする針治療を行えば、全治とまではいかなくても、五〜六割は回復して天寿を全うすることができる。ロッシュは十八年前の戦闘の際、敵の銃弾を馬の首に受けて落馬したのが原因で、この病気になったのである。日本に来て病状が悪化したとのこと。私は次のような処方箋を書き、一つ一つの薬の作用を注記して渡した。

桂枝《けいし》　気を運《めぐ》らし筋脈を強くする
芍薬《しゃくやく》　血を和《ととの》えて痛みを止める
蒼朮《そうじゅつ》　身体のよどんだ湿気を取って関節の動きをよくする
茯苓《ぶくりょう》　小便の出をよくし、血・気の順《めぐ》りをよくする
附子《ぶし》　体内の陽気を益して腰椎の痛みを止める
甘草《かんぞう》　腰を和えて、他の薬の浸透をよくする
大棗《たいそう》と生姜《しょうきょう》　前の六薬を融合し胃の吸収をよくし、薬の効果を全身に行きわたらせる

この処方箋は通訳官のカーシュンがフランス語に訳してロッシュに示し、その後、本国の皇帝

（ナポレオン三世）にも報告されたということだ。二十二日にはカーシュンから公使の別館に招待され、食事がふるまわれた。費用は一人宛、日本円で十五円もかけたそうだ。カーシュンと馬車で公使館に行き、ロッシュを診察した。

二十四日、ロッシュの病状は大いに軽快した。よって私は幕府に戻るべく別れを告げたところ、ロッシュは私の手を握って次のように言った。「あなたのおかげで病気は五割以上好転しました。嬉しくてたまりません。本国のナポレオン三世から直接貴殿に謝品が贈られるよう手配しました。私は貴殿への感謝のあかしとして、この治験をフランスの新聞に掲載し、貴殿のような名医が日本にいることを全世界に知らせることを約束します」と。

後日、ロッシュの約束どおり、フランス皇帝から鐘の鳴る時計と絨毯《じゅうたん》三巻が送られてきたが、役人がこれを途中で欺し取り、私には銀貨十枚しか渡らなかった。ときの幕府の政治の腐敗ぶりが思いやられる。

以上が浅田宗伯の書き残したロッシュの治療経験談である。

幕府が国賓レオン・ロッシュの治療に浅田宗伯を指名したのはなぜか。それは宗伯の治療技術が抜群であること、衆目の一致するところであったからにほかならない。当時、宗伯の年間患者数は五千人。年間収入は二千五百両ほどもあった。その頃の流行医はトップクラスでも年間収入千両。つまり千両医者といわれるほど。宗伯の収入はその二倍半。断トツの人気であった。当時の西洋医は西洋科学、解剖の知識はあっても、抗生物質、ステロイドといった特効薬はまだなく、治療成績はさほどのものではなかった。外科以外、漢方医の腕は西洋医よりも優れていたのである。当時、江戸の臨床家として宗伯に迫る人気を博していたのは、やはり漢方医で吉益東洞の流れを汲む尾台榕堂であった。勘定奉行、外国奉行などを歴任した川路聖謨《かわじとしあきら》などは、宗伯と榕堂の二名医を主治医とした。幕臣らが宗伯に白羽の矢を立てたのはむしろ当然といえるであろう。幕府は国の面目をかけて、日本最高峰の漢方臨床医を差し向け、みごと西洋に対し威信を示したのである。

宗伯は質実剛健、忠誠孝心の人として知られる。曲直瀬道三と同様、医を仁術と心得、人を見る目をもっていた。その逸話はたくさん残っている。森有礼《もりありのり》が文部大臣在職中、有礼の要望でその父の重病を診察したときのこと。有礼は父親に挨拶もせず、宗伯に容態を尋ねた。宗伯はその態度に憤慨して帰り、塾頭に、文部大臣が親に仕える道を知らぬようでは国家の文教も地に墜ちた、と語り、一門謹慎したというエピソードもその一つである。「心身一如」を大切にしたのであった。『橘窓書影』は明治十九年（一八八六）に出版されたが、そこにはこのほか、慶応二年（一八六六）、大坂城に滞陣していた将軍徳川家茂《いえもち》を診察し、死期を言い当てたこと、また明治十二年、明宮《はるのみや》（のちの大正天皇）の難症を治癒したことなど、数多くの治験例が記されている。

権力者の医療に関与した浅田宗伯は曲直瀬道三と同様、政治にも無関係な立場ではなかった。家茂を通じ、和宮《かずのみや》（十四代将軍・徳川家茂室）や天璋院《てんしょういん》（十三代将軍・家定《いえさだ》室）の信頼を得ていた宗伯は、和宮・天璋院の指示を受け、川崎にいた有栖川宮熾仁《ありすがわのみやたるひと》親王と西郷隆盛に密書を示し、徳川家の存続に尽力したという。

浅田宗伯は明治二十七年の春三月十六日に八十歳の長寿を全うした。一ヵ月前には自分の死期を予言したという。宗伯は江戸漢方最後の巨頭で、宗伯の死により漢方の栄光の時代は終わった。宗伯はその心情を辞世の歌に詠み込んだ。

この花の大和心を失わず
　咲き返りても貫かんとぞ思う
春といえばいずこの花も時めくに
　しおれてかえる人のあわれさ

しかし、宗伯はいつの日にか必ずや漢方は復興すると門人に予告した。予言は的中した。現在、医療用漢方製剤として厚労省が認可している処方のほとんどは、宗伯の常用処方の内容と運用法を記した『勿誤薬室方函《ぶつごやくしつほうかん》』『勿誤薬室方函口訣』の二書に依拠している。宗伯の医術は今日にも引き継がれているのである。

考証医学の開花

江戸後期には考証学派も活躍し、古典を基本とする漢方の基礎学問の研究に目を見張るべき業績を遺した。

考証学は中国清代に興り隆盛をみた学問、もしくはその研究方法である。この清朝文献考証学の学風は「実事求是《じつじきゅうぜ》」の語に象徴されるように、文献資料を博捜吟味し、客観的事実に基づいて過去の史実・事物の真相真理を究明しようとするものであった。研究対象は経史を中心として、文学・音韻・制度・地理・暦算・金石・書誌などの研究手法を駆使し、古典の校勘輯佚《しゅういつ》などの基礎的作業も盛んに行われた。しかしながら、清朝における考証学は、医学の分野に関しては充分に立ち入ることはなかった。これに対し、わが国ではとりわけ医学の分野で考証学派の研究が大きく花開き、いくつもの著述として結実した。それはどういう理由によるものであろうか。

中国では政治・学問は軌を一にし、難関の挙人の試験を通過した者が官僚となってこれを担った。中国における学医のほとんどは、科挙に及第できなかった者が転じて医を業としたのである。「良相《りょうしょう》となって国を医すこと能《あた》わざれば、良医となって民を済《すく》う」の考えである。医学の著述を遺した名医の多くはこういった人々で、いわば学者としては亜流に属していたといっても過言ではない。したがって一級の学者の独壇場ともいうべき考証の学問に、医家は容易に参入することができなかったのである。医書考証に業績を残した清末の中国人学者としては黄丕烈《こうひれつ》・銭熙祚《せんきそ》・汪閬《おうろう》源《げん》・陸心源《りくしんげん》・楊守敬《ようしゅけい》・廖平《りょうへい》らの名が挙げられるが、いずれも医を職とする人ではない。武昌の柯《か》逢時《ほうじ》などは医家とはいえ、光緒の進士《しんし》であるから特例である。

一方、日本では知識階級の多くの医家は幕府医官・藩医といった身分にあった。これらの医家は基本的には世襲の者で、地位も比較的高かったのである。井上金峨《いのうえきんが》・吉田篁墩《よしだこうとん》・狩谷棭斎《かりやえきさい》と進展し確立していった日本の考証学は、これらの師から直接、あるいは山本北山《やまもとほくざん》・大田錦城《おおたきんじょう》といった儒者を介して、多紀《たき》元簡《もとやす》・元胤《もとつぐ》・元堅《もとかた》、伊沢蘭軒《いざわらんけん》・柏軒《はくけん》・棠軒《とうけん》、小島宝素《こじまほうそ》・春沂《しゅんき》、渋江抽斎、喜多村《きたむら》直寛《ただひろ》、森立之《もりたつゆき》・約之、堀川舟庵《ほりかわしゅうあん》、山田業広《やまだなりひろ》など、江戸医学館をとりまく医家達に受け継がれた。

彼らは幕府権力を背景にしている有利さも手伝って、文献資料の蒐集という点でも恵まれていた。資料の豊富さにおいては、散佚の多かった中国に比べ、質量ともに中国をはるかに凌ぐ文献資料を手にすることができ、それによって業績を獲得することができたのである。師友関係、学究に関するチームワークも、当時の京都の学界の情況に比すればすこぶる良好であり、これも学問進展の不可欠の要因となった。中国の場合とはまったく逆に、江戸の医家達による考証の学問は医学の枠に止まらず、経史ほかの漢籍、また国学にと広い分野に及んだ。このことは幕末漢籍書誌学の精華である『経籍訪古志《けいせきほうこし》』を例にとっても了解されるであろう。同書は江戸の考証医家によって編まれたものにほかならない。わが国で中国をはるかに凌駕する考証医学が開花したゆえんは上記の背景に求めることができよう。次に重要人物の略伝を記す。

目黒道琢《めぐろどうたく》（一七三九〜一七九八）は江戸後期における考証医学の隆盛の端緒をなした人物である。名は尚忠《なおただ》、字は恕公《じょこう》、号は飯渓《はんけい》。会津柳津《やないづ》の人。畠山氏を祖とする豪農の家に生まれたが、江戸に出て曲直瀬玄佐《まなせげんさ》（七代目道三《どうさん》）の門に入り医を学び、塾頭となる。学問、医術ともにすぐれ、松平《まつだいら》定信《さだのぶ》の信任を受けて医学館（躋寿館《せいじゅ》）の教授に招かれ、三十四年間にわたって医経を講義し、市井の医者としては破格の扱いを受けた。著書の現存するものは少ないが、後学を育成し、江戸考証医学の隆盛を促した功績は大きい。

多紀元簡（一七五五～一八一〇）、字は廉夫《れんぷ》、号は桂山《けいざん》。幼名金松《かねまつ》、長じて安清《あんせい》、のち安長《あんちょう》。父の元悳《もとのり》に医を学び、井上金峨《きんが》を儒学の師とした。松平定信の信任を得て寛政二年（一七九〇）奥医師、法眼となる。翌年、父元悳の統率する医学校（躋寿館）が幕府直轄の医学館となり、助教として幕府医官の子弟を教育。同十一年御匙《おさじ》（将軍侍医）となったが、享和元年（一八〇一）医官選抜の不正に憤慨して異議を唱えたため、寄合《よりあい》医師に左遷された。文化三年（一八〇六）、医学館の類焼、再建による移転にともない、下谷新橋《あたらしばし》通（台東区）に住む。同七年に奥医師に復されたが、この年没した。清朝考証学の学風を医学に向け、広範な知識をもとに医学における考証

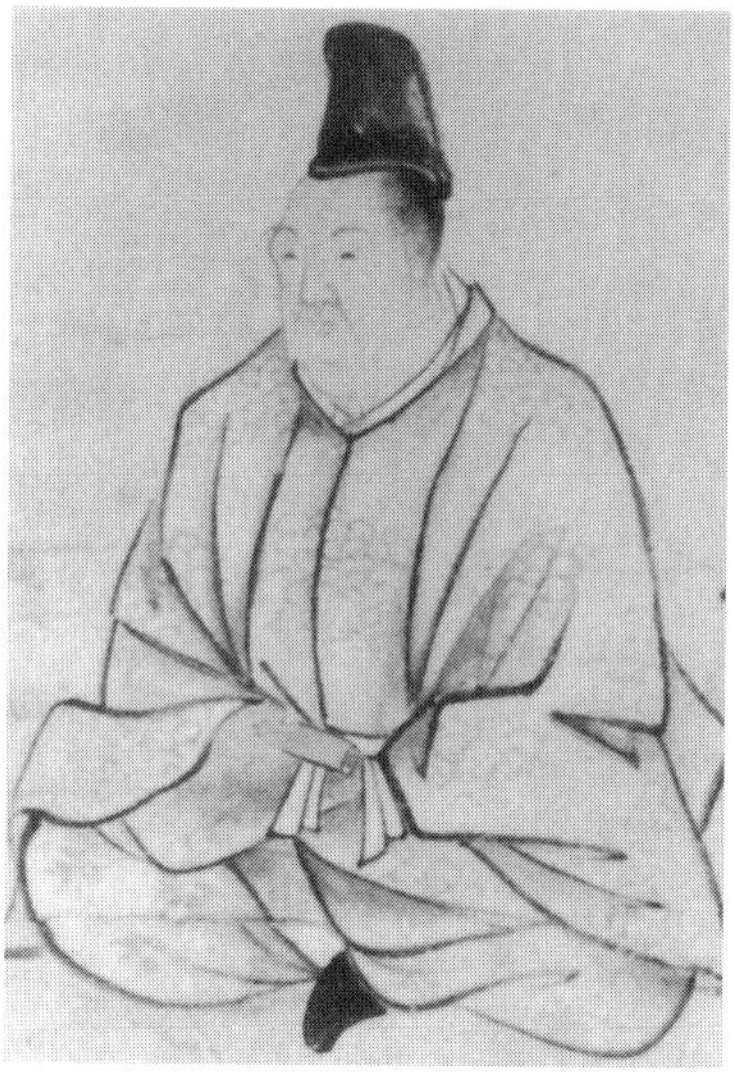
図68　考証医学の礎をなした目黒道琢

学の基盤を確立。その学風は息子の元胤、元堅をはじめ、伊沢蘭軒、小島宝素やその子弟に受け継がれた。著書に『傷寒論輯義《しゅうぎ》』『金匱《きんき》要略輯義』『素問識《し》』『霊枢識《し》』『扁鵲倉公伝彙考《いこう》』『脈学輯《しゅう》要《よう》』『医賸《いしょう》』ほかがある。

多紀元堅（一七九五〜一八五七）、字は亦柔《えきじゅう》、号は茝庭《さいてい》、三松《さんしょう》。幼名は鋼之進《こうのしん》、のち安叔《あんしゅく》。元簡《もとやす》の第五子で、元簡の家督は兄元胤《もとつぐ》が継ぎ、元堅は別に一家を興した。天保七年（一八三六）奥医師、法眼。同十一年法印。弘化二年（一八四五）将軍家慶《いえよし》の御匙《おさじ》（侍医）。父の考証学の学風を継いで善本《ぜんぽん》医籍の収集、校訂、復刻に努め、小島宝素、渋江抽斎、森立之らの考証医学者を育てた。彼らの研鑽は特に書誌学の面において中国をはるかに凌ぐ成果を生んだ。著書に『傷寒論述義《じゅつぎ》』『金《きん》匱《き》要略述義』『素問紹識《しょうし》』『薬治通義《やくじつうぎ》』『傷寒広要《こうよう》』『雑病広要』ほかがある。異母兄であった元胤（一七八九〜一八二七。名は安良《あんりょう》・安元《あんげん》、字は奕禧《えきき》・紹翁《しょうおう》、号は柳沜《りゅうはん》）には『医籍考』『難経疏証』などの著があるが、これらや元簡の『観聚方要補《かんじゅほうようほ》』の校訂には元堅が尽力した。

江戸医学館の関係者といえば、机上の学者と思われがちだが、決してそうではない。診療活動も旺盛に行った。多紀元悳（一七三二〜一八〇一）には『広恵済急方』（一七八九）、元悳の門人・片倉《かたくら》鶴陵《かくりょう》（一七五一〜一八二二）には『医学質験』（十八世紀末）、そして元簡の門人・平野重誠《ひらのじゅうせい》（一七九〇〜一八六七）には『病家須知』（一八三二）、『養性訣』（一八三五）ほか平易な臨床・介護・養性関係の著書がある。ことに『広恵済急方』『病家須知』は大衆に啓蒙的な役割を果たした。山田業

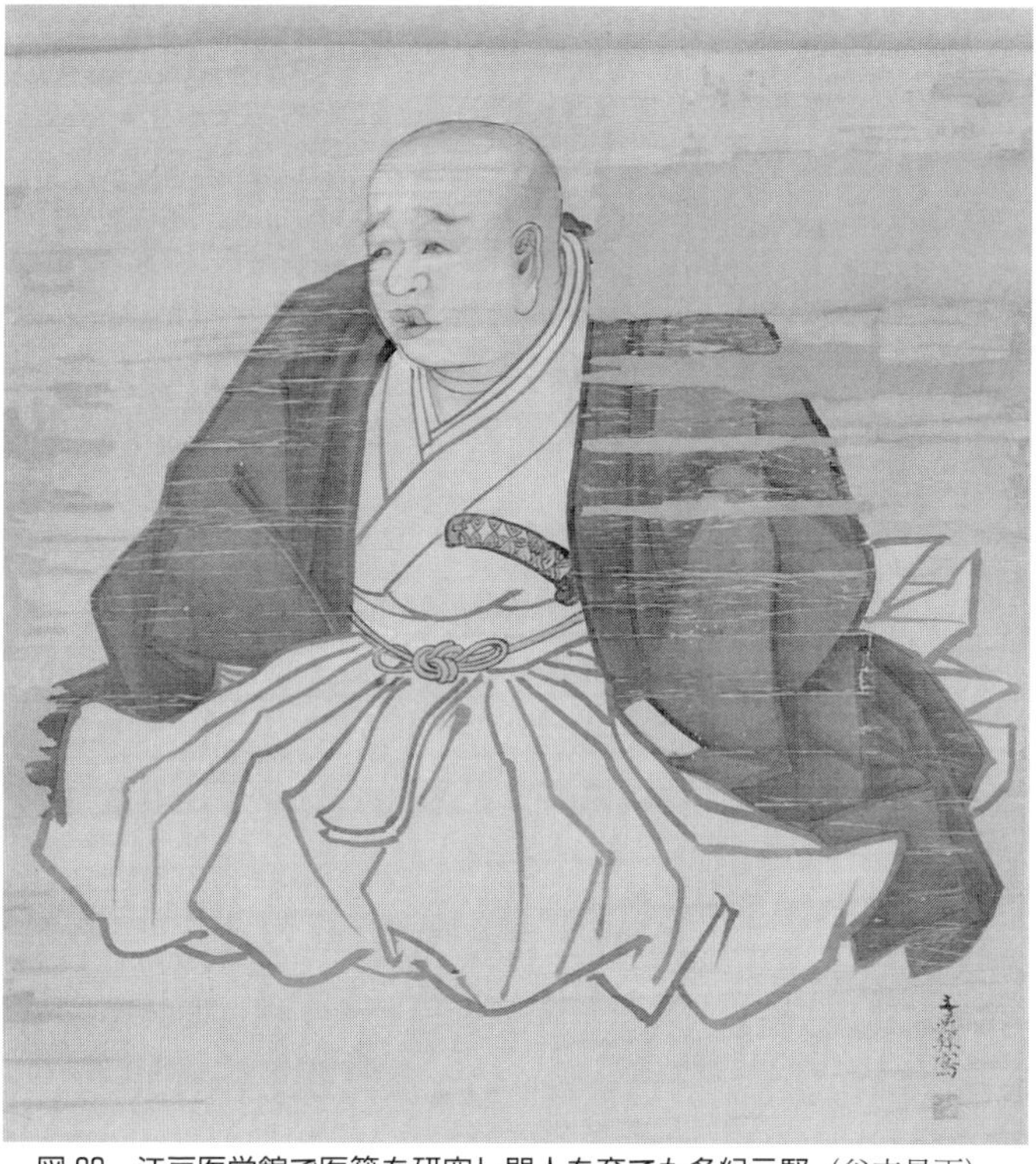

図 69　江戸医学館で医籍を研究し門人を育てた多紀元堅（谷文晁画）

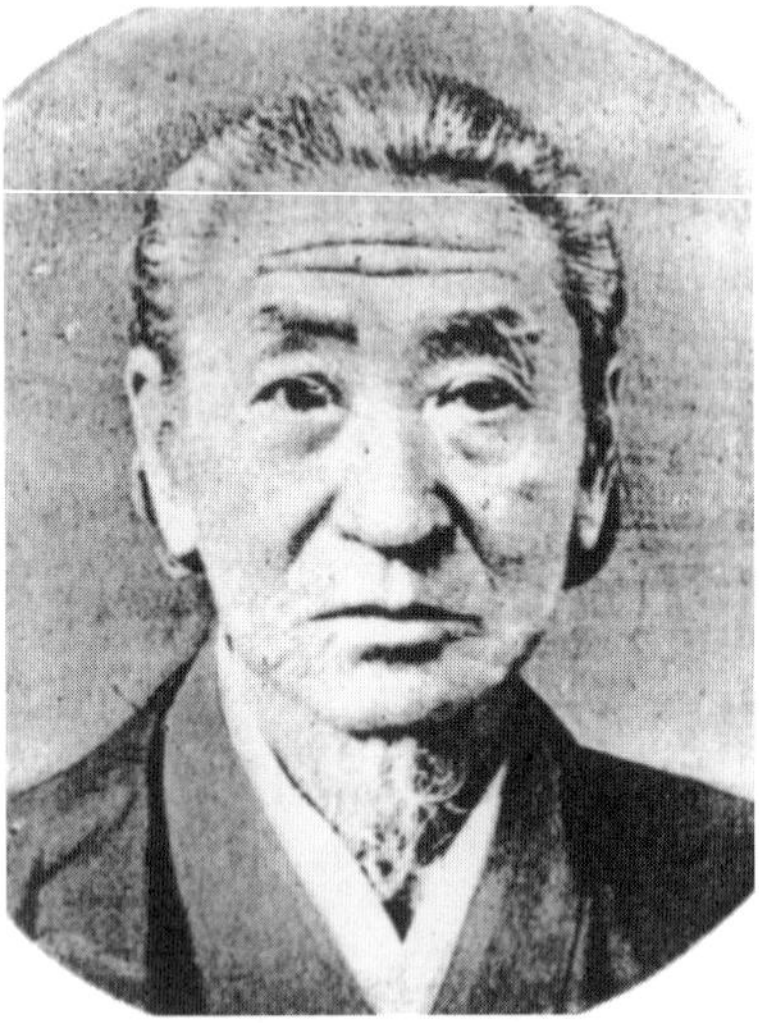

図70　考証医学の成果を集大成した森立之（写真）

広（一八〇八～一八八一）は考証と臨床の両方に長けた最たる人物である。

森立之《たつゆき》（一八〇七～八五）、字は立夫《りっぷ》、通称養真《ようしん》のち養竹《ようちく》。号は枳園《きえん》。十五歳で家督を継ぎ福山阿部侯の医員となったが、天保八年（一八三七）不祥事を起こしたため禄を失い、落魄して十二年間家族とともに相模《さがみ》を流浪した。弘化五年（一八四八）帰参の願いが叶い、江戸に戻り、医学館を活動拠点として古典医書の校勘業務や、研究・執筆に従事した。維新に際していったん福山に転居したが、明治五年には東京に再来して、以後文部省編書課、ついで大蔵省印刷局に入り編集業務に就いた。

森立之こそは最後にして最大の業績を遺した考証医家である。幕末に先輩・同僚が次々に没していくなか、その蓄積・成果を受け継ぎ、恵まれた才能のもとに集約し、開花させたのであった。著書はきわめて多いが、主著は何といっても三大医学古典（本草・内経・張仲景方）に対する『攷注《こうちゅう》』である。立之はわけても本草学には関心が深く、安政四年（一八五七）には『本草経攷注』一八巻を完成。さらに医学館での講義と並行して研究を進め、元治元年（一八六四）には『素問攷注』二

○巻の大著を、さらに慶応四年（一八六八）に至って『傷寒論攷注』三五巻の大著を脱稿した。これらは当時発現した『黄帝内経太素・明堂』『新修本草』『医心方』『本草和名《わみょう》』をはじめとする古医学資料を博引し、蘭軒・棭斎、そして阮元《げんげん》・銭大昕《せんだいきん》・孫星衍《そんせいえん》・段玉裁《だんぎょくさい》・王引之《おういんし》らの書から学んだ考証学の手法をもって考究した医学古典研究書の最高峰であり、今日でも日本はもとより中国においてもこれらを凌ぐ書は現れていない。学問に対するあくなき情熱、加えるに天与の長寿がこうした業績を成さしめたのである。明治十八年立之の逝去をもって伝統医学に関する考証の学は完全に絶え、以後長きにわたってその偉業は忘れ去られることとなった。しかし、立之の業績は没後百年祭（一九八五）をきっかけに近年見直され、今日その著書は中国でも活字出版（郭秀梅・学苑出版社）されて日の目を見た。

以上、後世方派・古方派・折衷派・考証学派あるいは本草学の分野について述べたが、これらの学統は必ずしも明確に区別しうるものではない。後世方は金元医学に依拠するとされるが、金元医学は張仲景の古方を軽視したわけではない。古方派は吉益東洞でさえも『傷寒論』、『金匱要略』以外の薬物を使用した。折衷派とは臨床上、種々の学派の医方を受容した医家たちの総称であり、一方、考証学派とは机上の研究において文献考証の手法を導入した医家たちを指す。折衷派と考証学派は観点の異なる位置づけであり、両者の区別はしがたい。臨床家が文献を軽視したとはいえないし、考証学派が臨床をないがしろにしたというといわれもない。また江戸時代には各学派間に交流がなかったかのごとく説く人がいるが、これも正鵠を射ていない。蘭方（洋方）家と漢方家の間にすら、ときによっては密接な交流があった。別な例を挙げれば、純粋な古方派というべき尾台榕堂と、折衷もしくは考証学派に属した浅田宗伯との間にも親密な交わりがあった。

日本漢方というと「方証相対」を重視し、病因への言及を回避した特定の学派に限定する向きもあるが、その考えは昭和初期になって定着したものであって、偏見にすぎない。日本の漢方はそれほど限定された視野ではとらえられない。むしろ江戸時代、ことに元禄以降の日本医学は蘭学、博物学を含め、中国（清朝）をはるかに凌駕するほど幅広かったのである。少なくとも伝統医学知識のみの水準で比せば、現代（平成）の漢方界は江戸時代の足下にも及ばないといって過言ではなかろう。

第十章

日本から中国へ

中国に生じた伝統医学の波動は、これまで述べてきたように幾重にもなる波紋となって日本に波及した。極東に位置する日本は文化のふきだまりとなり、古い波紋、すなわち古文献が層をなして残存する結果となった。最終到達地である日本に最もよく保存されることとなった伝統医学の古典籍、この好条件をフルに活用し、漢方典籍の研究に大きな成果を挙げたのが幕末に頂点に達した前述の考証医学である。時あたかも日本漢方が断絶した明治時代、日本を訪れた中国人は、これまで全く意識になかった日本の漢方界に、きわめて良質かつ多量の古医籍が温存されていることに目を疑った。そしてそれにともなう考証医学の成果とともにこれらを中国に伝えた。長年にわたり日本に到達した伝統医学の波紋は、ここに至ってようやく中国にフィードバックし、日本が中国の伝統医学に影響を与える時期を迎えたのである。

日本に目を向けた中国人

鎖国体制が崩壊し、明治新政府と清朝との間には新たな国交が開かれた。これにともない訪日した中国人で、いちはやく、また最もよく日本の漢方文献考証学の深遠さを理解したのは楊守敬《ようしゅけい》（一八三九～一九一五）であった。楊守敬は明治十三年（一八八〇）、駐日清国大使の随行員として来日。文献学に通じていた守敬は、中国本土ですでに失われた善本秘籍が多数日本に伝存するのに着目し、日本の旧学廃棄の風潮に乗じて古書籍を総力を挙げて購入。一年足らずのうちに三万余巻を蒐集したという。翌年には『古逸叢書《こいっそうしょ》』の編刊作業に従事して日本で印刷に付し、滞在四年後の明治十七年（一八八四）に厖大な量の書籍を中国本土に持ち帰り、中国の学者間にこれを宣伝した。業績範囲は広いが、書誌学上では『日本訪書志《にほんほうしょし》』と『留真譜《りゅうしんふ》』が光る。

楊守敬にとってこの来日期は書籍を獲得するうえでまことに絶好の時期であった。すでに幕末の考証学者の多くは死に絶えており、彼らの遺品は当時生き残っていた森立之らの手を通じて楊守敬の蔵に帰することとなった。先述のごとく幕末の書誌考証学には医師が多く従事したから、医籍善本の調査研究はとりわけ進んでいた。守敬は善本およびその複写のみならず、考証医家による数々の研究書も中国にもたらし紹介したのである。守敬の蒐集した古典籍のほとんどはまとまって台湾国立故宮博物院図書館（観海堂文庫）に現存しており、小島宝素旧蔵本を中心に、医籍は格段の充実ぶりをみせている。

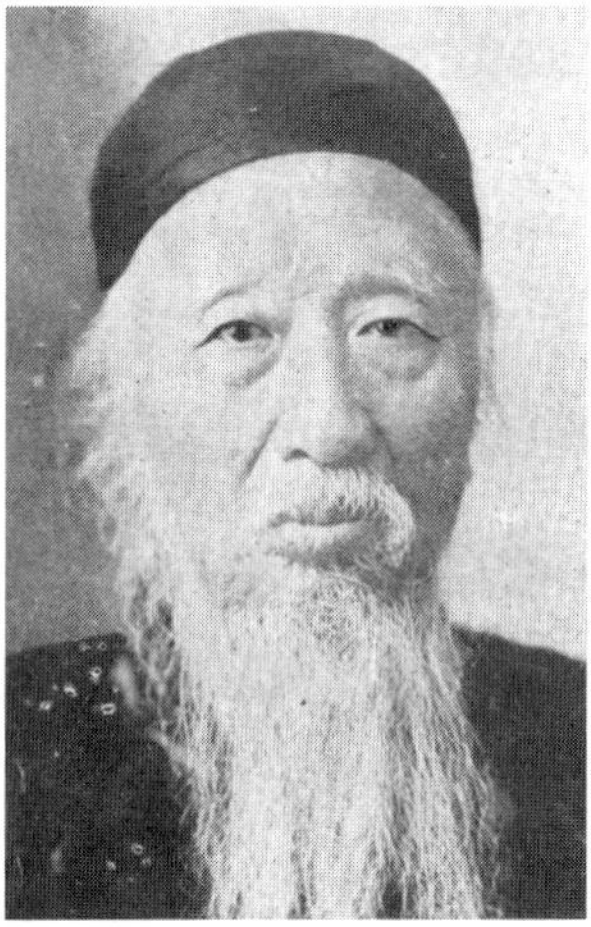
図71　日本考証医学を高く評価し中国に紹介した楊守敬

楊守敬は多紀氏らの著になる考証学的医書の中国刊行を考えた。それには日本の版木を持ち帰れば費用も安くて済む。よって森立之に交渉して当時残っていた版木の数々を四百円で買い取り、帰国するやその年の明治十七年（一八八四）に『聿修堂《いっしゅうどう》医学叢書』と称して印行した。

多紀元簡《たきもとやす》の『素問識《し》』『傷寒論輯義』『金匱要略輯義』『脈学輯要』『救急選方』『医賸《いしょう》』、元胤《もとつぐ》の『難経疏証』、元堅《もとかた》の『傷寒論述義』『傷寒広要』『金匱要略述義』『薬治通義』、丹波雅忠《たんばのまさただ》の『医略抄』、小阪元祐《こさかもとすけ》の『経穴纂要《せんよう》』、計一三種、六九巻である。十五世紀半ばに『全九集』が揚州で刊行されたとする資料は信じがたいから、これこそが中国で最初に印行された日本人の医書として記念すべきものといえる。中国人はこれによってはじめて日本の古医籍考証学の実力のほどを知った。たとえば楊守敬の友人、柯逢時《かほうじ》は進士であったが、守敬の刺激を受けて医籍の校刻事業に取り組むようになった。また元簡・元堅の著書に啓発されて『内経』『傷寒論』の研究に手を染めた著名な思想家、廖平《りょうへい》もいる。

楊守敬より年代は降るが、明治の後期には李盛鐸《りせいたく》・羅振玉《らしんぎょく》・丁福保《ていふくほ》といった清末の学者が来日し、医籍を含めた古文献の調査・蒐集活動を行った。丁福保などはすこぶる広い視野をもった人で、古医学文献のみならず、漢学一般に博通。しかも西洋医学にも明るく、伝統医学と西洋医学との融合をはかり、伝統医学の活路を求めた。日本では明治四十三年（一九一〇）に和田啓十郎《わだけいじゅうろう》が『医界之鉄椎《てっつい》』を出版し、これが日本における漢方復興の導火線となったが、丁福保は同書を翌年中国で翻訳出版。近代医学化の進んだ日本でも伝統医学再評価の動きのあることを紹介して、中国の世論に訴えた。その後も日本における伝統医学研究の新動向を中国に伝え、昭和における日中伝統医学交流・提携への橋渡しをなした。

医籍の還流

前述のごとく日本には多くの中国医学典籍の善本が残った。そのうちには中国で亡び、日本でのみ伝えられたいわゆる佚存《いつぞん》書も少なくない。それは遣唐使以来、常に先進国であった中国に文字どおり命がけで先端医学情報を求め、畏敬し大切に保存しようとした精神のあらわれにほかならない。万世一系と易姓《えきせい》革命という語に象徴される日本と中国の国情も大いに関係した。楊守敬を先駆者としてこれら日本旧伝の伝統医学典籍は続々と中国へもたらされ、伝写され、翻刻され、現代中国伝統医学の根幹たる古典の書誌を支えることとなった。これこそ日本が伝統医学において母国である中国を逆感化せしめ旧恩に報いた最大の成果である。

今日中国で行われている漢から明までの医学典籍のうち、日本旧伝本の還流による影響を蒙ったテキストは数多く、和刻本漢籍に基づくものを含めれば枚挙に遑がない。いま明治以前に還流した中国医学の基本典籍の例をいくつか挙げよう。

『黄帝内経太素』は全くの佚存書で、文政年間に京都仁和寺で古写本が発見され（図36）、幕末考証学の『内経』研究の根本資料となった。本書は楊守敬を皮切りに転写本がいくつも中国に伝えられ、再転写され、校刻された。宋人の文字校改を経ていないため、『内経』最古のテキストとして不可欠のものである。『太素』と対をなす『黄帝内経明堂』も同様の経緯である。

『難経』の現存最古のテキストである『難経集註』もまた佚存書である（図23）。林述斎《はやしじゅっさい》が佚存書を集め刊行した『佚存叢書』第三帙《ちつ》（一八〇三刊）に江戸前期の刊本を翻印して収められ、中国に輸出。中国流布本の唯一の祖本となった。したがって日本より中国に還流した医学典籍の嚆矢となすべきものである。

『新修本草』も仁和寺古本（図17）による転写本の残巻が明治中期、清人により影刻され（傅雲《ふうん》龍《りゅう》『籑喜盧叢書』）、中国に紹介された。

『千金方』『千金翼方《よくほう》』は中国では明版以降の版本が通行していたが、日本では善本性の勝れた宋版（前者、金沢文庫伝来本）・元版（後者）が伝存し、幕末に多紀氏江戸医学館で影刻された。この版木は楊守敬来日以前の明治十一年に清人の購うところとなり、上海で印行。のちにも重印され、現在の通行本となった。

『外台秘要方』の版木流出はこれよりさらに早く、明治七年に山脇東洋影明版の版木が中国に渡り重印された。ちなみに最近では日本所蔵の宋版（静嘉堂文庫所蔵）（図33）がはるかに善本性の高いことが中国でも認識され、本書の底本は宋版に改められつつある。

『太平聖恵方』の完本も佚存書で、今日中国通行の活字本は李盛鐸将来の日本旧鈔本に拠ったものである。『聖済総録』もまた日本江戸医学館刊本を主底本とする。

以上はほんの一例であるが、これだけ見ても、現行の中国医学典籍における日本旧伝本の重要性を知ることができよう。日本の『医心方』も、唐以前の中国医書の実態を知るうえで中国でもかけがえのない資料である。楊守敬はその版木を熱求したが、さすがに日本としては応じえなかった。しかし楊守敬はその増刷本を何部も得て中国に伝え、当時の中国人に衝撃を与えたのである。楊守敬は帰国してこういった。「森立之や浅田宗伯らはまだ厳然として日本医界の重鎮をなしている。その学識の深さは現今の中国医界の遠く及ばぬところだ」と(『日本訪書志』)。『傷寒論』とても例外ではない。近代中国で宋本と称された『傷寒論』は実は日本幕末の刻本に基づくものであった。

現在、中国の公共図書館に所蔵される伝統医学書の総目録、『全国中医図書連合目録』(一九九一)を見ると、いかに大量の日本旧刊・旧写本が中国に渡ったかがわかる。中華人民共和国成立後、中国医籍の校刊が盛んになり、いま頂点に達した感があるが、その作業に日本伝来の資料は不可欠の要素となっている。その意味で日本からの医籍の還流は日々続いているといえよう。

ただし、現代中国における古典医書の活字化には問題がないわけではない。中国では古典を活字化し校訂出版することが古典の研究だと考えているらしいが、校訂の資料に対しての充分な書誌考証が不足している。さらにいえば、古典の活字化は普及という点では意義があるが、文字考証学においては活字本(しかも簡略字体)はあくまで二次的な資料に過ぎず、宋版や古鈔本の字体をありのまま伝える影印本の一次資料性にはとうてい及ぶべくもない。現代中国の伝統医学研究者は、たとえば『医心方』古鈔本を見て誤字が多いといい、簡単に活字に直してしまう。しかしその活字本にはもはや考証資料としての価値はほとんどない。江戸医学館の人々が写真影印技術のない当時、なにゆえもって『千金方』（古写本）『備急千金要方』（宋刊本）『千金翼方』『医心方』などを苦心惨憺して影写し、模刊したのか。いまいちど現代中国の学者にも考えを及ぼしていただきたい。明治時代、日本に来て江戸医学館の出版物に敬服した楊守敬ら清朝考証学者は、よくその意義を理解していたのである。

現存する漢方古書の数

人類は文字の発明によって世代を越えて知識を伝達する術《すべ》を得た。長い伝統医学の歴史のなかで蓄積されてきた厖大な経験と知識は、みな古医書中に文章のかたちで記録されている。どんなに貴重な経験や知識でも、書物に記録されなければ、歴史の闇に消え去るのである。だから、古医書の存在なくして伝統医学をうかがい知ることはできないということになる。

過去、中国人・日本人はおびただしいほどの医学関係書を著述してきたが、すでに失われてしまったものも少なくない。いったい今日、この世にいかほどの数の古医書が存在するのであろうか。それを正確に把握することは不可能であるが、いま手もとにある資料からこれを考えてみよう。

前述の『全国中医図書連合目録』は中国各地の公共図書館計一一三施設に所蔵される古医書類を、医経・基礎理論・傷寒金匱・診法・針灸按摩・本草・方書・臨床各科・養生・医案医話医論・歴史・総合性著作に分類して著録したものである。収載される古医書は計一万二千一二四種類。同じ書が複数の図書館に所蔵される場合も多いから、大ざっぱにいって一〇万部前後はあろうか。一つの書が複数冊から成ることも多いから、冊数でいえば数十万冊の古医書が中国の公共図書館に所蔵されていることになる。これらには日本や朝鮮における著作も含まれている。

日本では中国人の著述になる書物を漢籍といい、日本人の著述になる書物を国書といっている。これは著作者の国籍による分けかたであるが、別に製作地による分けかたもある。中国で出版された書を中国刊本といい、中国で書写された書は中国抄本といい、両者を総して中国本とか唐本《とうほん》という。日本で刊行（木版）された書は和刻本という。だから、中国人が著し中国で出版された書物は漢籍中国刊本（中国版漢籍）、中国人が著し日本で刊行された書物は漢籍和刻本（和刻本漢籍）、中国人が著し中国で手写された書は漢籍中国抄本、日本人の著作で日本で出版された書物は和刻本国書である。中国刊国書（日本人の著作で中国で木版印刷されたもの）の医書は稀であろう。

日本には中国刊の漢籍医書や和刻漢籍医書がきわめて多量に現存している。私はかつて日本の四二の公共図書館に所蔵されるこれらの書を調査したことがあるが、その質量は中国を凌駕する。一方、岩波書店の『国書総目録』は日本の図書館に所蔵される日本人著作の古書（江戸時代以前）を収録したものだが、このうち医書類（医学・針灸・本草・薬物）は計一万四千五百余種ほどもある。漢籍医書より国書医書の種類のほうが断然多いことは明白。総じて日本には中国をはるかに上回る量の伝統医学の古書が現存しているといいうる。一〇〇万冊は下るまい。

衰退から復興へ

中国では清朝が倒れ、中華民国を経て、共産主義の中華人民共和国が成立（一九四九）してから、伝統医学の教育制度の必要上、新政府の方針で従来の医論の統合化がはかられた。いま一般に中医学理論《ちゅういがく》と呼ばれているのがそれである。ただ、この伝統医学理論は完全に統合されたわけではなく、中国にもさまざまな流派がある。古典に書かれているあらゆる考え方、正しくはこれが中医学（中国伝統医学）理論の実体である。現在、中医学理論と称されているものは、あくまで学生対象の教科書レベルのことであり、伝統医学といえども常に試行錯誤の状態にある。

日本では十九世紀に入ってから蘭方（洋方・西医）が次第に勢力を増し、知識層の支持を得るようになってきた。それを決定的にしたのは種痘《しゅとう》の導入である。種痘は痘瘡《とうそう》（天然痘）の予防法で、従来、人痘法も輸入されていたが、ジェンナーによる牛痘法が幕末に日本に伝来し、明治三年（一八七〇）新政府の太政官布告による種痘の奨励、ついで明治九年の強制接種制度の施行により、洋方は完全に主導権を獲得した。

不平等条約を改正し、富国強兵を急ぐ明治新政府は、強い使命感のもと西洋化・近代化を一気に推し進めた。世論も同調し、文化志向は洋風化一辺倒、医学も例外ではなかった。

漢方は個人の体質・病状を重視する個の医学、洋方は外科・公衆衛生学に優れた集団の医学である。軍隊には集団の医学が必要である。明治政府は明治七年（一八七四）漢方医学を廃絶し、医師となるには西洋医学修得を必須条件とする方針を選択した。当然、漢方医達は猛反発し、浅田宗伯・山田業広・森立之ら生き残りの漢方家は温知社《おんちしゃ》などの結社を作って政治的・社会的存続運動を行った。明治八年（一八七五）、洋方による医師開業試験が実施され、浅田宗伯らは洋方六科に対し、漢方六科を提案してこれに抵抗した。温知社は明治十二年（一八七九）に設立され、明治十九年（一八八六）まで続いた。『温知医談』（一八七九〜八九）、『和漢医林新誌』（一八八一〜八七）、『継興医報』（一八九三〜九七）などの雑誌が刊行され、また和漢医学講習所（東京温知学校・一八八三）、温知病院（一八八四）などの漢方診療施設が開設され、明治二十三年（一八九〇）には浅井国幹《あざいこっかん》らが議会請願のため帝国医会を結成して漢方の存続をはかったが、時代の大きなうねりに抗することはできなかった。

明治十年（一八七七）明治天皇が脚気《かっけ》を患ったのがきっかけで、漢医と洋医のいずれがその治療に優れているかという、いわゆる脚気論争に火がつき、翌年、それを立証しようと東京神田に官立の漢洋脚気病院が開設された。この論争は漢洋脚気相撲と呼ばれる。当時の脚気の病因は定かではなく、結果は両者の言い分それぞれであいまいに終わったが、この事件は当時、両者の政治的勢力と学問的力量が伯仲していたことを示すものといえよう。

明治十六年（一八八三）、ドイツのコッホが結核菌・コレラ菌を発見。留学してコッホに師事した日本の北里柴三郎《きたざとしばさぶろう》は以後、細菌学者として数々の発見をなし、医名は世界に知られた。一方、明

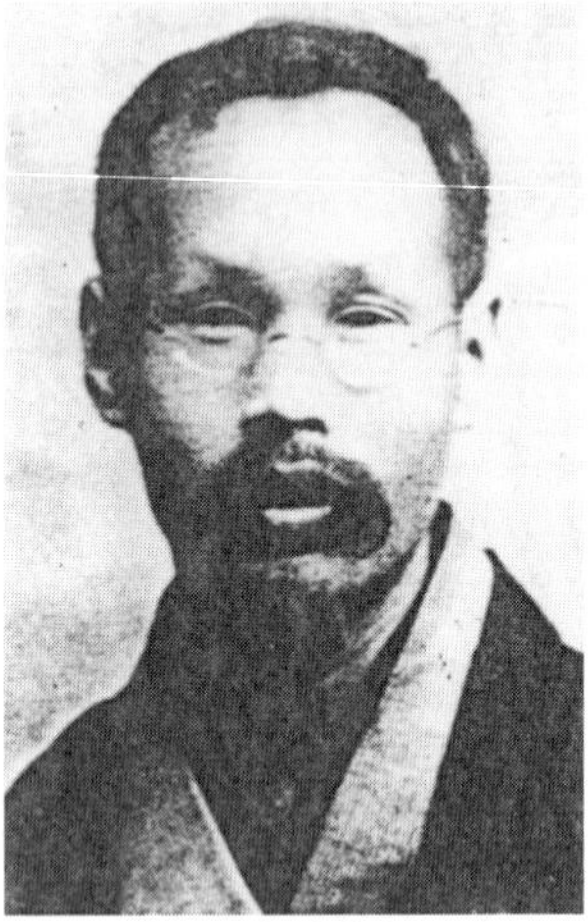

図72　『医界之鉄椎』を著して漢方復興の端緒を作った和田啓十郎

治二十八年（一八九五）の第八帝国会議で、漢方医らの提出した漢医継続のための医師法改正願は、二七票の僅差で否決されたのである。この年、日本は日清戦争に勝利し、列強国の仲間入りをした。富国近代化の時勢の裏に、伝統漢方の敗退は必至であった。以後、漢方医はその代だけで資格を失い、漢方医の子弟も西洋医学の試験に合格しなければ医師にはなれなくなった。これによって漢方は極端に衰退し、学問的にはほとんど断絶の状態となった。明治三十三年（一九〇〇）浅井国幹は『告墓文』を作って漢方の終焉を先祖の墓に告げ、非力を詫びた。

しかし法律と西洋医学は漢方の有用性を完全に否定し、抹殺し去ることはできなかった。ごく一部の人々によって民間レベルで伝えられた漢方は、和田啓十郎（一八七二〜一九一六）の『医界之鉄椎』（一九一〇）、さらに湯本求真《ゆもときゅうしん》（一八七六〜一九四一）の『皇漢《こうかん》医学』（一九二七）などの著述が引き金のひとつとなって、昭和になって次第に脚光を浴びるようになった。むろん民間の医療現場で漢方薬を用い、一般の根強い支持を得続けた数多くの薬系（薬剤師・薬種商）の人々の努力は看過できない。

戦前戦後を通じ、漢方に関する研究団体、教育機関が組織され、漢方復興の活動が精力的になされた。関東では奥田謙蔵（一八八四〜一九六一）・大塚敬節《おおつかよしのり》（一九〇〇〜八〇）・矢数道明《やかずどうめい》（一九〇五〜二〇〇二）、関西では細野史郎《ほそのしろう》（一八九九〜一九八九）ほかが主導者となって尽力した。一九三八年には東亜医学協会、さらに戦後一九五〇年には日本東洋医学会が設立。一九七〇年代からは、大学や公的研究機関に東洋医学の研究・診療部門があいついで開設され、漢方の科学的研究も各方面の学会において多数発表されるようになった。一九七六年には漢方エキス剤が薬価基準に収載され、診療保険に適用。漢方の復権は確実なものとなった。国際学会もしばしば開催され、日本東洋医学会は、一九九一年には日本医学会の加盟学会となり、一万余の会員を擁する有数の医学会に急成長した。ただし、あまりに急速な漢方の普及が、相対的に学術レベルの低下を招いたことも否定はできない。

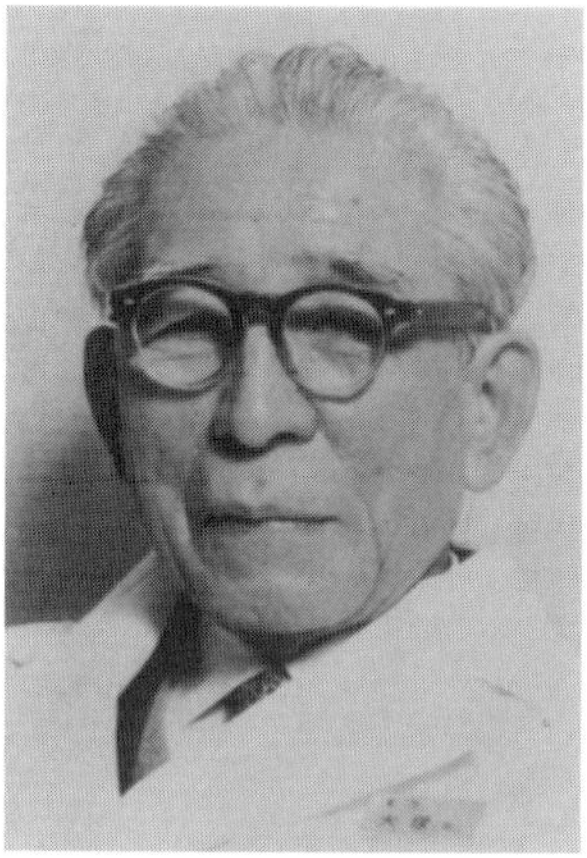

図73　昭和漢方の復興に尽力した大塚敬節（初代北里研究所東洋医学総合研究所所長）

現代における漢方医学再評価の理由を大塚恭男博士は四つに要約している。

一つに、現代医薬にはしばしば重篤な副作用が発現し、人体を損なう危険性があること。

一つに、現代の臨床医学が過度に分科し、人体の部分しか見なくなったこと。

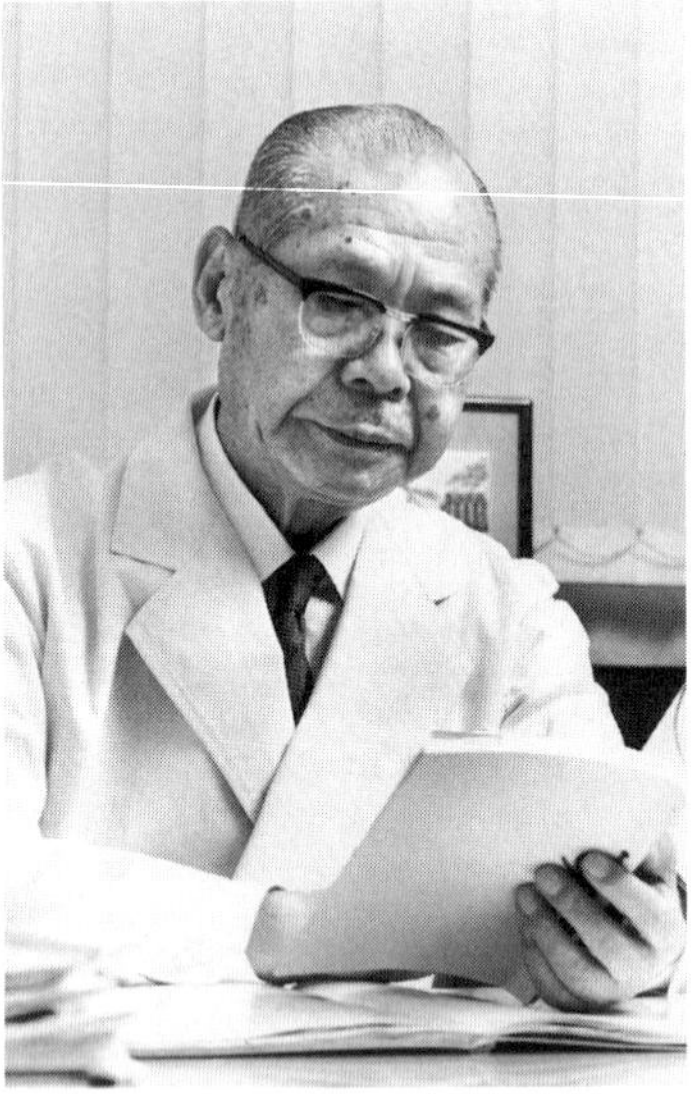

図74　昭和の漢方界を牽引し続けた矢数道明

一つに、検査結果のみを重視し、患者の病状の訴えを軽視する傾向にあること。また、医師と患者の人間関係が希薄になったこと。

一つに、疫学動態、すなわち現代における疾病の構造が変化してきたこと。

最近、西洋医学だけではなく、他の医療法（民間療法、東洋医学など——代替医学）を取り込んだ統合医学というものが提唱されている。西洋医学のみが万全ではないというのはもっともなことであるが、では西洋医学と東洋医学（漢方）の理論統合が可能かというと、それには無理がある。また西洋医学の考えで漢方薬を使ったとしたら、それは単に材料が漢方に由来するだけで、もはや医学としての漢方とはいえない。漢方には漢方なりの理論体系がある。それでこそ漢方は漢方たりえるのである。背景にある思考の筋道を度外視して漢方薬を用いても、効果は江戸時代のそれに比すべくもなかろう。

あとがき

　二十五年前、一九七四年八月三日の新聞記事を、私は夏休みで帰省中の下関の実家で読んだ。そのときの印象は今も忘れられない。中国湖南省長沙の二千年余りも昔の古代墓から、「脈経」などの医学書が大量に出土したと報じてあるのだ。あるいは後日、これらはすでに失われた『黄帝外経』らしいとも伝えられた。長沙といえば、幼少時来、父から耳にたこができるくらい聞かされた『傷寒論』の作者・張仲景の赴任地ではないか。現伝の『黄帝内経』や『傷寒論』は古いものでもせいぜい数百年前のものに過ぎない。これらが二千年前に書かれたといわれても、私にはとうてい信じることができなかった。ところがそれをさらに何百年か遡る医書の現物が出現したというのだから、驚かずにはいられない。はたして馬王堆をはじめとする近年の中国発掘遺物は、古代医学史の研究に新局面を拓く史料となった。

　これから始まった私の伝統医学史に対する興味と、それを研究したいと思う夢は、しだいに広がり、時空は中国古代から日本近世へと及び、とうとう生涯の職業とするまでになった。本書はその軌跡でもある。

漢方というと、江戸時代中期以降の日本漢方を中心に考えるむきもあれば、中国医学古典を中心に考えるむきもあり、また現代中医学しか念頭にないむきもある。しかし、どれに片寄っても悠久なる中国・日本の伝統医学の流れをとらえ全体像を見ることはできないというのが私の信念であり、そういう観点から小著では幅広い時代に紙面を配したつもりである。とはいえ、本書の紙面ではおのずから限界がある。さらに専門的な知識を要求される読者には、中国唐以前の医学書に関しては拙著『中国医学古典と日本』（塙書房、一九九六）、日本の漢方医書に関しては拙著『日本漢方典籍辞典』（大修館書店、一九九九）を参照下されば幸いである。宋金元明の医籍については近い将来『宋元明医籍考』（仮題）の刊行を予定している。

私に医学史研究の職業を与えて下さった恩師・矢数道明博士、同じく大塚恭男博士にはとくに感謝申し上げる。本書には大塚博士の著書に啓発された部分が少なくない。

本書執筆のきっかけとなったのは、『日中文化交流史叢書8・科学技術』（大修館書店、一九九八）所収の拙稿「漢方の歴史」である。同書の編集を担当され、さらに今回本書の執筆をお薦め頂き、終始御世話下さった大修館書店の玉木輝一編集部長に篤く御礼申し上げる。

平成十一年四月三日　　小曽戸　洋

新版あとがき

初版『漢方の歴史』（あじあブックス011）が刊行されてからはや十五年余りの歳月が流れた。読者の皆様のお陰で、これまでに七刷を重ねたことは望外の喜びである。この間たいして健康を損なうこともなく研究生活を続け、当該分野の見識を深めることができたのは幸いであった。それにともない、旧版の不備が目立ち、増補改訂の必要に迫られる状況になってきた。昨年、新刷の際には大幅に増補改訂したい旨、大修館書店に提案したところ御了承いただき、今回の改訂版発行に至ったのである。

改訂にあたっては、口絵グラビアを一新し、項を若干増し、文章を加え、年表、和漢薬の来歴を付し、索引を改めるなどの作業を行った。参考文献は割愛した。筆者の主とするところは書誌文献学であり、一次資料から挙げればそれこそ切りがないからである。ただ、付加した文章のほとんどは①『漢方の臨床』(東亜医学協会)連載「目でみる漢方史料館」、②『伝統医学』(臨床情報センター)連載「漢方のたからもの」、③NHKテキスト『知るを楽しむ・漢方なるほど物語』(NHK出版)、④『日本漢方典籍辞典』(大修館書店)、⑤学会発表の抄録ほか、十五年間の拙稿からの節録である。

今後も新史料の出現は相次ぎ、諸分野での真相が続々と明らかにされていくであろう。ちなみに、昨年五月、上海中医薬大学で開催された簡帛医書国際研討会における廣瀬薫雄氏(復旦大学出土文献与古文字研究中心)の馬王堆医帛(十一脈灸経~五十二病方)に関する発表には驚いた。私がかつて推定した第二葉の白帛の実物が見つかり、私の推論が正しかったことが証明され、さらに四〇〇字ほども文字の解読が進展したというのである。あるいは想像を越える大量の宋・元・明・朝鮮古版医書の出現も夢ではなくなってきたところである。

初版刊行以来、恩師の矢数道明、大塚恭男、宗田一先生はじめ、学恩を受けた多くの先達があいついでこの世を辞された。初版が出たとき、大塚先生は書店に行くたび拙著を購入され、書斎の本棚には何冊もあったそうである。歳月の重みを痛感せずにはいられない。

今回の増補改訂を快諾下さった大修館書店、編集を担当し御苦労いただいた向井みちよ氏、日頃ご恩を仰いでいる酒井シヅ、花輪壽彦、真柳誠、町泉寿郎先生をはじめとする諸先生、御支援いただいている文部科学省、文化庁、武田科学振興財団杏雨書屋、救心製薬株式会社、㈱ツムラ、㈱医聖社、また第七刷まで購入して下さった読者の皆様すべてに心から謝意を表したい。

平成二十六年七月二十三日

小曽戸　洋

漢方関連年表

〈中国〉

- ・甲骨文字
- ・金文
- ・馬王堆医書
- ・『黄帝内経』の原書成立
- ・『神農本草経』の原書成立
- ・三世紀初　張仲景『傷寒論』『金匱要略』の原書を著す
- ・『脈経』『甲乙経』成る
- ・葛洪『肘後備急方』を著す
- ・陳延之『小品方』を著す
- ・陶弘景『本草経集注』を著す
- ・六一〇　『諸病源候論』著される

年代	中国	日本
前一五〇〇	殷	縄文
前一一〇〇頃	西周	
前七七〇	東周（春秋時代）	
前四〇三	東周（戦国時代）	
前三〇〇頃		弥生
前二五六		
前二二一	秦	
前二〇二	前漢	
九	新	
二五	後漢	
二二〇	三国時代	
二六五	西晋	
二七〇頃		大和
三一七	東晋(五胡十六国)	
四二〇	南北朝時代	
五八九	隋	飛鳥
六一八		

〈日本〉

- （・五六　「漢委奴国王」印）
- ・五六二　智聡が朝鮮経由で日本に医薬書をもたらす
- ・六三〇　遣唐使はじまり中国より多数の医書が渡来
- ・七〇一　大宝律令発布。律令制による医療制度が行われる

- 六五〇年代　孫思邈『千金方』を著す
- 七五二　王燾『外台秘要方』を著す
- 九九二　『太平聖恵方』編纂される
- 一〇六五　『傷寒論』出版される
- 一一〇七　『和剤局方』編纂される
- 金元四大家を中心とした金元医学理論が登場
- 一四四六　熊宗立『医書大全』出版される
- 一五八七　龔廷賢『万病回春』を著す
- 一五九〇　李時珍『本草綱目』出版される
- 温病理論が展開整理される
- 現代中医学理論が整理される

中国	年
唐	九〇七
五代十国	九六〇
北宋（遼）	一一二七
南宋（金）	一二七九
元	一三六八
明	一六四四
清	一九一二
中華民国	一九四九
中華人民共和国	

年	日本
七一〇	奈良
七九四	平安
一一九二	鎌倉
一三三六	室町
一五七三	安土桃山
一六〇三	江戸
一八六八	明治
一九一二	大正
一九二六	昭和
一九八九	平成

- 八〇八　日本初の医書『大同類聚方』が編纂されるが亡失
- 九一八　深根輔仁『本草和名』を著す
- 九二七　『延喜式』典薬寮成る
- 九八四　丹波康頼『医心方』を著す。現存最古の医書
- 一二九三　惟宗時俊『医家千字文註』を著す
- 一三〇三　梶原性全『頓医抄』を著す。のちさらに『万安方』を著す
- 一三六三　有隣『福田方』を著す
- 一四九八　田代三喜、明より帰国
- 一五二八　阿佐井野宗瑞『医書大全』出版
- 一五七四　曲直瀬道三『啓迪集』を著す
- 一六九六　名古屋玄医没、生前古医方を主唱
- 一七七三　吉益東洞没、生前万病一毒説を唱え、『類聚方』『薬徴』などを著す
- 一八一〇　多紀元簡没、考証学を確立
- 一八九四　浅田宗伯没、漢方の伝統絶える
- 一九一〇　和田啓十郎『医界之鉄椎』を著す
- 一九二七　湯本求真『皇漢医学』を著す
- 一九五〇　日本東洋医学会成立
- 一九七六　医療用漢方製剤、薬価基準に収載

た。享保中に中国から舶載され日本で繁殖したものは中国原産の真種で、小顆、色は青味があり、甘味という。和名「つづたま（数珠玉）」。今日いうハトムギが南方種の鬼数珠玉に相当。古方では『金匱』で配剤されるが、仁の字はもと子で、宋代以降に改変されたもの。

竜骨《リュウコツ》　武威医簡以来、薬用。『本経』上品収録。古方にも配剤。和名「たつのほね」。飛鳥時代から、中国からの輸入品が薬用。

竜胆《リュウタン》　『本経』上品収録。竜の徳に託し、胆のように苦味が強く、かつ胆の治療に効果のあることに由来するらしい。和名「えやみくさ」（瘧〔えやみ〕の治療に効があるから）、「にがな（苦菜）」。俗称「りんどう」は竜胆の音からの変化（りゅうたん→りんだう）。

羚羊角《レイヨウカク》　『本経』中品に「零羊角」で収録。ウシ科のサイガほかの角。精力増強などの処方に配合。

連翹《レンギョウ》　『本経』下品収録。『傷寒論』では「連軺」の名称で配合。和名「いたちはぜ」「いたちくさ」。「いたち」とは似て非なるものの意。「はぜ」は俗にいう「はぜうるし」。

連銭草《レンセンソウ》　『本経』中品に「積雪草」で収録。葉が丸く、銭のようだから。唐代頃には「地銭草」「当銭草」「連銭草」などとも。和名「つぼくさ」の「つぼ」は坪。人家の坪庭・垣籬に常生するから。俗に「ぜにくさ」「かきおとし」と称されるものにあてられるが、異説もある。

莨菪《ロウトウ》　『史記』倉公伝にすでにこれを用いた治療例が記されている。『本経』下品に「莨蓎子」で収録。和名「おほみるくさ」「おにほみくさ」。いずれも「鬼を見る草」の変化らしい。本来はシナヒヨスを指すが、中国・日本では従来、近縁のハシリドコロ（トコロは草の名。狂走させる草という意）、ダツラ（曼荼羅華・朝鮮朝顔）、ベラドンナなどにも当てられたことがある。ロートコンは莨菪根から。

鹿茸《ロクジョウ》　馬王堆医書に「鹿角」が用いられる。鹿茸・鹿角は『本経』中品収録。鹿茸は鹿角の初生で、「鹿角茸」とも。和名「かのわかつの（鹿若角）」。鹿《か》はその臭気（臭・香・か）に由来する訓という。古方には用いないが、古来珍重される。

経』中品に木虻と蜚虻の2種が収載。前者は和名「おほあぶ(大虻《おおあぶ》)」で俗称「はなあぶ」。後者は和名「こあぶ」で、俗称「うしはえ」。古方で用いられる虻虫は後者。

防風《ボウフウ》　馬王堆医書では「方風」「房風」、武威医簡では「方風」と表記。いずれも風病の要薬であることに由来。『本経』中品収録。古方では用いない。日本では飛鳥時代から薬用。和名「はますがな」「はまにがな」。ただし、六朝以前の古本草にいう「防風」は今の茴香、古本草の「茈胡（柴胡)」が今の防風で、六朝以前の医方書においてもこれに従うべきであり、「防風」が今の防風になったのは唐以降のことであるとする説（森立之）があり、その可能性が高い。茴香（茴草・回草）に相当する懐香子（『本草和名』）の和名「くれのおも」は、「呉（中国）の御物《おもの》（御膳薬)」(舶来の食菜）に由来する。

牡丹皮《ボタンピ》　「牡丹」は武威医簡の処方に配合。『本経』下品収録。根皮を用いることから、『金匱』などでは牡丹皮または牡丹去心と表記。和名「ふかみくさ」(山深きところに生えるから)、「やまたちばな」(山中に生じて花が橘花に似るから)。

麻黄《マオウ》　武威医簡以来、薬用。『本経』中品収録。日本では舶載品が飛鳥時代から薬用。和名は「かずねくさ（数根草)」または「あまな（甘菜)」とされるが、国産しないから、すぎな（杉菜）から転用されたものらしい。

麻子仁《マシニン》　『本経』上品に「麻蕡」の名で収録。麻蕡（一名麻勃）は花と萼を指すらしい。種子は「麻子」。古方では「麻子仁」と書かれるが、元来は「麻子」。日本では飛鳥時代から薬用。

木瓜《モクカ》　『名医』中品収録。古方には用いない。和名の「もけ」のちに「ぼけ」は木瓜《もっか》からの転。

薏苡仁《ヨクイニン》　『本経』上品に「薏苡子」で収録。薏苢（ジュズダマはその母種）の種子。『説文解字』に「蓄㠯は薏苢ともいう」とあり、薏は蓄の字の訛。薏（意）も蓄（以）も、㠯（以の古字）に由来。すなわち薏も苡も元来㠯で、種子の連なった象形。中国中原産品は小顆だが、後漢時代に馬援により南方から実の大きな種（鬼数珠玉）がもたらされ、以後2種が知られ

で、「ゆれる」という義から。
白芷《ビャクシ》　古くは「白茝」。馬王堆医書や武威医簡にその薬名で配剤。あるいは「蘭茝」とも。歴代の医方書中で用いられるが、古方では用いない。和名「かさもち（笠持）」（茎頭につける花が笠の形に似るから）、「さわうと」（沢に生ずるうど）、「よろひくさ（鎧〔甲《よろい》〕草）」（葉が平に敷かれて甲衣状だから）。
蝮蛇《フクダ》　『名医』下品収録。「反《ホン》鼻《ビ》」とも。酒に漬けて内服、また油に漬けて外用薬とされた。和名「まむし」は蝮虫《はみむし》の略転。「はみ（蝮）」（食虫《はみむし》の略。人を嚙むから）とも。毒が強烈で真《ま》虫《むし》の義を兼ねる。
茯苓《ブクリョウ》　馬王堆医書に「伏霝（霊）」「服零」「伏兎」「備零」の称で薬用。『本経』上品に「伏苓」で収録。古方以来、利水の要薬。苓は本来、零に作り、矢（屎）の意。猪苓も同。日本では飛鳥時代から薬用。和名「まつほと」。「まつ」は松。「ほと」はふぐり（陰嚢）。
附子《ブシ》**・烏頭**《ウズ》　附子はトリカブトの側根、烏頭は主根。猛毒。洋の東西を問わず紀元前から毒薬として、また治療薬として用いた。中国では紀元前から「堇」「烏喙」「天雄」と称され、馬王堆医書・武威医簡・居延漢簡・敦煌漢簡などでは烏喙・天雄の名で治療薬として配合。『本経』下品には天雄・烏頭・附子の3品が収載。古方では『傷寒』に附子、『金匱』に附子・烏頭・天雄が配剤。和名「おう」（驚声）。日本では飛鳥時代から薬用。
防已《ボウイ》　『本経』下品収録。古来、木防已と漢防已の2種があるとされ、古方では『金匱』に「防已」「木防已」が配剤。和名「あおかつら」。茎葉ともに青いから。俗称「つづらふじ」が漢防已、「おおつづらふじ（つたのはかつら）」が木防已と考証される。「つづら（綴《つづ》葛《かつら》）」は多生して「つづらおり（葛折・九折坂・羊腸坂）」のようだから。近世から中国では「防己《ボウキ》」と書かれるが、本来は「防已《ボウイ》」（ないしは防巳。已と巳は元来同字か）。防も已も葉名で、同音義に由来するらしい。
茅根《ボウコン》　馬王堆医書に「茅」。『本経』中品収録。和名「ちのね」。「ち」は茅の和名で、小さいの義。「ちがや」は小さい萱《かや》の意。
虻虫《ボウチュウ》　古称は「蝱」。武威医簡以来、処方に配合。蝱は『本曲するもの)。俗称「まさき(柾)」に同定された。

人参《ニンジン》　『本経』上品収録。本来は「人蓡」と書いたらしいが、武威医簡・敦煌漢簡や、現伝の医薬古典ではみな「人參」と書かれ、『傷寒』原書でもすでに參の字が用いられていたと思われる。日本では飛鳥時代から薬用。和名「かのにけくさ（鹿乃遁草)」。鹿が人参の生えている場所に連れて行ってくれ、さっといなくなったという故事に因むらしい。また熊胆の和名と同じく「くまのい」とも。これは国産の人参（直根・竹節人参）に強い苦味があることに由来するという。

忍冬《ニンドウ》　『名医』上品収録。藤生で、冬を経ても枯れぬことからこの名があるという（陶弘景)。和名「すいかづら」。水辺に生じ、「(水を）吸う蔓《かづら》」を語源とするらしい。民間薬として通用。

貝母《バイモ》　『本経』中品収録。前漢の木簡（前2世紀『万物』）にも寒熱の治療薬として見える。貝子（子安貝）の集合形に似ることに由来（陶弘景)。和名「ははくり」。「ははこゆり」の転訛とする説も。古方では白散(桔梗白散）に用いる。

麦門冬《バクモントウ》　『本経』上品収録。門冬とは髦のことで、苗が麦に似ており、天門冬（顚棘の門冬）と区別しての命名。古方以来、薬用。日本では飛鳥時代から。和名「やますげ（山菅)」で、大葉の鹿葱（『本草拾遺』）に相当。俗に「やぶらん（藪蘭)」。小葉のものは「りゅうのひげ(ジャノヒゲ)」。

巴戟天《ハゲキテン》　『本経』下品収録。唐以降の医方書中に散見。和名「やまひひらき」。「ひひらき」は有刺の植物の総称だが、この場合の訓は戟の字に起因する誤訓らしい。また「はやひとくさ」とも。俗に「じゅずねのき」があてられた。

半夏《ハンゲ》　馬王堆医書・武威医簡・敦煌漢簡などの処方に配合。『本経』下品収録。古方以来の要薬。和名「ほそくみ」。「臍の実」の意で、球形の中に臍に似た凹みがあるから。俗に「からすのひしゃく」「へほそ」。前者は「烏の柄杓」で、花の形が匙のようだから。

百合《ヒャクゴウ》　『本経』中品収録。古方では『金匱』に配剤。和名「ゆり」。茎が細く花が大きいため、無風に近くても揺れやすいの降の医方書に用いられる。和名「かぎかつら」。漢名・和名ともに、この植物に側枝の変態した鈎刺があることに由来。現代中国では「鈎藤《コウトウ》」。

猪苓《チヨレイ》　『本経』中品収録。猪（賭）は豚。苓は零で矢（屎・糞）の意。古方以来、利尿を主目的に配剤。和名「かしはき」「くぬ」「やまかしは」。いずれも槲や櫟の樹下に生じる菌だから。

天麻《テンマ》・赤箭《セキセン》　天麻の薬名は『雷公炮炙論』（5世紀）が初出。唐の『薬性論』に「赤箭脂の別名は天麻」とある。宋の『夢渓筆談』にも「赤箭とは今の天麻のこと」という。『開宝』で赤箭と天麻を別に立項したり、『本草衍義』に「赤箭は苗（幼茎）、天麻は根」というのは誤解で、本来、赤箭と天麻は異名同品らしい。赤箭は『本経』上品収録。赤箭・天麻は古方には用いない。和名「おとおとし」（若芽が軟弱で、成長しても独茎で大枝葉がなく、枯れてもなお若茎のようだから）、「かみのや（神の矢）」（鬼箭《おにのやがら》の意）。

当帰《トウキ》　武威医簡や敦煌漢簡の処方に配合。『本経』中品収録。古方以来、特に婦人病の要薬。日本では飛鳥時代から薬用。和名「やませり」「うませり」「おほせり」「かわさく」。「やませり」は山芹。「うませり」「おほせり」はともに大芹の意。「かわさく」は不詳。

桃仁《トウニン》　元来は「桃核」「桃覈」と書いた。『本経』下品に「桃核」で収録。後漢以降は「桃人」とも称し、宋の『証類』では「桃核仁」。「桃仁」と書くのは元明以降。桃の和名「もも」は百の訓に由来し、実が多くなることから。藤原京木簡では「桃人」。

菟絲子《トシシ》　馬王堆医書に「毚𦆅実」、武威医簡に「兎糸実」と書いて薬用。『本経』上品に「菟絲子」で収録。初生根が兎の形をしていて地上茎から絲（細長い生糸《きいと》状のもの）を出すからという。日本では飛鳥時代に「兎糸子」と書いて薬用。和名「ねなしくさ」。俗に「ねなしかつら」「そうめんくさ」「うしのそうめん」。

杜仲《トチユウ》　武威医簡の処方に配合。『本経』上品収録。「杜中」とも。日本では飛鳥時代から薬用。和名「まゆみ（真弓〔檀〕）」（直立するもの）、「はひまゆみ（這真弓〔這檀〕）」（彎白皮」で収録。古方では『金匱』に桑東南根の白皮が配剤。桑は根皮以外も古くから薬用とされ、馬王堆医書では「桑汁」「桑枝」が使われる。和名「くはのかは」「くはのねのかは」。

続断《ゾクダン》　武威医簡以来、処方に配合。『本経』中品収録。名は断《き》れた筋骨を続《つな》ぐ薬効から。古方では用いない。大薊と異名同品。和名「はみ」「はみくさ」。俗称「おにあざみ」に相当するらしい。

大黄《ダイオウ》　武威医簡の処方に配合。『本経』下品収録。「将軍」の威名をとり、古方以来用いられた実熱瀉剤の要薬。日本では飛鳥時代から薬用。和名「おほし」は本来、羊蹄のことで、大黄も同様に根茎・花葉が巨大（多《おほ》し。大きい）であることから。

大棗《タイソウ》　古くは馬王堆医書などで単に「棗」（あるいは肥棗・美棗・棗種・棗脂・棗膏など）として使用。『本経』上品に大棗の名で収載。和名「おほなつめ」。「なつめ」は夏芽で、夏にようやく芽が出るから。

沢瀉《タクシャ》　馬王堆医書や武威医簡に「沢舄」として薬用。『本経』上品にも「沢舄」として収録。古方以来、方剤に配合。舄の正字は舃《セキ》（かささぎ）。水沢に生じ、鵲《かささぎ》の姿に似るから、「水舄」ともいう。和名「なまい」（「ぬまい」の転で、沼に生ずるから）、「おもだか（面高）」（葉面の絞脈が高起していることに因む）。俗に「さじおもだか」（「さじ」は匙。葉尖が丸くて匙に似ることから）。

丹参《タンジン》　『本経』中品収録。その名は根が赤いことから。古方には用いない。和名「にこたくさ」。「にこた」は人参の古名で、似人体《にかた》（似形）に由来するとも。

知母《チモ》　『本経』中品収録。古方以来、日本でも飛鳥時代以来、薬用。和名「やまところ」「やまし」。俗称「やますげ」「からすすげ」がこれにあてられた。

丁字《チヨウジ》　医薬書では一般に「丁香」と記す。『開宝』上品収録。丁字（丁子）は丁子香の略で、丁の字に似ているから（『斉民要術』）。六朝〜唐の文献に散見する「雞舌香」は丁香に同定される（宋・沈活説）。日本への渡来は奈良時代以前。法隆寺薬物や正倉院薬物に現物がある。内服よりも香薬・防虫薬として使用されたらしい。

釣藤《チヨウトウ》　『名医』中品収録。宋以子」の名がみえる。和名の「みみず」は「目見《めみ》えず」から。白頸蚯蚓の和名は「かぶらみみず」。白頸のものは頭が肥大して蕪菁《かぶら》の根のようだから。

水蛭《スイテツ》　『本経』中品収録。古方以来、処方に配合。和名「ひる」。「ひひらく」に由来し、人を刺すの意。古来、蛭飼《ひるかい》と称して外用の吸血（瀉血）療法の手段ともされた。

石膏《セツコウ》　馬王堆医書・武威医簡や古方以来、薬用。『本経』中品収録。和名「しらいし（白石）」。

川芎《センキュウ》　武威医簡では「弓窮」の名称で処方に配合。『本経』中品に「芎藭（もと弓窮か）」で収録。古方では『金匱』に「芎蔻」の称で配剤。日本では飛鳥時代から薬用。和名「おんなかつらくさ」。茎葉が柔軟で、蔓生に似ることから。

蟾酥《センソ》　『本経』下品に「蝦蟆《ガマ》」が収録。蝦蟆と蟾蜍《センジョ》が同一物か否かは説が分かれるが、一類のものであろう。蝦蟆（蟾蜍）全体は古くから薬用。酥（脂・毒性分泌物。ガマの油）が用いられたのは唐以降のことらしい。西洋でも早くからその薬効が知られていたという。和名「ひき」「かえる」。前者は食虫するのに気を引き込むように口に入れるから。後者はおたまじゃくしから変じて（かえって）成体になることに由来するとも。

蟬退《ゼンタイ》　蟬《せみ》は『本経』中品に「蚱蟬」で収録。蟬退は抜け殻で、『名医』に「枯蟬」「伏蜟」とみえる。「蟬蛻」とも。蚱蟬の和名は「なはせみ」。庭蟬《にわせみ》の意で、アブラゼミを指すらしい。「せみ」の訓は蟬の音に由来。

皂莢《ソウキョウ》・皂角子《ソウカクシ》　武威医簡に「早莢（莢）」と表記して配剤。『本経』下品に「皂（皁）莢」で収録。古方では『金匱』に配剤。『傷寒』では赤い小便を皂角汁と形容している。和名「かはらふち（のき）」は雲《かわら》実《ふじ》（樹《のき》）の意。俗称「さいかち」は「さうかくし」→「さいかいし」からの転とも、「さやあかし（莢赤《さやあか》し）」からの転とも。

蒼耳子《ソウジシ》　『本経』中品に「枲耳《シジ》」で収録。和名「なもみ」は滑実《なめみ》の意。柔滑性で実を用いるから。俗に本品を「おなもみ」、豨薟《キレン》を「めなもみ」というのは、前者の茎葉がやや堅く（男）、後者がより軟らかい（女）から。

桑白皮《ソウハクヒ》　『本経』中品に「桑根

た。近世の「どくだみ」の称は毒《どくの》痛《いたみ》の意か。十薬とは十種の薬能があるからというが、重薬とも。あるいは蕺薬《シユウヤク》からの転訛か。

朮《ジュツ》　後世、白朮・蒼朮の別があるが、少なくとも漢代までは「朮」の薬名で用いられた。馬王堆医書・武威医簡・居延漢簡の処方に朮が配合。『本経』上品でも「朮」の称で収録。現行の『傷寒』『金匱』ではすべて白朮となっているが、これは北宋の林億らによる校刊の際、白の字が付加されたもの。白朮・蒼朮の区別は六朝時代以降のことで、単に朮といえば蒼朮を指したらしい（宋代は別）。古方でいう白朮（朮）は今の蒼朮に相当すると考えられる。和名「おけら」。古来、朮には「避邪悪鬼」の効があるとされ、焼いて鬼を避ける神事が行われた。「おけら」は「鬼消ゆる」の転とも。

生薑《シヨウキヨウ》　「薑」は中国古典にしばしば記載がある。馬王堆医書では「䕬」「彊」の文字が使われる。「生」はなま（非乾燥品）の意。元来乾燥品は「乾薑」と称し、『本経』中品収録。和名「くれのはじかみ」。「くれ（呉）」は中国産の意。「はじかみ」はもと枡（椒）のことで、ともに味が辛辣であることから、のちに薑に転用、椒は「山《さん》椒《しよう》」と称して区別された。「薑」を「姜」と書くは後世の俗用。

升麻《シヨウマ》　『本経』上品収録。古方以来、処方に配合。日本でも飛鳥時代から薬用。和名「とりのあしくさ」「うたかくさ」。

薯蕷《シヨヨ》　『本経』上品に「薯豫（一名山芋）」で収録。「署預」とも書き、古くは「藷薁」（『山海経』）とも。畳韻による名称で、根の形が長く屈曲して不定だから。『金匱』では「薯蕷」となっているが、草冠を付したのは後世になってから。日本でも飛鳥時代の木簡に「署預」と記され、薬用。和名「やまついも」は山《やまの》芋《いも》の意。従来、栽培品は「ながいも」と称し、薬用には向かないとされた。別名の山薬《サンヤク》は宋の『本草衍義』以降。

地竜《ジリユウ》　古くは「丘引《キユウイン》」と称し、馬王堆医書ではその糞を「丘引矢」として薬用とする。のち「蚯蚓」と書くようになった。首の白いものが賞用され、『本経』下品には「白頸蚯引」として収録。『名医』に「土竜」、『薬性論』（7世紀）に「地竜では疾黎か)」で収録。「疾黎」の縮音は「茨《シ》(いばら)」に通じ、種子は三角で菱のごとく、刺があるから。古来、兵家ではこれを真似ていわゆる「まきびし」を鋳造した。「屈人」「止行」の異名があるのも同様の由来。和名「はまひし」。海浜の砂地に生じ、菱に似るから。

地膚子《ジフシ》 『本経』上品収録。和名「にわくさ」(庭間に生えるから)、「まきくさ」(種子が播き落ちてまた生ずるから)。俗称「ほうきぎ」(枝や茎で箒《ほうき》を作るから)。軟弱で食用になり、箒にならないものは俗に「いさりははきぎ」、また「南蛮ほうきぎ」「江戸ほうきぎ」とも。

芍薬《シャクヤク》 馬王堆医書や武威医簡など、古くから薬用。元来「芍」は「勺(のち「夕」とも)」、「薬」は「楽」と書いた。「勺」「楽(爍)」はいずれも音は「シャク」で、花の色が明るく光り輝くさま。「薬」は「シャク」と読めば熱いという意。『本経』中品でも「勺薬」として収録。日本では飛鳥時代から薬用(藤原京木簡や『医心方』などでも「勺薬」)。国産せず、舶載品によった。和名「えびすくすり」。「えびす」は外国産の意。

麝香《ジヤコウ》 麝《ジヤコウジカ》の生殖器に連なる香嚢。『本経』上品収録。麝は中国西部を中心に生息する珍獣。牛黄と並ぶ動物高貴薬として、六朝以来の処方に配合。日本には産せず、輸入に頼った。『正倉院種々薬帳』の筆頭。

蛇床子《ジヤシヨウシ》 武威医簡に「虵床子」とあるが、虵と蛇は同字。『本経』上品に「蛇牀子」で収録。牀と床も同字。古方では『金匱』に配合。日本では飛鳥時代から薬用。和名「ひるむしろ」また「はませり」。

車前子《シャゼンシ》 馬王堆医書に「車践」「車戔」の名で薬用。正名は「芣苢」(『詩経』)。昔の別称は「馬舄《ばせき》」「当道」。いずれも人馬・車の通る道端に好んで生ずるから。「子」は実《み》(種子)で、車前実とも。『本経』上品収録。車前草は全草。古方に用いず、六朝以降の処方に配剤。日本でも古く藤原京木簡中の処方に配合。和名「おおはこ」。母子草《ははこくさ》に似て、大きいことに由来。

十薬《ジュウヤク》 『名医』下品に「蕺《シュウ》」で収録。現代中国の「魚醒草」の称は南宋の『履巉岩本草』に由来。和名は古くは「しぶき」。古来、民間薬的に毒瘡に用いいは「枝子」とも。支と巵は通用し、巵は丸い形をした器。「巵子」はその形状に由来する称。『本経』中品に「枝子（もしくは支子）」で収録。『傷寒』『金匱』の「梔子」は宋代の改変。和名「くちなし」。口無しのことで、実が熟しても口を開かないことから。古来、黄色の染料としても汎用。

山茱萸《サンシュユ》　馬王堆医書や武威医簡に「山朱臾」の表記で配合。『本経』中品収録。「朱臾」の義については呉茱萸の項参照。和名「いたちはしかみ」「かりはのみ」。俗称「やまぐみ」。日本では従来自生種があったが、享保7年に朝鮮から贈られた7粒の種が栽培され、全国に広まった。ほかに南京種があり、韓種（日本種も同）に比べ葉がやや狭く、実の肉が少ないという。

山椒《サンショウ》　元来、単に「椒」と称し、馬王堆医書ですでに薬用。『本経』下品に「蜀椒」で収録。蜀椒と称するは秦椒に対してで、蜀国産のものは実が大きく良質だからという。古方でも蜀椒の名で配合。和名「ふさはじかみ」「なるはじかみ」。「はじ」は実が「はじく」から。「かみ」は「かみら」で韮《にら》のように辛辣だから。「ふさ」は房。「なる」は実が成るからとされる。

酸棗仁《サンソウニン》　馬王堆医書中に「酸棗」が薬用とされる。『本経』上品にも「酸棗」で収録。古方では『金匱』で酸棗仁が用いられるが「仁」の字は後世の付加（処方名は酸棗湯）。元来は「酸棗」で、酸棗実が使用されたらしい。和名「すきなつめ」「さねふと」「おなつめ」。実が小さく、核が大きいことから。

地黄《ジオウ》　『本経』上品に「乾地黄」で収録。古方以来、補剤の要薬。日本では飛鳥時代から薬用とされたが、舶載品によった。中世に種が伝わり栽培され、俗称は「さおひめ」。佐保姫《さおひめ》は春をつかさどる女神で、春に可愛らしい紅色の花をつけることに因む。

紫根《シコン》　紫草の根。紫草は古くは「茈」「茈草」とも。『本経』中品収録。古来、紫色の染料として、また薬物として利用された。天智天皇7年、大海人皇子と額田女王の間に交わされた薬猟りの歌は有名で、「むらさき」と呼ばれた。

蒺梨子《シツリシ》　本来は「疾黎」。馬王堆医書でも「疾黎」で薬用。『本経』上品に「蒺蔾子（原本景)。六朝以降、雌雄の別があり、茎の紫のものを雄牛膝、白のものを雌牛膝とする。『本経』上品収録。古方では用いない。和名「のくつち」「つなぎくさ」。

呉茱萸《ゴシュユ》　元来は「朱臾」。のち「茱萸」、『新修』から「呉茱萸」と称された。馬王堆医書・武威医簡でも「朱臾」。古方の原本でもそうであったろう。『本経』中品収録。「朱臾」は2字とも同尾音の畳韻で、速音すれば「取」「聚」「集」「収」に通じ、収斂する意。味が辛辣なことから。「習々」や「椒」も同義に由来。和名「からはしかみ」。「から」は中国。「はしかみ」は椒の古名(山椒の項参照)。

五味子《ゴミシ》　『本経』中品に「五味」で収録。多くの味を備えていることから。古方以来、用いられる。和名「さねかづら」。「さね」はもと「さな」で、滑《なめ》りのこと。滑葛《なめりかつら》の意。俗称「美男《びなん》葛《かづら》」。

犀角《サイカク》　『本経』中品収録。とくにクロサイの角は烏犀《うさい》と称され、解熱ほか万能薬として用いられた。

柴胡《サイコ》　もとは「茈胡」。武威医簡以来、処方に配合。『本経』上品に「茈胡」で収録。古方では少陽病の要薬。和名「のぜり」「はまあかな」。基原植物には従来混乱があり、近来ミシマサイコがあてられるが、「はまあかな」の和名などから、唐代以前の「茈胡」は今日のハマボウフウに相当するという説もある。

細辛《サイシン》　馬王堆医書・武威医簡・敦煌漢簡中の処方に用いられる。『本経』上品収録。古方以来の要薬。名は、根が細く、味がきわめて辛いことから。本来、細辛は根を指し、その葉は杜蘅とも称されたが、のち両者は別基原とみなされるようになった。日本では飛鳥時代から薬用(西辛とも)、平安時代には「みらのねくさ」(韮根《にらのね》草《くさ》の意。韮根のように辛いことから)、また「ひきのひたひくさ」(蟾《ひきの》額草《ひたいくさ》の意。葉上に蟾額のごとき斑紋のあることから)と訓じた。

山査子《サンザシ》　『新修』収録の「赤爪《セキソウ》」の実に相当するとされる。「査(樝)」は本来「山樝」の字で、味が樝《こぼけ》に似るから。「山樝」の名称は朱丹渓『本草衍義補遺』から。処方配合は宋元以降。

山梔子《サンシシ》　元来は「支子」、ある薬用に供された。

決明子《ケツメイシ》　『本経』中品に「決明」で収録。通説では植物の馬蹄決明とされるが、本来、決明は動物（貝類）の鰒魚（鮑魚、あわび・とこぶし）のことで、鰒魚（石決明）が『本経』正品、馬蹄決明が『名医』副品であったものが、陶弘景『本草集注』の時に誤って逆転したらしい。よって『本経』の決明は貝類、決明子はエビスグサの種子ということになる。

玄参《ゲンジン》　『本経』中品収録。玄は黒の義で、根が黒いことから。古方では用いられず、宋以降の処方に配合。和名「おしくさ」。「おし」は「おほし（多し）」で、大きく成長するから。俗称「ごまくさ」「ごまのはくさ」。

紅花《コウカ》　本草書としては『開宝本草』から「紅藍花」の名称で収載されたが、実は古くから染薬として用いられた。中国には紀元前に西方から伝わり、日本へは6世紀頃に伝来。6世紀後半の藤ノ木古墳の石棺中からは大量の紅花の花粉が発見された。和名「くれのあい（呉藍）」は中国伝来の染料の意。これで染めた色を「からくれない（韓紅）」という。7世紀以降、広く用いられ、江戸時代には諸国で栽培された。

厚朴《コウボク》　武威医簡の処方に配合。『本経』中品収録。古方以来、汎用。朴とは木の皮のことで、名は木の皮が厚いことに由来。和名は「ほほかしはのき」で、ホオノキはその略。「ほほ」は「火火」で赤色の意。若葉が紅色で、成長するにつれ槲《かしわ》の葉に似るから。

牛黄《ゴオウ》　『本経』上品収録。古方では使用しないが、中国では六朝以降の医方書中で用いられ、日本でも飛鳥時代より現代に至るまで高貴薬（強心の万能薬）として珍重される。牛の胆石で、牛を古来ゴと読むのは呉音による。

五加皮《ゴカヒ》　『本経』下品に「五加」で収録。名の由来や原植物については諸説ある。古来「五茄」とも。日本の藤原京薬物木簡にも「五茄」と見える。和名「むこぎ」。「むこ」は「むく（剝く）」の意で、茎根の皮を剝取って薬用としたからという。従来、俗称「やぶからし」があてられた。

牛膝《ゴシツ》　馬王堆医書や武威医簡の処方に配合。名は茎に節があって牛の膝に似ることから（陶弘

「覈《カク》」また「核」という。核の柔軟で湿潤なものを「人」といい、『証類』からこれを「杏核人」と称し、元明以降、「人」を「仁」に書き改め、「杏仁」と表記するに至った。和名「からもも（中国から伝わった桃）」。「あんず」は「杏子《アンズ》」から。「杏仁《アンニン》」の俗称も同様で、アンは唐音という。

銀杏《ギンナン》　現存種の原産地は安徽省宣城県といわれ、11世紀前期に開封に移植され、以後各地に伝播。葉の形から「鴨脚」と称された。「いちょう」はその宋音。現代でも広東では「イチャオ」と発音。種子は銀杏《ギンキョウ》と称され、のち植物を指す語となった。16世紀初頃までに種々の薬効が知られた。銀杏《ギンキョウ》を「ぎんなん」というのも宋音（唐音も同様）に由来。日本への渡来は鎌倉時代後期。よって樹齢800年に及ぶものは存在しえない。1323年に寧波から博多への航海途上難破した新安沖沈没船からは銀杏の実物が発見された。

枸杞《クコ》　『本経』上品収録。古方には配合されない。六朝時代以降、養生薬・強壮薬あるいは治療薬。和名「ぬみくすね」。「ぬみ」は「のみ（飲）」、「くすね」は「くすりのね（薬根）」の転で、飲薬の根の意か。

苦参《クジン》　武威医簡の処方に配合。『本経』中品収録。名は根がすこぶる苦いことから。古方では『金匱』の処方に配剤。日本でも飛鳥時代から使われ、「久参」とも。和名「くらら」「まひりくさ」。前者は苦みが強烈なため目が「くらくら」するから。後者は「めひりくさ」の訛で、目を洗うと目が「ひりひり」するからという。

荊芥《ケイガイ》　『本経』中品に「仮蘇」で収録。「荊芥」の名は『呉普本草』（3世紀）から。古方では用いず、後世方に配剤。和名「いたちはぜ」「いたちくさ」。「いたち」とは似て非なるものの意。「はぜ」は俗にいう「はぜうるし」。

桂皮《ケイヒ》　馬王堆医書や武威医簡などでは「桂」または「困《キン》桂」、『本経』上品には「箘《キン》桂」「牡《ボ》桂」の名で収録。また旧来、医方書では「桂」「桂心」「肉桂」などと称し配合。『傷寒』『金匱』で「桂枝《ケイシ》」と称されるのは特殊な表現で、「支」と「皮」の字形の相似に由来する訛か。日本では飛鳥時代から舶来品が簡中の処方に配合。古方以来の汎用薬。日本では飛鳥時代から薬用。和名「ありのひぶき」「おかとどき」。ただし前者は元来、沙参で、「蟻《あり》の欵冬《ふぶき》（小さい欵冬）」の意らしく、実は「おかとどき（山中の乳木）」が桔梗に相当するか。

菊花《キクカ》 『本経』上品に「菊華」で収録。和名「かわらおはぎ」。ただし本来、菊は日本に自生せず、「きく」は中国音。「菊」と称し花がめでられるものはすべて漢種。

橘皮《キツピ》・陳皮《チンピ》・枳実《キジツ》 『本経』上品に「橘柚」が収録。『呂氏春秋』（戦国末期）に「江浦の橘と雲夢の柚がよい」とあり、「柚は橙で、大きいものが橘」（郭璞）、「小さいものが橘で、大きいものは柚」（孔安国）など古来諸説があり、橘柚は柑橘類の総称らしい。薬用部の果皮の紅色のものは橘紅とも。陶弘景以来、陳《ふる》いものが良質とされたことから、橘柚（橘皮）は「陳橘皮」、また略して「陳皮」とも。別に『本経』中品に「枳実」が収録。枳実の大きいものは「枳殻」。枳は和名「からたち」。「からたちばな」の略で、中国の橘の意。

羌活《キヨウカツ》・独活《ドクカツ》 『本経』上品に「独活」が収録。「羌活」「羌青」「護羌使者」の別称が記される。独活は『金匱』の附方や六朝の医方書中に見えるが、羌活は古方では用いない。唐代から独活と羌活は区別されるようになったらしく、『新修』には「風を治すには独活、水を兼ねるものには羌活」とあり、『日華子本草』（北宋）には「独活は羌活の母の類」という。羌はもと中国西部の民族名・地名。独活は日本では飛鳥時代から用いられる。和名「うと（うど）」「つちたら」。「う」は「を」の転で山上（峯上）のこと。「と」は「たち」の縮音で、「うと」は「おたち（峯立）」の意。山上の陽地に直立するからという。あるいは「埋」の転（芽の土中にあるを食すから）とする説も。「たら」は「たら（たらのき）」のことで、葉が相似することから「つちたら（土楤）」の称があるという。

杏仁《キヨウニン》 『万物』（前2世紀の木簡）には「杏覈」と書かれる。『本経』下品に「杏核」で収録。『傷寒』では「杏子」。実《み》（中が実《じつ》している）を子ともいう。実の中が堅くて石のごときものを蘗の字が用いられる。『本経』中品に「蘗木」で収録。古方では黄蘗を用いる処方が数方ある。和名「きはだ」は黄色い肌（膚）の意。古来、黄色染料として汎用。

王不留行《オウフルギョウ》　『本経』上品収録。古方では『金匱』に配剤。日本では飛鳥時代から薬用。「王風行」（藤原京木簡）とも。和名「すずくさ」「かさくさ」。後者は瘡《かさ》を治す草の意。

黄連《オウレン》　武威の処方に配剤。『本経』中品収録。「黄」はベルベリンの色（黄柏も同）。「連」は連珠のような根から（江蘇辺りの産品）。古方以来、漢方処方中にしばしば配合。和名「かくまくさ」は崖間《がけま》草の意。崖石の間に生ずることから。

艾葉《ガイヨウ》　『名医』中品収録。古方では『金匱』の処方に配合。また古来、灸法の焼灼素材としても活用。艾は「よもぎ」（蓬とは古来別）と訓じ、善燃草《よもぎ》に由来。「もくさ」とも訓ずるが、これは燃草《もえくさ》、あるいは葉を揉んで作ることから揉草《もみくさ》の略。

葛根《カツコン》　『本経』中品収録。日本では飛鳥時代以前から食用・薬用。和名「くずのね」。「くず」は「かつら（葛）」の縮音。「かつら」は「懸《か》け連《つら》なる」に由来し「つる（蔓）」も同語源。別説に「くず（くす）」は「くすり」の略とも。

栝楼仁《カロニン》**・瓜呂根**《カロコン》**・天花粉**《テンカフン》　『本経』中品に「栝楼」が収録。『爾雅』に「果臝の実、栝楼」とあり、斉人はこれを「天瓜」と呼んだ。「栝楼」は「苦蔞」とも。「瓜呂」は後世の略字で同一物。『本経』の栝楼は根を薬用とし、「栝楼根（瓜呂根）」をいう。栝楼仁は元来「栝楼実」である。栝楼根・栝楼実ともに古方以来、漢方処方中に配剤。天花は天瓜の転で、天花粉は栝楼根の粉。和名「からすうり（烏瓜）」。俗称「きからすうり（黄烏瓜）」。

甘草《カンゾウ》　馬王堆医書以来「甘草」の名で漢方処方中に最も頻用される。『本経』上品収録。甘味の強いことから「蜜甘」「美草」、また、処方中にあって守備の役目をすることから「国老」とも。日本では飛鳥時代から薬用とされたが、国産せず、舶載品によった。和名「あまき（甘木）」。

桔梗《キキョウ》　『本経』中品収録。「桔」も「梗」も直立する形状を意味するという。武威医簡・敦煌漢

和漢薬の来歴

頻用生薬についてその来源および和名の由来（主に森立之『本草経薬和名攷』によった）を簡要にまとめ、一般によく用いられる名称に従い五十音順に配列した。なお、拙稿「『日本薬局方』（15改正）収載漢薬の来源」（『生薬学雑誌』61巻2号、2007年）により詳しい記載がある。
※本文中の書名は以下の略称を用いる。
『本経』（＝『神農本草経』森立之本）、『傷寒』（＝『傷寒論』）、『金匱』（＝『金匱要略』）、『名医』（＝『名医別録』）、『新修』（＝『新修本草』）、『開宝』（＝『開宝本草』）、『証類』（＝『証類本草』）

茵蔯蒿《インチンコウ》　『本経』上品に「茵陳蒿」で収録。古くは「因塵蒿」「因陳」とも。蒿《よもぎ》に似て、茎幹は冬を経ても枯れず、「陳《ふる》きに因」って春に再び新葉が生ずることからの名という。古方（『傷寒』『金匱』）以来、黄疸の要薬。和名「ひめよもぎ」は蟾《ひき》艾《よもぎ》の意。俗に「かわらよもぎ」「ねずみよもぎ」とも。

茴香《ウイキョウ》　『新修』中品に「蘹香《カイコウ》子」で収録。『開宝』に「一名茴香子」とある。茴香の称は北方人のもので、宋代からともいわれるが、唐以前の医方書にも見え、さらに3世紀の嵆康の詩「茴香賦」に「茴香の蒙楚の間に生ずるを見る」とある。「かいこう」が本来の音だが、古来「ういきょう」の慣用音で通る。

営実《エイジツ》　『本経』上品収録。古方では用いられず、後世方に配剤。和名「うはらのみ」、のち「いはら（いばら）」。ともに棘刺があることから。「はら（ばら）」は針《はり》と同語源。

黄芩《オウゴン》　馬王堆医書・武威医簡・敦煌漢簡中の処方にすでに用いられる。『本経』中品収録。古方以来の要薬。日本では飛鳥時代の木簡（藤原京跡出土）に「黄芩」が記され、平安時代には「ひひらぎ」「はいしば」と訓じたが、これは今のコガネバナとは別品で実は柊《ひいらぎ》。その葉は有刺で「ひいらぐ（痛む）」から。柊は疼木に由来。真種のコガネバナは享保年間に朝鮮から渡来、栽培された。

黄柏《オウバク》　柏の字は本来、檗または

方伎雑誌　190
方極　187
方氏集要方　132
炮炙全書　179
庖厨備要本草　179
方有執　151,183
葆光秘録　189
本経逢原　149
本草彙言　149
本草色葉抄　138
本草衍義　131
本草経攷注　204
本草経集注　50,51,93,104,107,111,112
本草綱目　52,149,166,179
本草綱目啓蒙　180
本草集要　149
本草崇原　149
本草図譜　180
本草備要　149
本草品彙精要　52,149
本草弁疑　179
本草蒙筌　149
本草約言　149
本草和名　118,205
本朝食鑑　179
本間棗軒（玄調・資章・和卿）　190,192
【ま】
松岡玄達　180
万安方　141,142,144,161
万病回春　84,151,166,176,182
漫游雑記　189
【み】
脈学輯要　202,210
脈経　74,79,92,107,112,119,120,130,131
脈決　107
脈法　32
明庵栄西　142
【む】
向井元升　179,180
【め】
名医別録　50
目黒道琢（恕公・尚忠・飯渓）　200
【も】
森立之（枳園・養真・養竹・立夫）　200,202,204,205,209,213,217
【や】
矢数道明　219
薬治通義　202,210
薬性能毒　179
薬徴　180,187
薬籠本草　180,181
山田業広　177,200,202,217
大和本草　180
山脇東洋（玄飛・子樹・道作・尚徳・養寿院）　184,186,187,189,212
【ゆ】
熊宗立（勿聴子・種徳堂）　149,151,154,156,157,159,160
遊豊司命録　181
有林（有隣）　141,144
喩嘉言　151,183,184
湯本求真　218
【よ】
瘍科秘録（正・続）　193
楊氏家蔵方　132,137,141
楊守敬　199,208～214
養生訓　180
養性訣　202
楊上善　56,112
羊中散薬方　93
用薬須知　180
幼々新書　132
吉田宗桂（意庵）　154,157
吉田宗恂　155,157,174,175
吉益東洞（公言・周助・為則）　180,184,187～191,197,205
吉益南涯　188,190,191
【ら】
雷公薬対　50
蘭室秘蔵　147
【り】
李時珍　52,149
李中梓　149
李梴　151
李東垣（杲）　147,148
李当之本草　50
劉涓子鬼遺方　104,117
劉完素（河間）　146
劉純　149
林億　56,83,95,96,112,129,130,138
【る】
類経　149
類聚方　187
類聚方広義　189
流注図　107
【れ】
霊枢識　202
【ろ】
老人必用養草　181
魯府禁方　151
【わ】
和漢医林新誌　217
和漢三才図会　180
和剤局方（太平恵民和剤局方）　84,131,168,173
和田啓十郎　210,218
和田東郭（韞卿・含章斎・泰純・璞）　183,190

全国中医図書連合目録　213,214
宣明論方（黄帝素問宣明論方）　146
【そ】
叢桂偶記　191
叢桂亭医事小言　191
巣元方　101
蔵志　186
僧深方　95
続易簡方論　133
続添鴻宝秘要抄　154
続添要穴集　138
素問諺解　179
素問玄機原病式　146,182
素問攷注　204
素問識　202,210
素問紹識　202
素問入式運気論奥　131,182
素問霊枢註証発微　148,176
孫思邈　101〜103,109,139〜141
【た】
内経知要　149
大同類聚方　116
太平聖恵方　127,131,137,141,142,212
高階枳園　183,193
多紀元堅（安叔・亦柔・綱之進・茝庭・三松）　200,202,210
多紀元胤　200,202,210
多紀元悳　201,202
多紀元簡（安清・安長・金松・桂山・廉夫）　200〜202,210
竹田昌慶　153,154,159
田代三喜　153,154,160,161,163
谷野一栢　157,159
丹水家訓　184
丹水子　184
丹波康頼　120,122,123
【ち】
智聡　99
註解傷寒論　148
仲景金匱玉函要略方　83
仲景全書　151
肘後方（肘後救卒方・肘後備急方）　93,134
趙開美　75,151
張介賓　148,184
張元素　148
張子和（従正）　147
長生寮養方　123,138
張仲景療婦人方　83
陳外郎　159
陳延之　95〜97
【て】
程応旄　151,183,184
丁福保　210
寺島良安　180
【と】
東医宝鑑　134
東垣十書　159
東郭医談　191
東郭腹診録　191
桐君採薬録　50
陶弘景　50,93
銅人腧穴針灸図経　127,128
導水瑣言　191
徳来　99,105
独立性易（戴曼公）　177
吐方考　189
砦草　191
頓医抄　142
【な】
内外傷弁惑論　147
内科秘録　193
内藤希哲（師道・泉庵）　184,185
内藤尚賢　180
永富独嘯庵　82,184,187,189
半井明親（驢庵）　154
半井通仙（成信）　167,169
名古屋玄医（閬甫・宜春庵・丹水子・富潤）　179,184
難経開委　116
難経集註　67,127,211
難経疏証　202,210
難経注疏　184
難経本義　67,68,148,182
【に】
日本国見在書目録　117
【の】
嚢語　189
【は】
黴瘡口訣　189
馬栄宇　176
羽栗翼　114
馬玄台　148,176
華岡青洲（雲平・随賢・伯行・震）　190〜193
原南陽　183,190〜192
范汪方　93,96
【ひ】
脾胃論　147
備急灸法　133
備急総効方　132
人見必大　179
百一選方　132
病家須知　202
【ふ】
武威医簡　35
風科集験名方　144
深根輔仁　118
福因　104,105,109
福田方　141,144
婦人大全良方　133
勿誤薬室方函・勿誤薬室方函口訣　198
勿聴子俗解八十一難経　159,174
【へ】
扁鵲倉公伝彙考　202
【ほ】
方意弁義　179

【く】
虞摶　149
【け】
経穴彙解　191
経穴饗要　210
継興医報　217
荆州要方　93
蛍雪余話　181
啓迪集　159〜161
鶏峰普済方　132
外科正宗　151
外科精要　133
外台秘要方　79,83,93,96,102,103,130,131,137,140,141,153,186,212
月湖（潤徳斎・明鑑寺）153,154
月舟寿桂　157,159
厳氏済生方　133
【こ】
広益本草大成　180
甲乙経（黄帝三部針灸甲乙経）92,107,112,119,120,130
皇漢医学　218
広恵済急方　202
膏肓腧穴灸法　140
広済方　117
洪氏集験方　132
皇甫謐　92
呉鞠通　152
告墓文　218
呉崑　151
古今医鑑　151
古今方彙　182
小島宝素　200,202,209
五十二病方　29,32,33
古書医言　187
後藤艮山（左一郎・達・有成・養庵）184〜186
呉普本草　50
古方薬品考　180
呉有性　152
惟宗具俊・時俊　138,141
金武　99
【さ】
済陰方　153
済生全書　151
坂浄運　154
策彦周良　154,159,160
雑病広要　202
察病指南　133,174
産育宝慶集　140
三因方　81,132
纂言方考　184
纂言方考評議　176
【し】
師説筆記　184
集注太素　116
渋江抽斎　177,200,202
習医先入　181
十一脈灸経（足臂十一脈灸経・陰陽十一脈灸経）28,29,32,35
集験方　95,107,109,117
重校薬徴　189
十四経発揮　148,182
十四経絡発揮和解　179
十便良方　132
衆方規矩　182
種杏仙方　151
朱氏集験方　133
寿世保元　151,182
朱丹渓（震亨）147,148,181
儒門事親　147
周礼　16,45
傷寒活人書　131
傷寒広要　202,210
傷寒雑病論類編　186
傷寒尚論篇　151
傷寒総病論　131
傷寒名数解　188
傷寒論攷注　205
傷寒論後条弁　151
傷寒論輯義・述義　202,210
傷寒論集成　189
傷寒論条弁　151
傷寒論正文解　191
傷寒論弁正　188
葉氏録験方　132
蕉窓雑話・蕉窓方意解　191
証治準縄　151
葉天士　152
小児衛生総微論方　132
小児必用養育草　181
証類本草（大観本草・政和本草）51,52,131,136,138,149,182
諸病源候論　101,121,127,131,137,141,142
針灸資生経　133
仁斎直指方　133
新修本草　51,104,111,115,117〜119,205,212
秦承祖方　95
【す】
菅原岑嗣　116
図註本草　137,141
【せ】
世医得効方　144
井観医言　190
聖済経　131
聖済総録　131,142,155,212
生々堂医譚　188
正伝或問　182
成無己　148
赤烏神針経　107
薛己　149
薛氏医案　149
千金方・千金要方（備急千金要方）18,83,101〜103,109,111,117,130,131,137,141,212,214
千金翼方　83,102,103,130,131,212,214
全九集　153,154,210
全元起　56

主要書名・人名索引

（ゴシック体は書名、明朝体は人名。なお、本文中の見出しに立つものは省略した）

【あ】
浅井国幹　217,218
阿佐井野宗瑞　156,157
【い】
伊尹　20
医界之鉄椎　210,218
医学鉤玄　181
医学綱目　149
医学三蔵弁解　179
医学正伝　149,182
医学天正記　167,182
医学入門　151,166,182
医家千字文註　138,140,141
易簡方　133
医経解惑論　186
医経小学　149
医経溯洄集　151,182,184
医経溯洄集抄　184
医経溯洄集倭語鈔　179
伊沢蘭軒　200,202,205
医賸　202,210
医書大全　149,156,157,159,174,182
出雲広貞　116
医籍考　202
医宗金鑑　152
一本堂行余医言　185
一本堂薬選（正・続）180,185
医方口訣集　176,182
医方考　151
医方考縄愆　176,182
医方大成論　182
医方大成論諺解　179
医方問余　184
医方類聚　134
医余　189
医略抄　123,210
医林集要　149
陰陽脈死候　32
【う】
温疫論　152
運気論奥算法俗解　181
温熱論　152
温病条弁　152
雲林神彀　151
【え】
衛生家宝方　132
衛生秘要抄　124
閲甫食物本草　179,184
恵日　105,109
偃側図　107
円爾弁円　137
【お】
王惟一　67,127
王韃南　176
王好古　148
王璽　149
王叔和　74,79,92,183
王燾　103
王寧宇（五雲子）　176
王冰　56
王履　151,184
大塚敬節　219
岡本一抱　179,180
小瀬甫庵　174
尾台榕堂　184,189,197,206
小野蘭山　180
温知医談　217
【か】
貝原益軒　180,181
開宝本草（開宝新詳定本草・開宝重定本草）52,127,129
香川修庵（修徳・太沖）180,184,185
何欽吉　177
格致余論　147,182
霍乱治略　190
梶原性全　141,142
華佗中蔵経　90
香月牛山　180,181,183
葛洪　93
滑寿（伯仁）　67,148
活人事証方　133
柯逢時　199,210
嘉祐本草（嘉祐補注本草）52,129,131
簡易方論　133
巻懐食鏡　181
鑑真　111,112,114
【き】
寄奇方記　191
奇効医述・活幼心法　151
奇効良方　149
魏氏家蔵方　133,137
喜多村直寛　200
北山医案　176,182
北山友松子（道長・寿庵）176,182
橘黄医談　189
喫茶養生記　142
救急選方　210
救荒本草　149
牛山活套　181
牛山方考　181
龔廷賢　151,166,176,177
玉函方　93
玉機微義　149
局方発揮　147,182
許浚　134
金匱玉函経　40,74,78,79,83,129
金匱要略輯義・述義　202,210
金匱要略注解　184
金蘭方　116

[著者略歴]

小曽戸 洋（こそと　ひろし）

1950年、山口県下関市生まれ。東京薬科大学卒業。日本大学にて医学博士・文学博士。北里研究所教授、北里研究所東洋医学総合研究所副所長、日本医史学会理事長などを歴任。現在、武田科学振興財団杏雨書屋副館長、日本医史学会副理事長、東亜医学協会常任理事、東京薬科大学特命教授、上海中医薬大学客座教授、成都中医薬大学客座教授など。

主な編著書に『中国医学古典と日本』（塙書房）、『日本漢方典籍辞典』『針灸の歴史』『中国伝統医学 名医・名著小百科』（以上大修館書店）、『漢方なるほど物語』（NHK テキスト）、『馬王堆訳注叢書 五十二病方』（東方書店）ほかがある。

〈あじあブックス〉

新版《しんぱん》 漢方《かんぽう》の歴史《れきし》——中国《ちゅうごく》・日本《にほん》の伝統医学《でんとういがく》

NDC490/xvi, 247p/19cm

新版第1刷——2014年9月20日

第3刷——2023年9月1日

著者——小《こ》曽《そ》戸《と》洋《ひろし》

発行者——鈴木一行

発行所——株式会社大修館書店

〒113-8541 東京都文京区湯島 2-1-1

電話 03-3868-2651（販売部）03-3868-2290（編集部）

振替 00190-7-40504

[出版情報] https://www.taishukan.co.jp

1999年6月1日発行「〈あじあブックス 011〉 漢方の歴史」の新版

装丁者——本永惠子

印刷所——壮光舎印刷

製本所——ブロケード

ISBN978-4-469-23316-2　Printed in Japan